Praktikum

der

gerichtlichen Medizin.

Die Elemente
der
gerichtsärztlichen Diagnostik und Technik

nebst einer Anlage:

Gesetzesbestimmungen und Vorschriften

für

Mediziner, Juristen und praktische Kriminalisten.

Von

Dr. Hugo Marx,
Gerichtsarzt des Kreises Teltow und Gefängnisarzt in Berlin.

Zweite, verbesserte und erweiterte Auflage.

Mit 25 Textfiguren.

Springer-Verlag Berlin Heidelberg GmbH 1919

ISBN 978-3-662-34812-3   ISBN 978-3-662-35139-0 (eBook)
DOI 10.1007/978-3-662-35139-0

Vorwort zur ersten Auflage.

Das vorliegende Buch will in handlicher Form die
Technik der besonderen gerichtsärztlichen Untersuchungsmethoden darstellen, wie sie in den von meinem verehrten
Lehrer Geheimrat Strassmann abgehaltenen praktischen
Kursen der gerichtlichen Medizin vorgetragen wird. Für
die Technik der Leichenöffnung und der pathologisch-
anatomischen Untersuchungen besitzen wir eine Reihe aus-
gezeichneter und handlicher Bücher; ich nenne nur die
von Orth, Nauwerck, Busse. Ich habe daher geglaubt,
von einer nochmaligen Darstellung dieser Gegenstände
absehen zu sollen.

Auch der Gegenstand dieses Buches wird in den
Lehr- und Handbüchern der gerichtlichen Medizin von
Schmidtmann, Strassmann, v. Hofmann-Kolisko u. a.
ausführlich abgehandelt; es fehlt aber, wie mir schien
und wie es mir zahlreiche Nachfragen bewiesen haben,
an einer zusammenfassenden und handlichen Darstellung dieser besonderen Methoden der forensischen
Untersuchung auf Blut, Haare, Sperma, Gifte. Diesem
Bedürfnis entgegenzukommen, eine Art von „Vademecum“
für das gerichtsärztliche Praktikum zu schaffen, ist die
Absicht dieses Buches.

Daneben hielt ich es für vorteilhaft, einige An-
merkungen und Tabellen zum Gebrauch für die Untersuchung von Leichen und Leichenteilen und eine Anweisung für einige Untersuchungen an Lebenden beizugeben.
Für die Leichenöffnung selbst habe ich nur einige praktische

Modifikationen angeführt, die Geheimrat Strassmann in seinen Kursen üben lässt. Die Beifügung der Anlage „Gesetzesbestimmungen und Vorschriften"· erschien mir besonders im Interesse der Studierenden und Kandidaten der Kreisarztprüfung wünschenswert.

Herrn Geheimrat Strassmann bin ich dankbar für die Ratschläge, die er mir für die Abfassung des Buches und die Auswahl des Stoffes zuteil werden liess. Herrn Dr. Paul Fraenckel spreche ich für die Durchsicht der Korrektur auch an dieser Stelle meinen Dank aus.

Berlin, den 1. Juli 1907.

Dr. Hugo Marx.

Vorwort zur zweiten Auflage.

Die zweite Auflage dieses Buches sollte schon im Sommer des Jahres 1914 erscheinen; im August 1914 ging ich ins Feld und kehrte erst im Oktober 1918 in die Heimat zurück. Herbst und Winter 1918/19 brachten dem Zurückkehrenden so viel berufliche Arbeit, dass die neue Auflage erst jetzt fertiggestellt werden konnte.

Das Buch ist nun über die Aufgaben hinausgewachsen, die ihm bei seinem ersten Erscheinen gestellt wurden. Ich habe versucht, die Erfahrungen einer vieljährigen gerichtsärztlichen Praxis in das Buch hineinzuarbeiten, allerdings in knappester Form, um dem Lernenden ein Bekanntwerden mit den Elementen unseres Faches zu vermitteln und zu erleichtern. So kann das Buch als eine Einführung in die gerichtliche Medizin gelten. Es soll den vielen vortrefflichen Hand- und Lehrbüchern des Faches nichts von ihren Rechten nehmen, es soll viel eher den Weg zu ihnen zeigen. Dem Studierenden wird die angehängte kurze Quellenangabe willkommen sein. Mit Rücksicht auf die ursprüngliche Absicht des Praktikums habe ich für die Darstellung der besonderen gerichts-ärztlichen Untersuchungsmethoden das Raummass der ersten Auflage beibehalten, im übrigen habe ich bei der Behandlung der einzelnen Gegenstände Wert darauf gelegt, aus dem reichen Material, das Erfahrung und Forschung der Fachgenossen zusammengetragen haben, das Wesentliche herauszuheben, um vor allem dem Studierenden und dem angehenden Praktiker, der sich mit der gerichtlichen Medizin bekannt machen will, nur die grundlegenden Kenntnisse und Prinzipien, die Elemente unseres Faches mitzuteilen.

Berlin, den 1. August 1919.

Dr. Hugo Marx.

Quellenangabe.

a) Lehr- und Handbücher.

Dittrich, Handbuch der ärztlichen Sachverständigentätigkeit. Wien und Leipzig 1906—1913. W. Braumüller.

v. Hofmann-Haberda, Lehrbuch der gerichtlichen Medizin. Berlin und Wien 1919. Urban und Schwarzenberg.

Schmidtmann (Casper-Liman), Handbuch der gerichtlichen Medizin. Berlin 1905. August Hirschwald.

F. Strassmann, Lehrbuch der gerichtlichen Medizin. Stuttgart 1895. Ferdinand Enke.

Lochte, Gerichtsärztliche und polizeiärztliche Technik. Wiesbaden 1914. J. F. Bergmann.

Richter, Gerichtsärztliche Diagnostik und Technik. Leipzig 1905. S. Hirzel.

Puppe, Atlas und Grundriss der gerichtlichen Medizin. München 1908. J. F. Lehmann.

Strassmann-Hoffmann-Marx, Medizin und Strafrecht. Berlin-Lichterfelde 1911. P. Langenscheidt.

Kratter, Lehrbuch der gerichtlichen Medizin. Stuttgart 1912. Ferdinand Enke.

Becker, Lehrbuch der ärztlichen Sachverständigentätigkeit. Berlin 1914. Richard Schoetz.

b) Zeitschriften.

Vierteljahrsschrift für gerichtliche Medizin und öffentliches Sanitätswesen.

Zeitschrift für Medizinalbeamte.

Friedreich's Blätter für gerichtliche Medizin.

Aerztliche Sachverständigen-Zeitung.

Archiv für Kriminologie (Gross' Archiv).

Inhalt.

1. Kapitel.

Gutachten. Leichenschau. Leichenöffnung.

1. Das Gutachten.

Die Aufgabe des Gerichtsarztes ist die Erstattung von Gutachten über medizinische Fragen für die Zwecke der Rechtsprechung. Man hat immer wieder versucht, der gerichtlichen Medizin die Daseinsberechtigung als einer besonderen medizinischen Disziplin abzusprechen, und als Reaktion auf solche Versuche begegnet man in Vorworten und Einleitungen zu Hand- und Lehrbüchern der gerichtlichen Medizin immer wieder dem Versuch der Verfasser, die Existenzberechtigung ihres Faches nachzuweisen. Die gerichtliche Medizin bedarf derartiger Apologien nicht mehr, sie hat ihre Daseinsberechtigung hinlänglich bewiesen. Darüber hinaus möchte ich mich der Ansicht von Kratter anschliessen, dass die gerichtliche Medizin neben ihrem eigentlichen Zweck noch eine besondere erziehliche Bedeutung für den künftigen Arzt besitzt; sie lehrt ihn medizinisches Einzelwissen für einen ihm neuen sozialen Zweck zusammenzufassen und zu verwerten. Zugleich ist die gerichtliche Medizin eine Spezialität, deren Eigenart in der Zusammenfassung weitabliegender Wissensgebiete zu einem organischen Ganzen besteht.

Es ist nicht unwahrscheinlich, dass uns die Neuordnung aller Dinge in unserem Vaterlande auch einen Wandel in der Einrichtung unseres Medizinalwesens bringt. Es ist schon lange geplant gewesen, die Tätigkeit des Gerichts-

arztes von der des Kreisarztes zu trennen. Die sanitäts-
und medizinalpolizeilichen Aufgaben des Kreisarztes beschäftigen ihn vollauf, und auf der anderen Seite kann
nur der ein brauchbarer Gerichtsarzt sein, dem ein aus-
reichendes Erfahrungsmaterial zu Gebote steht, und der
Zeit hat, sich, wenn auch nicht forschend, so doch zum
mindesten lernend, an den Fortschritten seines Faches zu
beteiligen. Es wird deshalb erforderlich sein, grössere gerichtsärztliche Sprengel zu schaffen, den Kreisarzt gänzlich von den gerichtsärztlichen Geschäften zu befreien und
endlich Gerichts-Assistenzarztstellen zu schaffen, um für
einen genügenden Nachwuchs Sorge zu tragen.

Ich für meinen Teil halte es für zweckdienlich, dass
der Gerichtsarzt nicht ganz der Tätigkeit des praktischen
Arztes entbehrt, sei es, dass er im bescheidenen Umfange Privatpraxis ausübt, sei es, dass er als Arzt eines
grösseren Gefängnisses eine praktische ärztliche Tätigkeit
betreibt. Die ärztliche Praxis ist der Boden, auf dem wir
alle stehen, der Boden, der uns nährt, von dem wir uns
nicht lösen dürfen, ohne die Gefahr des Schicksals des
Antäus zu teilen.

Die Erstattung von Gutachten ist die wesentliche
Aufgabe des Gerichtsarztes. Diese Seite ärztlicher Tätigkeit ist der Allgemeinheit geläufig worden, seitdem wir
die Unfallgesetzgebung besitzen. Die soziale Medizin, um
diesen geläufigen Kollektivbegriff zu gebrauchen, kann den
Arzt jeden Augenblick in die Lage versetzen, die in der
Ausübung des Berufes gewonnenen Erkenntnisse so vorzutragen, dass sie Personen verständlich werden, denen
weder die Grundlagen der betreffenden einzelnen Erfahrungen noch auch die allgemeinen Grundbedingungen ärztlicher Erkenntnis überhaupt geläufig sind; mit anderen
Worten, Laien. Dieses komplizierende Moment, das dem
weiten Kreise der Aerzte erst von der Versicherungs-
medizin zugekommen ist, kennt die gerichtliche Medizin
von Anbeginn.

Wir werden also zunächst die Aufgabe haben, uns klar und gemeinverständlich auszudrücken. Die Benutzung der termini technici ist nach Möglichkeit zu vermeiden, sie sind durch deutsche Umschreibungen auszudrücken. Wir dürfen beim Richter von allen den Dingen, die uns geläufig sind, nichts als bekannt voraussetzen, und je breiter die Grundlage ist, auf der sich ein Gutachten aufbaut, um so sicherer steht es da. Ein Gutachten soll nach den Worten F. Strassmann's ein Ding für sich sein, es soll auch ausser dem Zusammenhang mit allen Vorgängen und Akten ein in sich selbst verständliches und abgeschlossenes Ganzes sein.

Das Leitmotiv des Gutachtens ist der Zweck des Richters. Der Richter will meistens nicht nur von uns wissen, ob etwa jemand krank ist, und woran er leidet, er will vor allem wissen, welche Bedeutung der Befund, der Krankheitsprozess für die ihn beschäftigende Rechtsfrage hat. Wir werden daher bei allen unseren Gutachten neben einem Urteil qualitativen Inhalts auch ein messendes Urteil, ein Urteil quantitativen Inhalts abzugeben haben.

Bei der Erstattung von Gutachten soll man sich immer die Möglichkeit gegenwärtig halten, dass das ersuchende Gericht sich mit unserem Gutachten nicht begnügt, und dass es die Gutachten anderer Sachverständiger oder kollegialer Behörden einfordern kann. Daraus ergibt sich die Forderung, unser Gutachten so zu halten, dass jeder andere gehörte Sachverständige in der Lage ist oder in Stand gesetzt ist, die Unterlagen unseres Gutachtens zu überprüfen. Wir sollen uns daher in der Wiedergabe der von uns erhobenen Befunde einer möglichst sachlichen Schilderung befleissigen. Bei der Wiedergabe unserer Befunde sollen wir lediglich schildern und darstellen und erst in den eigentlichen gutachtlichen Schlussfolgerungen sollen wir die erhobenen Befunde bewerten, sollen wir urteilen.

Alle diese Erwägungen ergeben ganz von selbst, wie ein Gutachten äusserlich zu gestalten ist. Handelt es sich

um die Untersuchung einer lebenden Person, so werden
wir beginnen mit der Wiedergabe der uns vom Gericht
gestellten Aufgabe. Demnächst ist die zu untersuchende
Person nach Namen, Alter, Geburtsort und Datum näher
zu bezeichnen, es folgt der Ort und die Zeit der stattgehabten Untersuchung, darauf die Wiedergabe des für
unsere Zwecke wesentlichen Akteninhalts, wir lassen die
subjektiven Angaben der untersuchten Person, also die
Anamnese folgen und dieser den von uns erhobenen objektiven Befund; den Schluss bildet die urteilende, die gut-
achtliche Zusammenfassung, die wir endlich in der Beantwortung der uns vorgelegten richterlichen Frage gipfeln
lassen.

Handelt es sich darum, zu einem von einem anderen
Sachverständigen erstatteten Gutachten Stellung zu nehmen,
so ist es empfehlenswert, die Gedankengänge des Vorgut-
achters, wenn auch in gedrängter Form, wiederzugeben; es versteht sich dabei von selbst, oder es sollte sich wenigstens
von selbst verstehen, dass der Nachgutachter sich jeder
Aeusserung enthält, die den Vorgutachter persönlich
kränken könnte. Leider wird diese Courtoisie, die so
selbstverständlich ist, nicht immer und überall geübt, noch
viel weniger begegnen wir dieser Courtoisie, wenn, was
wir uns ja durchaus gefallen lassen müssen, Anwälte der
Parteien zu unserem Gutachten kritisch Stellung nehmen.
Man sollte immer das Wort beherzigen, dass da, wo die
Sachlichkeit aufhört, die Gerechtigkeit den Prozess verloren hat.

Im Zivilprozess ist die Tätigkeit des Sachverständigen
mit der Erstattung des schriftlichen Gutachtens vielfach
im wesentlichen beendet. Er wird zwar meist noch vor
das Prozessgericht geladen, hat dort aber gewöhnlich nur
sein Gutachten auf seinen Sachverständigeneid zu nehmen.

Ganz anders im Strafprozess. Hier dient das schriftliche Gutachten nur der Vorbereitung im Vorverfahren,
im Grunde nur der Vorbereitung der Hauptverhandlung.

In der Hauptverhandlung aber hat der Sachverständige sein Gutachten mündlich vorzutragen. Nur ärztliche Atteste über nicht schwere Körperverletzungen können in Abwesenheit des Sachverständigen verlesen werden. Es ist nichts Seltenes, dass die Hauptverhandlung dem Sachverständigen ganz neue Momente bringt, die sein schriftliches Gutachten nicht berücksichtigen konnte. Richter, Staatsanwalt und Verteidiger kommen mit Fragen und Einwänden. Neue Fragen hat der Sachverständige seinerseits an die Zeugen zu richten, wenn sie Wesentliches über medizinische Dinge ausgesagt haben. Kurz: der Sachverständige hat in der Hauptversammlung ein ansehnliches Mass geistiger Arbeit zu leisten, es wird Geistesgegenwart und Schlagfertigkeit von ihm verlangt, er muss sein Wissen bei der Hand haben, immer eingedenk der Tatsache, dass er jedes Wort mit seinem Eid zu vertreten hat. Er schwört, dass er sein Gutachten „nach bestem Wissen und Gewissen" erstatten werde. Demnach hat er seine persönliche Ueberzeugung vorzutragen, wie er sie sich auf Grund seiner wissenschaftlichen Ausbildung und Erfahrung und gewissenhafter Prüfung des Einzelfalles gebildet hat.

Daraus ergibt sich zugleich für den Sachverständigen die Pflicht, der Grenzen seines Wissens und Könnens stets eingedenk zu sein. Es ist keine Schande einzugestehen, dass man den besonderen Schwierigkeiten eines Falles allein nicht gewachsen sei. Zunächst kann man in besonders problematischen Fällen dem Gericht nahelegen, einen zweiten Sachverständigen uns beizugeben, wie es ähnlich die Strafprozessordnung ja für jede Obduktion schon vorgesehen hat. Eine schwere Verantwortung wird von zwei Schultern leichter getragen als von einer, und vier Augen sehen mehr als zwei. Liegen besondere technische Schwierigkeiten vor, die in den Bereich einer Spezialdisziplin weisen, so schlage man dem Gericht die Vernehmung eines namhaften Vertreters dieses Faches vor. Im übrigen stehen in Preussen die Provinzialmedizinal-

kollegien und als höchste Instanz die Wissenschaftliche
Deputation für das Medizinalwesen dem Gericht für Ober-
gutachten zur Verfügung, vor allem in Fällen, in denen
zwischen den Gutachten mehrerer Sachverständiger Un-
stimmigkeiten vorhanden sind. Aehnliche Institutionen bestehen wohl in allen Staaten; vielfach sind die medizinischen Fakultäten die höchsten Instanzen für Gutachten
in medizinischen Fragen.

Schliesslich noch ein Wink für die Taktik in der
Hauptverhandlung: Der Sachverständige lasse sich durch
Gegenfragen nicht zu weit auf das Glatteis der Möglichkeiten locken. Möglich ist schliesslich alles, ja selbst
eine Umkehrung im Kausalitatsverhältnis: siehe die Rela-
tivitätslehre; und wenn es z. B. dem Verteidiger beliebt,
den Sachverständigen zum Konversationslexikon für Möglichkeiten zu machen, so muss sich der Sachverständige
das gefallen lassen. Dabei hat der Sachverständige aber
die Pflicht, Möglichkeiten abzuweisen, die dem vorliegenden Falle fern sind und nicht auf ihn passen. Die
Möglichkeit ist die Tochter des Zweifels; auch der Zweifel
kann zur Pflicht werden. Wo aber ein sicheres Wissen
um als wahr erkannte Zusammenhänge vorhanden ist, ist
für den Zweifel und damit auch für Möglichkeiten kein
Raum.

2. Leichenschau und allgemeine Technik der Leichenöffnung.

Die Vorschriften für das Verfahren der Preussischen
Gerichtsärzte bei den gerichtlichen Untersuchungen menschlicher Leichen vom 17. X. 04 bezw. vom 4. I. 05 enthalten bindende Bestimmungen für die Preussischen Gerichtsärzte. Sie können zugleich als Muster und Unterlage für eine allgemeine gerichtsärztliche Obduktionstechnik
gelten, wenn man sie mit der gehörigen Freiheit anwendet

und auslegt. Es ist ein besonderes Verdienst dieser Vorschriften, dass sie die Freiheit in ihrer Handhabung selbst proklamieren (siehe § 9 der Vorschriften im „Anhang").

Das Gesetz bestimmt in § 87 der Strafprozessordnung, dass die gerichtliche Leichenöffnung im Beisein des Richters von zwei Aerzten vorgenommen wird; unter ihnen muss sich ein Gerichtsarzt befinden. Gewöhnlich werden diese Vorschriften so befolgt, dass der Gerichtsarzt des Bezirks, in dem die Leichenöffnung vorgenommen wird, als Erster und der Gerichtsarzt des Nachbarbezirks als Zweiter Obduzent tätig ist. Der erste Obduzent diktiert das Protokoll über die erhobenen Befunde, der zweite Obduzent verrichtet die Leichenöffnung. Es versteht sich dabei von selbst, dass die Besichtigung und Beurteilung der Befunde und die Fassung des Protokolls Gegenstand gemeinsamer Arbeit sind. Meinungsverschiedenheiten dürfen und sollen zur Niederschrift gegeben werden, eine etwaige Diskussion soll aber nicht zu einer Disputation vor versammelter Gerichtskommission ausarten.

Die Technik des Sezierens und Diktierens muss dem Gerichtsarzt in Fleisch und Blut übergegangen sein; wer sich noch mit den Schwierigkeiten der Technik abmühen muss, wird leicht wesentliche Befunde übersehen und das grosse Ganze der Leichenöffnung aus den Augen verlieren. Schon darum ist es Pflicht des Staates, für gerichtsärztlichen Nachwuchs zu sorgen durch Schaffung von Gerichtsassistenzärzten. Nur der Geübte wird auch in der Lage sein, von dem Recht, die Sektionstechnik dem jeweiligen Falle anzupassen, den richtigen Gebrauch zu machen.

Die Leichenöffnung beginnt mit der „Aeusseren Besichtigung", d. h. mit der Leichenschau. Es kann von Bedeutung sein, die Leiche in ihren Kleidern zu besichtigen, das geschieht dann zweckentsprechend zugleich mit der Besichtigung des Fundortes oder Tatortes. Eine brauchbare Einrichtung ist in dieser Hinsicht vom Berliner Polizeipräsidium geschaffen, die sogenannte „Mordkommission".

Auf Grund dieser Einrichtung hält sich wochenweise je einer der Berliner Gerichtsärzte bereit, bei besonderen Vorkommnissen, Fällen plötzlichen, verdächtigen Todes, der ersten Besichtigung am Fund- oder Tatort beizuwohnen. Hier kann der Gerichtsarzt eine Fülle der wertvollsten Beobachtungen machen, die ihm die blosse Leichenschau und Leichenöffnung auf dem Obduktionstisch niemals liefern würden. So wird die Strangmarke am Halse eines Erhängten an und für sich niemals völligen Aufschluss über die Art des Erhängens geben. Beim Mord durch Schläge gegen den Kopf können oft nur Form und Verteilung der Blutspuren am Tatort über die Stellung des Täters und die Richtung der Gewalteinwirkung aufklären. Tötung durch Schuss erfordert eine Besichtigung der noch bekleideten Leiche für die Feststellung der verwendeten Pulverart, für die Distanz des Schützen, für die Richtung, aus der der Schuss gekommen ist.

Darum: wo dies nicht schon spontan durch das Gericht geschieht, fordere der Gerichtsarzt, dass ihm in Fällen offensichtlicher Tötung durch fremde Hand Gelegenheit gegeben werde, den Toten am Fund- und Tatorte zu besichtigen, der Zeitaufwand lohnt sich fast immer.

Der Gerichtsarzt ist dann auch in der Lage festzustellen, welche Veränderungen durch das Auskleiden an der Leiche bewirkt worden sind. Durch Ausziehen des Rockes kann Lösung der Leichenstarre an den Armen bedingt werden. Blutige Kleider können beim Ausziehen Hautpartien mit Blut beschmieren, die vorher blutfrei waren. Sehr häufig werden leider auch Strangwerkzeuge entfernt, deren Lage um den Hals sich fast nie wieder mit absoluter Treue rekonstruieren lässt. Der Gerichtsarzt belehre in seinem Sprengel Richter, Staatsanwalt und Polizeiorgane über solche elementaren Notwendigkeiten.

Der Gerichtsarzt, der fast ausschliesslich in ländlichen Bezirken arbeitet, muss bescheiden sein in den Anforderungen an den Obduktionsraum; er muss zu improvisieren verstehen, etwa nach dem Vorbilde des Feldchirurgen. Er tut seine verantwortungsvolle Arbeit oft nach langen ermüdenden Reisen bei Wind und Wetter, die mühselige Heimkehr vor sich. Wer diese Verhältnisse kennt, wird zu der Forderung lächeln, die ganz allgemein die Vornahme von mikroskopischen Untersuchungen in unmittelbarem Anschluss an die Obduktion an Ort und Selle verlangt. Es gibt nichts, was man nicht zur Untersuchung mit nach Hause nehmen könnte, und sei es, wie ich es gelegentlich getan habe, die ganze Leiche. Nur in der Ruhe des Arbeits- oder Institutszimmers lassen sich mikroskopische Untersuchungen mit der notwendigen Zuverlässigkeit ausführen. Entsprechende, dicht verschliessbare Gefässe und eine 10 proz. Formalinlösung lassen sich leicht vorhalten.

Der „ländliche" Gerichtsarzt gewöhne sich an den Gedanken, dass er auf dem Dorfe für seine Angelegenheit fast immer nur Neugierde und so gut wie nie tätiges Entgegenkommen findet. Dadurch lasse man sich nicht irre machen. Man verlange mit Nachdruck einen hellen und — im Winter — genügend geheizten Raum für die Vornahme der Obduktion. Ein Obduktionstisch lässt sich aus ein paar Holzböcken und Brettern schnell improvisieren. Statt eines Nackenblocks nimmt man ein paar Mauersteine; dazu einige Stühle oder kurze Bänke, ein Tisch für den Protokollführer und der „Obduktionssaal" ist fertig. Unter derartigen primitiven Verhältnissen kann man natürlich nur bei vollem Tageslicht arbeiten.

Liegt die Leiche nun nackt vor uns, so beginnt die äussere Besichtigung mit der Feststellung des Geschlechts, des Alters und der Länge der Leiche. Ist das Lebensalter nicht bekannt, so schätzt man vorsichtig mit Spielräumen, die sich für Erwachsene auf etwa 5—10 Jahre belaufen sollen (also: Die Leiche ist die einer etwa 25 bis 30 Jahre alten Frau). Bei Kindern ist neben der Körperlänge der Zahnbestand zu verwerten (vergl. die

Tabellen zu diesem Kapitel). Dann folgt die Feststellung
der Zeichen des Todes: Körperwärme, Totenflecke, Leichenstarre, Fäulnis usw.; Einzelheiten sind im nächsten Kapitel
nachzusehen. Bei unbekannten, d. h. bei nicht rekognos-
zierten Leichen, erfolgt nun zweckmässig die Beschreibung
der besonderen Merkmale: Haarfarbe, Augenfarbe, Form
der Nase, Schilderung von Pigmentierungen, Naevi, Tätowierungen, Narben. Vor allem vergesse man nicht, das
Gebiss zu beschreiben. Ich erinnere mich eines Falles,
wo in der Nähe einer Irrenanstalt in einer abgebrannten
Strohdieme eine verkohlte Leiche aufgefunden wurde, an
der nicht einmal das Geschlecht mehr festzustellen war.
Dagegen waren Schädel und Gebiss noch gut erhalten.
Kurz vorher war aus der Irrenanstalt eine Frau entwichen
und unauffindbar verschwunden. Man hatte ihren Ehemann zur Obduktion geladen. Er erschien und hatte vor-
sorglich das künstliche Gebiss der Vermissten mitgebracht.
Und siehe: das Gebiss passte glatt in die Zahnlücken der
gefundenen Leiche.

Demnächst erstreckt sich unsere Beschreibung auf
den Kopf. Der behaarte Kopf ist sorgsam nach Verletzungen abzutasten, natürlich unter der Kontrolle des
Auges; Augenlider, Konjunktiven und Hornhaut werden
eingehend besichtigt. Dann schauen wir in die Ohren,
Nasenlöcher, öffnen den Mund, nachdem wir zuvor die
Kieferstarre, die Beschaffenheit der Lippen und die Lage
der Zungenspitze festgestellt haben. Die Lippen müssen
nach oben bzw. nach unten vom Zahnfleisch abgezogen
werden, damit uns etwa Bisswunden an ihrer Innenseite
nicht entgehen. Der Hals und der Nacken sind auf Beweglichkeit, vor allem ist die Beschaffenheit der Haut hier sorgfältig zu prüfen. Am Brustkorb achten wir auf die Wölbung,
Gestaltung der Zwischenrippenräume; am Bauch auf den
Grad des Aufgetriebenseins, die Beschaffenhaut der Bauchhaut bei Frauen. Die Geschlechtsteile prüfen wir: beim
Manne auf Penisnarben und -geschwüre, Beschaffenheit

und Lage der Hoden; beim Weibe achten wir neben Narben
und Geschwüren auf die Beschaffenheit der Scheidenklappe, Weite des Scheideneingangs. Bei beiden prüfen
wir etwaige Ausflüsse. Nicht zu vergessen sind die Pforten
der Unterleibsbrüche. Der After ist zu besichtigen. Endlich erfolgt die genauere Besichtigung der Gliedmassen auf
Verletzungen, Beschmutzungen, Narben, Tätowierungen.
Der Rücken wurde bei der Prüfung der Totenflecke besichtigt. Ein Einschneiden in die Totenflecke ist für den
Erfahrenen nicht unbedingt erforderlich, dem Ungeübten
ist das Einschneiden zu empfehlen; es schützt ihn vor der
Verwechselung der Totenflecke mit Blutaustritten. Die
Prüfung auf Wegdrückbarkeit der Totenflecke sollte nie
unterbleiben.

Die eigentliche Leichenöffnung beginnt man in der
Regel mit der Kopfhöhle. Das Regulativ schreibt zwar
vor, dass beim Verdacht der Vergiftung die Sektion der
Brust- und Bauchhöhle zuerst erfolgen, und dass man im
übrigen mit der Eröffnung derjenigen Körperhöhle beginnen soll, in der die Todesursache vermutet wird. Ich
halte es im ganzen für zweckmässig, sich durch Ver-
dachtsmomente, die vor der Obduktion im Sinne einer ganz
bestimmten Todesveranlassung geäussert werden, zunächst
möglichst wenig bestimmen zu lassen. Aeusserlich richte
man alles her, z. B. die Gefässe für die aufzubewahrenden
Leichenteile in Vergiftungsfällen, sonst aber gehe man
voraussetzungslos an die Leichenöffnung heran, und wenn
man, selbst in Vergiftungsfällen, mit der Kopfhöhle beginnt, wird man den Befund an den Hals-, Brust- und
Bauchorganen dadurch nicht verändern. Eine Ausnahme
von der Regel ist sachlich gerechtfertigt: in allen Fällen,
wo der Verdacht der Abtreibung vorliegt, beginne man
grundsätzlich mit der Eröffnung der Brust- und Bauchhöhle, und zwar mit Rücksicht auf die Möglichkeit einer
Luftembolie. In solchen Fällen könnte bei vorher-
gehender Schädelöffnung durch einen eröffneten klaffenden

Sinus Luft eintreten. (Die besondere Technik bei der Untersuchung von Leichen Neugeborener wird im Kapitel: Kindesmord behandelt.)

Es versteht sich von selbst, dass die Obduzenten sich vor der Obduktion vom Richter über die mutmassliche Todesveranlassung und sonstige dem Richter bekannte Vorgänge des Falles unterrichten lassen. Denn schliesslich ist die Beantwortung der richterlichen Fragen ja eines der Endziele der Obduktion. Es wäre aber vollkommen verfehlt und würde zum Uebersehen wichtiger Befunde verführen, wenn man die Obduktion nun ausschliesslich mit dem geäusserten Verdacht als Leitmotiv ausführen wollte. Erst Sehen, dann Beschreiben und zuletzt erst Urteilen.

Von dem Recht, von den gegebenen Vorschriften für die Technik abzuweichen, empfehle ich, nicht allzu selten Gebrauch zu machen. Vor allem ist es zweckmässig, die Organe nach „Systemen“ geordnet aus dem Körper im Zusammenhang herauszunehmen. So ist es in vielen Fällen z. B. von Ertrinken oder sonstigem Verschluss der Luftwege dringend zu raten, die Halsorgane im Zusammenhang mit den Brustorganen herauszuschneiden, und die Organe auch ausserhalb des Körpers in ihrem natürlichen Zusammenhang zu belassen und aufzuschneiden. Das Herz wird man natürlich vorher in situ eröffnen, ebenso wie man ganz selbstverständlich die Organe vorher in ihrer natürlichen Lage im Körper beschreibt. Ein ähnliches Vorgehen empfiehlt sich bei Verletzungen, z. B. bei Schussverletzungen des Brustkorbes.

Den Magen-Darmkanal nehme ich stets, auch abgesehen von den Vergiftungsfällen, im Zusammenhang heraus. Die Durchgängigkeit des Gallenganges prüft man vorher in situ.

Bei der Untersuchung weiblicher Leichen, namentlich in Fällen, die den Verdacht einer kriminellen Abtreibung nahe legen, bei Schwangeren, Wöchnerinnen, empfiehlt es sich, die weiblichen Organe in situ sich vollkommen zur Anschauung zu bringen und sie dann wiederum in natürlichem Zusammenhange in möglichst vollkommener Ausdehnung herauszunehmen. Geschieht die Herausnahme in der für gewöhnlich geübten Weise, so kann man Gefahr laufen, etwa die Scheide zu kurz abzuschneiden, oder es passiert, dass bei dem Herausheben der lostgelösten Organe aus der Gebärmutter Teile von Früchten oder Eihäuten unbemerkt herausgleiten. Solche Vorkommnisse lassen sich sicher vermeiden, wenn man vor der Untersuchung der Beckenorgane die Symphyse durchtrennt oder, entsprechend der für die Herausnahme der Halsorgane zugelassenen Technik, das Mittelstück [des vorderen Beckenringes heraussägt, nachdem man den Hautschnitt bis zum oberen Schamlippenwinkel verlängert und die Haut nach beiden Seiten entsprechend weit abgelöst hat. Man kann so einen befriedigenden Ueberblick über den Situs der Beckenorgane und ihre äussere Beschaffenheit gewinnen und die Organe unter steter Kontrolle des Auges und guter Beleuchtung herausschneiden.

Liegt der Verdacht eines Pneumothorax vor, so lässt man nach Eröffnung der Bauchhöhle, Ablösung der Brust- und Bauchbedeckungen, vor Eröffnung des Brustkorbes, Wasser zwischen Brustkorb und Brustdecken in die zwischen ihnen gebildete Tasche fliessen und eröffnet dann den Brustfellsack an einer oder mehreren Stellen und sieht zu, ob Gasblasen an die Wasseroberfläche steigen.

Beim Verdacht auf Luftembolie, etwa nach Abtreibung, wird das zuvor allseitig unterbundene Herz uneröffnet herausgenommen und unter Wasser aufgeschnitten. Der positive Befund kennzeichnet sich durch das Aufsteigen zahlreicher Luftblasen von verschiedener Grösse aus dem rechten Herzen; das daneben im rechten Herzen befindliche Blut ist flüssig und schaumig; vielfach enthält das rechte Herz dabei nur Luft, kein Blut. Wir werden beim Kapitel der Abtreibung noch auf die Luftembolie zurückkommen. M. Richter empfiehl,t beim Verdacht auf Luftembolie, das Brustbein nur bis zur zweiten Rippe abzulösen und unterhalb des Ansatzes der zweiten Rippe quer zu durchsägen, damit unter allen Umständen vor der Luftprobe eine Eröffnung der grossen Halsgefässe vermieden werde. Man kann die Probe auch in situ anstellen, indem man den aufgeschnittenen Herzbeutel an den Schnitträndern hochhebt, voll Wasser laufen lässt und nun unter Wasser den luftgefüllten rechten Ventrikel aufschneidet. Dazu gehört natürlich Assistenz. Die Probe ist nur bei frischester Leiche entscheidend, da ja das Blut fauliger Leichen häufig schaumig gefunden wird.

Soweit über die Modifikationen der Technik, wie sie sich in der Praxis bewährt haben. Im übrigen folge man den gegebenen Vorschriften, die ja aus den Händen der erfahrensten Obduzenten hervorgegangen sind (siehe die „Anlage“ unter III).

Bei dem Diktat der Obduktionsprotokolle gilt der Grundsatz: das Urteil ist dem vorläufigen Gutachten vorbehalten, im übrigen wird lediglich beschrieben. Beim Beschreiben aber heisst es: mit möglichst wenig Worten alles sagen. Die Beschreibung der Technik gehört nur dann in das Protokoll, wenn sie von der gewöhnlichen Technik abweicht. So empfiehlt es sich, in Fällen von Luftembolie das Verfahren ihres Nachweises genau zu schildern. Wenn ich bei Verletzungen die verletzten Organe beschreibe, so wäre es z. B. unzweckmässig, nach der verletzten Milz in der üblichen Weise eine unverletzte linke Nebenniere und Niere und erst viel später etwa die mitdurchschossene Leber und den gleichfalls mitverletzten Magen zu beschreiben; ich würde die verletzten Bauchorgane, also etwa Leber, Magen und Milz nacheinander beschreiben, um ein fertiges, zusammenhängendes Bild im Protokoll zu geben.

Negative Beiwörter, wie: „nicht vergrössert“, „nicht verletzt“, „frei von“, sind zu vermeiden. Jedes Organ besitzt genügend sachliche Eigenschaften, um sein Aussehen deutlich zu machen; man operiere möglichst mit den Begriffen der Masse, Farben, Konsistenz, des Volumens (Gewicht). Der Grad der Blutfüllung ist stets anzugeben, er wird bei den Organen im Wesentlichen schon im Farbenton zum Ausdruck gebracht. Bei grossen Gefässen werden wir pralle Füllung, Füllung bis zur vollen, halben usw. Rundung unterscheiden, bei kleineren und mittleren Gefässen ist die durch die Füllung bedingte Schlängelung, bei den kleinsten Gefässen die mehr oder minder grosse Sichtbarkeit massgebend.

Im vorläufigen Gutachten geben wir unser Urteil über das Gesamtergebnis der Obduktion ab. Man fasst zunächst die wesentlichen pathologischen Befunde zusammen und bringt ihre Gesamtheit in ursächliche Beziehung zum Eintritt des Todes. Dann ist zu erörtern, ob die an der Leiche vorgefundenen Veränderungen, die zum Tode geführt haben, durch fremde Schuld (verbrecherische Veranlassung) herbeigeführt wurden. Ich gebe einige Beispiele für die Abfassung des vorläufigen Gutachtens, aus denen zugleich hervorgehen soll, was wir in denjenigen Fällen zu sagen haben, in denen die Obduktion allein die volle Aufklärung noch nicht gebracht hat und noch andere Massnahmen zur weiteren Aufklärung des Falles zu treffen sind.

1. Tod durch Ueberfahren.

Gutachten.

I. Diese Frau hat einen Bruch des Schädelgrundes erlitten und ist an den Folgen desselben gestorben.

II. Auf Befragen des Richters: Ueberfahrenwerden durch einen Wagen der elektrischen Bahn war geeignet, den Schädelbruch herbeizuführen.

2. Verblutung nach Messerstich.

Gutachten.

I. Dieser Mann ist an Verblutung gestorben.

II. Die Verblutung war die Folge der unter Nr. 25 des Protokolls beschriebenen Verletzung des Herzens.

III. Das uns vom Richter vorgelegte Messer war geeignet, die Verletzung des Herzens zu bewirken.

IV. Ueber die Kraft, mit welcher der Täter das Messer geführt, über seine Stellung gegenüber dem Getöteten im Augenblick der Tat und über die Zeit, die zwischen der Tat und dem Eintritt des Todes verflossen sein kann, behalten wir uns ein besonderes Gutachten mit Begründung bis nach genauer Kenntnis sämtlicher Vorgänge vor.

3. Selbstmord.

Gutachten.

I. Dieser Mann ist an einer Schussverletzung des Schädels und Gehirns gestorben.

II. Das Ergebnis der Leichenöffnung widerspricht nicht der Annahme, dass der Mann sich die Schussverletzung selbst beigebracht hat; vielmehr ist die Lage und der Befund der Einschussöffnung geeignet, diese Annahme zu unterstützen.

4. Vergiftung.

Gutachten.

I. Dieses Mädchen war im vierten Monat schwanger. Nach den Befunden der Leichenöffnung ist das Mädchen höchstwahrscheinlich an den Folgen einer Vergiftung durch Phosphor gestorben.

II. Wir behalten uns ein besonderes Gutachten mit Begründung vor bis nach Beendigung der chemischen Untersuchung. Hierzu übergeben wir dem Gerichte die in den versiegelten Gefässen A—F aufbewahrten und im Protokoll näher bezeichneten Leichenteile. Zugleich empfehlen wir möglichste Beschleunigung der chemischen Untersuchung.

III. Zu einer eingehenden mikroskopischen Untersuchung haben wir kleine Stücke der Gebärmutter, der Frucht, der Nieren, der Leber, des Herzens und des Magens zurückbehalten. Ueber das Ergebnis dieser Untersuchung werden wir in dem begründeten Gutachten berichten.

5. Plötzlicher Tod aus natürlicher Ursache.

Gutachten.

I. Die Leichenöffnung hat hochgradige Verkalkung und Verengerung der Kranzgefässe des Herzens und Entartung des Herzmuskels ergeben. Diese krankhaften Veränderungen erklären den Tod dieses Mannes hinreichend.

II. Zeichen stattgehabter Gewalteinwirkung hat die Leichenöffnung nicht ergeben.

6. Wasserleiche.

Gutachten.

I. Die Leichenöffnung hat eine bestimmte Todesursache nicht ergeben; sie widerspricht nicht der Annahme, dass dieser Mann ertrunken ist.

II. Die vorgefundenen Verletzungen der Kopfhaut und des Schädels sind erst nach dem Tode entstanden und kennzeichnen sich als höchstwahrscheinlich durch Schiffsschrauben bewirkte Verletzungen.

Die durch das Gesetz über die **Feuerbestattung** vorgeschriebene gerichtsärztliche Leichenschau wird nach den allgemeinen Regeln vorgenommen. Für die Feststellung der Todesursache wird diese Leichenschau ebenso wenig leisten können wie jede andere Schau. Sie stellt mehr eine Art von „Generalprävention" vor. Bei plötzlichen Todesfällen, die durch ein vorangegangenes, ärztlich festgestelltes Leiden nicht hinreichend zu erklären sind, wird man jedenfalls die Obduktion fordern müssen, nicht die gerichtliche Leichenöffnung; man wird in solchen Fällen die Leichenöffnung selbst vornehmen und wird erst

dann die Kriminalbehörde in Bewegung setzen, wenn sich
bei der Leichenöffnung Befunde für die Annahme einer
durch fremde Schuld bedingten gewaltsamen Todesart ergeben.

Den Schluss dieses Kapitels mag die Schilderung
eines Falles bilden, der beweisen kann, wie wenig die
Leichenschau für die Feststellung selbst einer tödlichen
Stichverletzung zu leisten vermag. In einem Heim für
alte Männer waren zwei der Insassen mit einander in
Streit geraten. Zeugen sahen, dass der eine dem anderen
einen Schlag oder Stoss in den Rücken versetzte; wenige
Sekunden später stürzte der Geschlagene zu Boden und
war nach einigen Minuten tot. Bei der Schau sah man
nichts, als eine fast punktförmige, braunrötliche, mit einem
kleinen Blutschorf bedeckte Stelle nach innen vom linken
Schulterblatt, die aussah, wie ein kleiner frischer Kratz-
effekt. Sonst wies die Leiche äusserlich keine Spuren
von Gewalteinwirkung auf. Die Obduktion klärte den
Fall: von der erwähnten Stelle am Rücken führte ein
äusserst feiner Stichkanal bis in die Aorta. Es stellte
sich später heraus, dass der Täter die Tat mit einem
Stück vom Drahtgestell eines Regenschirms ausgeführt
hatte. Den Getöteten betrachtete der senil demente Täter
als seinen Feind. Die Waffe hatte er sorgfältig vorbereitet, er hatte ihr durch Abschleifen auf einem Stein eine
äusserst feine Spitze gegeben.

Wenn schon die ärztliche Leichenschau für die Erkennung der Todesursache so wenig leistet, was kann da
der Richter vermögen, dem ja der Absatz 2 des § 87
der Strafprozessordnung die Möglichkeit gibt, selbst ohne
Zuziehung eines Arztes eine Leiche zu beschauen.

―――――

Tabellen[1])
zur Untersuchung von Leichen und Leichenteilen.
1. Masse der Organe Erwachsener.

Gehirn.

	Mann	Weib
Sagittaler Durchmesser	160—170	150—160 mm (Orth)
Gewicht	1375	1245 g

Herz.

Länge	8—9	cm
Breite	8,5—10,5	„
Dicke	3—3,5	„
Gewicht	270—300 g	

Dicke der rechten Kammerwand 0,6 cm (ohne Trabekel 0,2—0,3)

„   „   linken   „   1,7 „   (ohne Trabekel 0,7—1,0)

Umfang der	Trikuspidalis	11,0	„
„ „	Mitralis	10,0	„
„ „	Pulmonalis	9,0	„
„ „	Aorta	8,0	„

Milz.

Länge	12—14	cm
Breite	8—9	„
Dicke	3—4	„
Gewicht	150—250 g	
Volumen	221,5 ccm (Orth)	

Nieren.

Länge	11—12	cm
Breite	5—6	„
Dicke	3—4	„
Rindenbreite	0,5—1,0	„
Gewicht	150 g	
Volumen	135 ccm (Orth)	

---

1) Die Zahlen sind grösstenteils nach Vierordt (Tabellen), Orth (Diagnostik) und Toldt (Maschka's Handbuch III) angegeben.

Leber.

Breite   25—30 cm
Höhe   19—21 „
Dicke   6—9   „
Gewicht 1600 g
Volumen 1574 ccm (Orth)

Uterus.
Jungfräulich:

Länge   8   cm
Breite   3,4—4,5   „
Dicke   1,8—2,7   „
Dicke der Wandung   1,0—1,5   „
Gewicht   33—41 g

Nach Geburten:

Länge   8,7—9,4 cm
Breite   5,4—6,1 „
Dicke   3,2—3,6 „
Dicke der Wandung   1,5—2,0 „
Gewicht   102—117 g

Uterus
am Ende der Schwangerschaft:

Länge 32 cm
Breite 27 „
Dicke 14 „
Dicke der Wandung bis zu 2,7 cm
Gewicht 700 g.

Thymus.

Durchschnittsgewicht bei der Geburt (nach Orth) 13,75 g
                                (nach Vierordt 8,15 g)
     „   im zweiten Jahre 26,2 g
     „   bei Erwachsenen 26,9 g

Länge von der Geburt bis zum 9. Monat 59,1 mm
„ vom 9. Monat „ „ 2. Jahre 69,6 „
„ „ 3. Jahre „ „ 14. „ 84,4 „
„ beim Erwachsenen 85 „

2. Zahlen für die Beurteilung der Reife Neugeborener (Durchschnittswerte).

Körperlänge . . . . 50 cm
Gewicht . . . . 3000—3300 g
Gewicht der Placenta . . . . . . 500 g
Umfang des Schädels . . . . . . 34,0 cm
Grosser schräger Durchmesser . . . 12,5 „
Gerader Durchmesser . . . . . . 10,5 „
Grosser querer Durchmesser . . . 9,0 „
Kleiner querer Durchmesser . . . . 8,0 „
Breite der Schultern . . . . 11—12,5 „
Breite der Hüften . . . . 9,0 „
Länge der Nabelschnur . . . . . 50,0 „
Breite des Knochenkerns in der unteren
Femurepiphyse . . . . . . 2—9 mm

Die Länge der Frucht beträgt
am Ende des 1. Schwangerschaftsmonats 1 cm
„ „ „ 2. „ 4 „
„ „ „ 3. „ 9 „
„ „ „ 4. „ 16 „
„ „ „ 5. „ 25 „
„ „ „ 6. „ 30 „
„ „ „ 7. „ 35 „
„ „ „ 8. „ 40 „
„ „ „ 9. „ 45 „
„ „ „ 10. „ 50 „

3. Masse für die Untersuchung einzelner Skeletteile.
Längenmasse der Knochen nach Toldt (in Millimetern).

	Clavicula	Humerus	Ulna	Radius	Femur	Tibia	Fibula
Männlicher Embryo, 6. Monat, 30 cm lang	25	50	40	36,5	56	43	43
Neugeborener Knabe, 52 cm lang	46	83	71	60	99	80	81
Mädchen, 1½ Jahre alt, 74 cm lang	64	119,5	98	84	151	122	123
Mädchen, 2½ Jahre alt, 83 cm lang	66	134	110	94	179	147	148
Mädchen, 4 Jahre alt, 96 cm lang	80	166	125	110	213	178	181
Knabe, 6½ Jahre alt, 106 cm lang	84	186	150	133	256	203	226
Knabe, 12 Jahre alt, 137,8 cm lang	110	270	219	191	383	308	302
Knabe, 15 Jahre alt, 152 cm lang	134	297	230	206	422	353	350
Mann, 24 Jahre alt, 175 cm lang	161	326	264	235	477	375	371

In der Körperlänge ist enthalten

	beim Neugeborenen	beim Manne
die Wirbelsäule .	2,60 mal	2,82 mal
das Femur	5,19 „	3,84 „
die Tibia . . .	6,20 „	4,65 „
der Humerus . .	6,12 „	5,00 „
der Radius . . .	8,34 „	7,06 „

Masse der Knochen beim Erwachsenen.

Wirbelsäule beim erwachsenen Mann 69—70, beim erwachsenen Weib 66—69 cm lang. Ihre Höhe beträgt etwa $^2/_5$ der ganzen Körperlänge.

	Mann	Weib
Länge des Brustbeins . .	18—20 cm	16—17 cm
„ „ Schlüsselbeins . .	14,2 „	13,6 „
„ „ Schulterblattes . .	16,0 „	14,0 „

	Mann	Weib
Länge des Humerus	32,0 cm	30,0 cm
„ der Ulna	26,0 „	23,0 „
„ des Radius	24,0 „	22,0 „
„ der Hand	20,0 „	18,0 „
„ des Femur	48,0 „	43,0 „
„ der Tibia	39,0 „	34.0 „
„ „ Fibula	37,0 „	33,0 „
„ des Fusses	24,0 „	22,0 „

Beckenmasse (Toldt).

	Weib	Mann
Im Beckeneingang:		
Conjugata vera . . .	118	113 mm
Querdurchmesser . .	135	127 „
Schräger Durchmesser .	124	120 „
Im Beckenraum:		
Gerader Durchmesser .	126	114 „
Querdurchmesser . . .	120	109 „
Im Beckenausgang:		
Gerader Durchmesser .	90—110	75—95 „
Querdurchmesser . . .	110	82 „

Zeit des Zahndurchbruches bei der
I. Dentition.

Mediale untere Schneidezähne im 6.—7. Monat.
Mediale obere Schneidezähne im 7. Monat.
Laterale Schneidezähne im 8.—9. Monat.
Vorderer Mahlzahn im 1. Drittel des 2. Jahres.
Eckzahn Mitte des 2. Jahres.
Hinterer Mahlzahn Ende des 2. bis Anfang des
3. Jahres.

II. Dentition.

Erste Mahlzähne . . . im 7. Jahre
Innere Schneidezähne . „ 8. „

Aeussere Schneidezähne . im 9. Jahre
Vordere Backenzähne . „ 10. „
Eckzähne . . . . im 11.—13. „
Hintere Backenzähne „ 11.—15. „
Zweite Mahlzähne . „ 13.—16. „
Dritte   „   . „ 18.—30. „

Die Konservierung frischer Leichenteile.

1. Konservierung frischer Präparate in natürlichen Farben. Die frischen Präparate sollen möglichst wenig mit Wasser in Berührung kommen. Möglichst bald nach der Herausnahme aus der Leiche kommt das Präparat in Lösung I.

Lösung I = Aq. font. 4000
Formalin pur. 800
Kal. acet. 85
Kal. nitr. 45.

Hierin bleibt es je nach Grösse bis zur völligen Entfärbung.

Je schneller Entfärbung eintritt, desto schöner und natürlicher später die Farbe!

Die Entfärbung kann beschleunigt werden durch Einschnitte.

Dann legt man das Präparat, nachdem es gut abgelaufen ist, in Lösung II.

Lösung II = 80 proz. Alkohol.

Hierin treten die natürlichen Farben wieder hervor, und zwar bei verschiedenen Präparaten in verschieden langer Zeit, meist in 4—5 Stunden.

Man kann durch Reinigen, Bürsten und Schaben der Schnittfläche nachhelfen.

Nachdem die natürlichen Farben leuchtend wiedergekehrt sind, kommt das Präparat in Lösung III.

Lösung III = Aq. dest. 9000
Glycerin 3000
Kal. acet. 2000.

Hierin bleibt das Präparat zur definitiven Aufbewahrung.

Die „natürliche Farbe" ist nicht Hämoglobin, sondern Hämatin und zwar alkalisches Hämatin.

Durch Zusatz von Formalin zu Blut wird saures Hämatin gebildet.

Durch Zusatz von Alkohol und Kali aceticum erfolgt dann die Bildung von alkalischem Hämatin.

Die „Transparenz" der Präparate wird in der Hauptsache durch das Glycerin hervorgebracht.

Eine von Littlejohn angegebene Modifikation besteht darin, dass man die Präparate, nachdem sie die drei Lösungen passiert haben, in einem luftdicht verschlossenen Glasgefäss trocken aufbewahrt. Auf den Boden des Gefässes kommt ein Stück Watte, das mit Glycerin und einigen Tropfen Formalin getränkt ist. Die Methode eignet sich besonders zur Konservierung von Magen, Darm und Haut.

2. Handelt es sich darum, frische Leichenteile für eine mikroskopische Untersuchung aufzubewahren, so empfiehlt sich Einlegen der Teile in zehnfach verdünntes Formalin. Die Stücke können dann eventuell schon nach 3—4 Stunden mit dem Gefriermikrotom geschnitten werden. Will man aber die Stücke für die Einbettung in Celloidin oder Paraffin einbetten, so lässt man sie für etwa 24 Stunden in der Formalinlösung und behandelt sie dann in der üblichen, in den Anweisungen für die pathologisch-anatomische Technik (Kahlden u. a.) angegebenen Art weiter.

3. Zur Aufbewahrung oder Versendung ganzer Leichenteile empfiehlt es sich, die Teile in ein mit zehnfach verdünnter Formalinlösung getränktes Tuch, das etwa noch mit einem Stück Billrothbattist gegen zu schnelle Verdunstung geschützt ist, einzuschlagen. Ein mit Guttaperchapapier dicht verschlossener Steinguttopf oder je nach Grösse ein kleines oder grösseres Einmacheglas nimmt das Ganze auf.

2. Kapitel.

Die Leichenerscheinungen.

Auf Leichenschauscheinen findet man unter der Rubrik: „Zeichen des Todes" immer wieder den Vermerk: „Die gewöhnlichen". Solche Vermerke lassen die Vermutung aufkommen, dass eine gehörige Leichenschau garnicht vorgenommen worden ist. Der Arzt sollte sich der gewiss nicht grossen Mühe unterziehen, die bestimmten von ihm festgestellten Zeichen des eingetretenen Todes einzeln zu benennen. Sein Zeugnis gewinnt dadurch und kann für spätere Feststellungen, namentlich in Kriminalfällen, zu grosser Bedeutung kommen.

Die ersten Zeichen des Todes sind das Aufhören der Herztätigkeit und der Atmung; erst aus dem Aufhören beider Tätigkeiten ist der Eintritt des Todes zu erschliessen.

Dann beginnen zwei grosse Gruppen von Veränderungen, in deren eine das Auftreten der Totenflecke und der Totenstarre, in deren andere die Fäulniserscheinungen gehören. Beide Gruppen folgen bestimmten Gesetzen und gestatten dadurch Rückschlüsse auf die Zeit des Todeseintritts und auf die Körperlage, in der der Tod eingetreten ist bzw. auf Lageveränderungen, die p. m.[1]) mit der Leiche vorgenommen wurden.

Auf die Beendigung von Kreislauf und Atmung ist die Abnahme der Körpertemperatur zu beziehen. Man

---

1) p. m. = post mortem.

nimmt an, dass die bekleidete oder im Bett liegende Leiche im geschlossenen Raum etwa 1° C. in der Stunde verliert. Natürlich hängt die Schnelligkeit, mit der eine Leiche erkaltet, von allen möglichen äusseren Umständen ab. Die Leiche eines Erfrorenen oder Ertrunkenen wird in kürzester Frist erkalten, während etwa die Leiche eines im warmen Raume im Bett gestorbenen und dort verbliebenen Menschen sich noch nach 24 Stunden warm anfühlen kann.

Weit unabhängiger von äusseren Umständen kommt es zur Bildung von Totenflecken, deren Entstehung auf Senkung des Blutes und nachfolgender Imbibition des Gewebes mit dem diffundierten Blutfarbstoff beruht. Die ersten Totenflecke zeigen sich 2—3 Stunden nach Eintritt des Todes an den tiefstgelegenen Stellen des Körpers; zunächst besitzen die Totenflecke zwei charakteristische Eigenschaften: sie sind wegdrückbar und sie können wandern. Die Wegdrückbarkeit hört in dem Augenblick auf, wo die Imbibition des Gewebes vollendet ist. Diese Imbibition hat sich nach annähernd 12 Stunden vollzogen. Auf der noch fehlenden Imbibition beruht, nächst dem Flüssigbleiben des Blutes, auch das Wandern der Totenflecke. Wenn man etwa 5—6 Stunden p. m. eine Leiche, die auf dem Rücken Totenflecke zeigte und bis dahin auf dem Rücken gelegen hat, auf den Bauch wendet, so verschwinden die Totenflecke nach einiger Zeit vom Rücken und wandern nach dem Bauche als dem nunmehr tiefer gelegenen Teil. Da indessen die Imbibition des Gewebes mit Blutfarbstoff naturgemäss allmählich erfolgt, so werden die Totenflecke, je später man die Leiche wendet, umso unvollkommener wandern. Es würde in unserem Falle auch ein Rest blasserer Totenflecke auf dem Rücken verbleiben, so dass wir nunmehr Totenflecke an zwei diametral entgegengesetzten Körperseiten vorfinden würden. Nach etwa 10—12 Stunden können die Totenflecke nicht mehr wandern. Es geht aus dem Gesagten hervor, dass wir z. B. bei Erhängten die ausgedehntesten Totenflecke an den Beinen sehen werden.

Es versteht sich, dass diese mechanisch bedingte Blutsenkung sich auch an den inneren Organen der Leiche vollzieht; wir sprechen dann von postmortalen Hypostasen, wie wir sie z. B. regelmässig an den unteren und rückwärtigen Partien der Lungen, in den Piavenen der Occipitallappen vorfinden.

Wichtig ist zu wissen, dass im Bereich intensiver Totenflecke postmortale Blutaustritte entstehen können. Infolge der Ueberfüllung und des Flüssigbleibens des sich senkenden Blutes können die kleinsten Gefässe zerreissen und Blut in das Gewebe austreten lassen. Andererseits können kleine während des Lebens entstandene Blutaustritte sich auf diese Weise p. m. vergrössern.

Die Farbe der Totenflecke ist meistens ein dunkles Blaurot. Geringere Totenflecke können durch Oxydation und Kälte ein helleres, mehr rotes Kolorit annehmen. Hellrot sind die Totenflecke bei der Kohlenoxydvergiftung, bei der sie gelegentlich direkt eosin- oder karmoisinfarben sind. Hellrot sind sie, nicht regelmässig, bei der Vergiftung mit Cyanverbindungen; ein bräunliches Rot kann bei Methämoglobinämie (Kalichloricumvergiftung) in den Totenflecken auftreten.

Die Leichenstarre tritt später ein als die Bildung der Totenflecke. Meist sind erst nach 3—4 Stunden die ersten Zeichen der Starre deutlich erkennbar. Sie beginnt an den Kiefermuskeln und schreitet von da nach unten fort, um sich später in derselben Reihenfolge wieder zu lösen (Nysten'sche Reihe). Man begegnet in Obduktionsprotokollen öfters dem Ausdruck: „Totenstarre ist an allen Gelenken noch vorhanden", das ist falsch. Die Totenstarre spielt sich nicht an den Gelenken ab, sie sitzt in den Muskeln und das „noch vorhanden" ist ein Urteil, das höchst überflüssig ist. Man sagt: Totenstarre findet sich an den Muskeln der Arme, der Beine, der Kiefer, des Nackens usw.

Nach 6—7 Stunden sind alle Muskeln starr. Uebrigens nimmt auch die glatte Muskulatur an der Starre Teil.

Die Lösung der Totenstarre kann künstlich erfolgen, durch Entkleiden der Leiche, durch gewaltsames Strecken und Beugen der Glieder; sie kehrt dann nicht wieder. Die natürliche Lösung der Starre erfolgt erst mehrere Tage nach dem Tode, meist etwa vom dritten Tage p. m. ab. Die Starre kann sich aber auch noch viele Tage nach dem Tode halten; Richter hat sie, selbst bei faulen Leichen, noch nach 2—3 Wochen angetroffen.

Am schnellsten scheint sich die Starre zu lösen, wenn dem Tode ein langes, erschöpfendes Krankenlager vorausgegangen ist, wie ich denn während der Grippe-epidemie vielfach nur geringe, leicht lösliche Starre bei Grippeleichen beobachtet habe. Dagegen ist die Starre um so stärker, je muskelkräftiger das Individuum ist und je plötzlicher der Tod den vorher rüstigen Körper getroffen hat.

Die Leichenfäulnis setzt im Augenblick des Todes ein, schon einige Stunden p. m. findet man Darmbakterien (B. coli) im Herzblut. Mikroorganismen, die zum Tode geführt haben, werden sehr bald von Fäulnisbakterien überwuchert. Im allgemeinen faulen Leichen um so schneller, je wärmer der Aufbewahrungsraum ist. Im Winter und in künstlicher Kälte (Kühlräumen der Leichen-schauhäuser) halten sich Leichen unbegrenzt frisch. In der Winterkälte kommt es direkt zum Gefrieren der Leiche, so dass, vor Vornahme der Obduktion, die Leiche unter Umständen während 12 und mehr Stunden bei Ofen-wärme zum Auftauen zu bringen ist. Ist die Leiche dann aufgetaut, so tritt allerdings die Fäulnis meist ganz rapide ein.

Ein besonders schnelles Faulen der Leiche habe ich nach Sepsis, Peritonitis und Grippe, ein besonders lang-sames Faulen bei gänzlich ausgebluteten Leichen ange-troffen. Ueber das Verhalten nach Ertrinken und Arsen-vergiftung spreche ich in den betreffenden Kapiteln.

Die ersten sichtbaren Zeichen der Fäulnis sieht man gewöhnlich an der Haut des Bauches. Hier färben sich

die Partien oberhalb beider Leisten zuerst grünlich (Bildung
von Sulfmethämoglobin), daneben erscheinen an den Ober-
schenkeln grosse durchscheinende Venennetze. Am Bauch
sehen wir auch meist die erste blasenförmige Abhebung
der Oberhaut; die Blasen enthalten ein stinkendes röt-
liches Fäulnistranssudat. Diese Grünfärbung und Abhebung der Oberhaut verbreitet sich über den ganzen
Körper, hier und da platzen die Blasen, die Oberhaut
löst sich in Fetzen ab, der Bauch ist stark gebläht, das
Unterhautgewebe von Gas durchsetzt. Parallel gehen
Veränderungen an den inneren Organen, die schliesslich
teils formlos zerfliesslich, teils, wie besonders die Leber,
infolge ihrer Durchsetzung mit Gasblasen schwimmfähig
werden. Herz, Lungen und der Uterus sind gewissermassen das Ultimum moriens.

Ich halte es für zwecklos, eine Zeitskala für den
Ablauf der Leichenfäulnis aufzustellen. Dank den äusseren
Umständen kommen so viel Variationen vor, dass eine der-
artige Fäulnisskala nur Unheil stiften kann.

Am Todestage bzw. 24 Stunden p. m. kann man das
„Leichenalter“, d. h. die seit dem Tode verstrichene Zeit
nach Stunden, in den ersten Wochen vielleicht noch nach
Tagen schätzen. Später aber werden die Schätzungen
immer unsicherer. Man halte sich dabei an den Fäulnis-
grad, an die Jahreszeit, die jeweilige Witterung (Trockenheit, Niederschläge), an den Ort der Auffindung (Luft,
Wasser, Bodenbeschaffenheit).

Man hat ferner versucht, aus der Art und dem Gene-
rationsstadium der an der Leiche gefundenen Insekten
bestimmte Schlüsse auf das Leichenalter zu ziehen. Man
mag gelegentlich, unter Zuziehung eines Zoologen, einen
derartigen Versuch machen. Fliegenmaden an der Leiche
beweisen, dass die betreffenden Fliegeneier mindestens
48 Stunden zuvor abgesetzt sind, und lassen insofern
Schlüsse auf die Todesstunde zu, als Fliegeneier erfahrungsgemäss schon ganz kurz nach dem Tode im Gesicht der

Leiche abgesetzt werden, gelegentlich sogar schon während der Agone. Derartige Schlüsse sind allerdings nur dann zulässig, wenn die Leiche keine älteren Wunden aufweist, denn in offene Wunden legen die Fliegen ihre Eier auch beim lebenden Menschen, eine Erfahrung, die ich im Felde wiederholt gemacht habe. Da ferner die Maden sich nach 8 Tagen verpuppen und aus den Puppen nach 2 weiteren Wochen die Fliegen ausschlüpfen, so beweisen die leeren Puppen, dass die Leiche mindestens etwa 3 Wochen alt ist (Richter).

Auch aus der Fettwachs- (Adipocire-) Bildung an der Leiche hat man Schlüsse auf das Leichenalter zu ziehen gesucht. Fettwachs bildet sich im Wasser oder feuchtem Boden bei ungenügendem Luftzutritt zur Leiche; die ersten Anfänge der Adipocirebildung sind nicht früher als etwa 2 Monate p. m. zu erwarten.

Das Einsinken der Hornhäute an der Leiche ist eine Eintrocknungserscheinung und hängt zum Teil davon ab, ob die Augen der Leiche vollkommen geschlossen oder teilweise geöffnet waren. Bei fest geschlossenen Augen halten sich die Hornhäute manchmal noch nach mehreren Tagen in ursprünglicher Spannung.

Die Leichenfäulnis kann noch ein merkwürdiges Ergebnis haben, die sogenannte „Sarggeburt", die man nicht allzu selten auch auf dem Obduktionstisch zu sehen bekommt, besonders in den heissen Monaten. Die Entwicklung von Fäulnisgasen im hochschwangeren Uterus führt zur Ausstossung der Frucht, die dann zwischen den Beinen der toten Mutter liegt. Auch die nicht schwangere Gebärmutter kann durch Fäulnisgase aus der Scheide der Toten vorgetrieben werden.

————

3. Kapitel.

Vitale Reaktion. Agonale und postmortale Verletzungen.

Der lebende Körper reagiert auf jede Verletzung mit einer, wenn auch noch so geringen, örtlichen Kreislaufstörung. In der Regel tritt die Reaktion in Form eines Blutaustrittes, einer Blutung auf, die nach aussen (bei offenen Wunden) und in das Gewebe erfolgen kann. Erfolgt die Blutung in das Gewebe, so wird das anfänglich flüssige Blut gerinnen und als geronnene Masse die Maschen des Gewebes ausfüllen. In der Blutunterlaufung haben wir somit eines der wichtigsten Zeichen dafür, dass eine Verletzung noch während des Bestehens des Kreislaufes, d. h. während des Lebens entstanden ist.

Von dieser Regel gibt es Ausnahmen. Eine intravital entstandene Verletzung kann blutfreie Umgebung aufweisen, wenn das Blut aus dem eröffneten Gefäss hemmungslos nach aussen strömen konnte, z. B. bei klaffenden Halsschnittwunden. In solchen Fällen kommt die allgemeine vitale Reaktion, die Verblutung unserer Diagnose zur Hilfe. Auch sogenannte agonale Verletzungen, d. h. Verletzungen, die dem sterbenden Menschen zugefügt sind, können die vitale Reaktion, die Blutunterlaufung der Wundränder ganz oder nahezu ganz vermissen lassen. Eine alte Frau mit hochgradigster Verkalkung und Verengerung der Coronargefässe stürzt sterbend auf der Strasse zusammen, im Fall zieht sie sich noch einen

Sprung im Hinterhauptbein zu, sowohl an der Fissur, wie an den weichen Kopfdecken fehlte die Blutunterlaufung. Es können ferner nachträglich an der Leiche Verletzungen entstehen, die, bei dem Flüssigbleiben des Leichenblutes, zu Blutaustritten Anlass geben. Da die Möglichkeit einer, wenn auch lockeren, Gerinnung des Leichenblutes gegeben ist, so ist klar, dass postmortale Verletzungen in Senkungsbezirken vitale Reaktionen vortäuschen können. Doch wird der geübte Beobachter an der festeren Gerinnung des ausgetretenen Blutes, an der Grösse der Suffusion, an der gleichmässigen Blutinfiltration des Gewebes die vitale von der postmortalen Suffusion zu unterscheiden wissen. Gerade die feste gleichmässige Blutinfiltration des Gewebes ist eines der sichersten Kennzeichen ihrer vitalen Entstehung, sie lässt sich auch durch einen Wasserstrahl nicht wegspülen, durch einen Strich mit dem Messerrücken nicht weg- und ausstreichen wie ein postmortal entstandener Blutaustritt. An der frischen Leiche, in nicht hypostatischen Bezirken, bietet die Erkennung der vitalen Reaktion keine Schwierigkeiten. Gewisse Vorsicht in der Beurteilung ist geboten, wenn kleine Suffusionen im Senkungsgebiet in unmittelbarer Nähe grösserer blutgefüllter Venen liegen.

Blutunterlaufungen, in denen der Blutfarbstoff schon die charakteristischen Umwandlungen, eventuell mit Bildung von Blutpigment oder Kristallen zeigt, sind ohne weiteres als vital entstanden anzusehen.

Zeigt eine Wunde eine Reaktionszone (Entzündungshöfe, Oedemhöfe), so ist sie selbstverständlich als während des Lebens entstanden anzusehen; sie muss in diesem, wie in dem vorgenannten Falle schon längere Zeit vor dem Tode entstanden sein.

Ausserordentlich schwierig kann es werden, bei oberflächlichen Hautverletzungen die Entscheidung zu treffen, ob sie intra vitam oder p. m. entstanden sind. Die bekannten gelblichen, braungelblichen und braunroten Hautvertrocknungen können an der Leiche ebenso entstehen, wie am lebenden Körper; sie bilden sich überall da, wo die oberste Hautschicht entfernt oder sehr zart ist. An den männlichen Genitalien sind sie an der Leiche ein ganz gewöhnliches Vorkommnis. Wir haben dabei ein einfaches Vertrocknungsphänomen vor uns.

Kratzeffekte sind dann als während des Lebens entstanden anzusehen, wenn sie mit Schüppchen geronnenen Blutes betrocknet, oder wenn sie von einem feinen rötlichen Hof umgeben sind. Gefässzeichnung innerhalb von Hautvertrocknungen halte ich nicht für ein absolut sicheres Zeichen vitaler Reaktion.

Wie man bei jeder Leichenöffnung wahrnimmt, kann auch eine Leiche bluten. Bekannt ist die gelegentlich recht reichliche Blutung aus den Blutleitern des Schädelgrundes. Es kann daher auch aus einem p. m. zertrümmerten Organ in die Körperhöhlen bluten. Die so resultierenden Blutmengen sind allerdings meist gering. Indes haben wir auch z. B. bei massenhaften Fliegerverletzungen öfters nur ganz geringe innere Blutungen gesehen. Ich halte das Vorkommen von grösseren, festen Gerinnseln (Blutkuchen) für das sicherste Zeichen einer vitalen Blutung. Davon abgesehen fliessen aus einem p. m. zertrümmerten Organ niemals solche Blutmengen aus wie aus einem noch durchbluteten Gewebe.

Ein Ausbluten an der Leiche bis zum Zustandekommen der Zeichen der Verblutung kommt nicht vor. Die Blutleere der Organe bis zum Hervortreten ihrer Eigenfarbe ist eine zuverlässige vitale Allgemeinreaktion. Wir besprechen daher die Verblutung an dieser Stelle.

Eine bestimmte Grösse des Blutverlustes für das Zustandekommen der Verblutung lässt sich nicht angeben. Neben der absoluten Menge des verlorenen Blutes spielt die Zeit, in der das Blut verloren ging, eine entscheidende Rolle. Man kann sogar eine chronische und eine akute Verblutung unterscheiden. Nach Abortus, Entbindungen, bei Hämophilen können langsame Verblutungen vorkommen; eine solche langsame, sich über Tage hinziehende Ausblutung sah ich bei einem jungen Mädchen mit Hämophilie nach Zahnextraktion. Andererseits kann sich eine Verblutung in 10 Minuten abspielen.

Die Diagnose der Verblutung an der Leiche stützt sich in erster Linie auf den Nachweis der Blutungsquelle oder Verblutungspforte. Wir sahen schon, dass Hämophile sich aus geringfügigen Verletzungen verbluten können. Gewöhnlich handelt es sich aber um Verletzungen grösserer Venen, Arterien oder des Herzens selbst, ferner um Verletzungen der grossen Unterleibsdrüsen (Leber, Milz); auch der Uterus ist oft genug die Quelle der Verblutung. Die Verblutung kann nach aussen, nach innen oder nach beiden Richtungen erfolgen. Die Menge des nach aussen ergossenen Blutes ist nach Möglichkeit zu ermitteln und in Rechnung zu stellen.

An der Leiche sind die Totenflecke manchmal, aber nicht immer, blass und wenig ausgedehnt. Die Hautfarbe ist auch nicht regelmässig, aber häufig direkt weisslich im Gegensatz zu dem mehr gelblicheren Kolorit der üblichen Leichenhautfarbe. Von den inneren Organen zeigen die Piavenen und das Gehirn selbst häufig nicht die Zeichen der Blutleere, wohl aber die weichen Kopfdecken, die dann an der Innenseite graugelblich und trocken sind. Die Blutleiter der harten Hirnhaut sind leer. In der Brusthöhle fallen die Lungen durch ihre aschgraue Farbe auf. Die Herzhöhlen sind leer oder fast leer. Unter der Innenhaut der linken Kammer, besonders über den Trabekeln und Papillarmuskeln, findet man, besonders bei schnellster Verblutung, streifenförmige Blutaustritte. Die Schleimhäute der Speiseröhre, des Kehlkopfes und der Luftröhre sind besonders blass; die Nieren sind hell, graugelblich, die Milz ist blassviolett, die Leber braungelblich (Eigenfarbe), die grossen Bauchgefässe sind leer. Die Schleimhaut der Blase ist gelegentlich atlasweiss.

Die in die Brust- und Bauchhöhle ergossenen Blutmengen sind zu messen, die Beimengung von Gerinnseln (festen, lockeren) ist besonders zu erwähnen.

Nie darf vergessen werden, dass Fäulnis zu einer allgemeinen Leere des Herzens und der Gefässe führen kann; ebenso hat man sich zu erinnern, dass schwere Kachexie z. B. bei bösartigen Geschwülsten, Lungentuberkulose, dass schwere konstitutionelle Anämien, Ankylostomiasis zu Anämie auch der inneren Organe führen kann. Also: nicht die Anämie allein, was ja eigentlich selbstverständlich ist, beweist eine Verblutung. Der Nachweis der Verblutungspforte und der verlorenen Blutmenge gehört mit zu den Beweisstücken.

Der Nachweis der Blutquelle ist nicht immer ganz leicht und gehört z. B. bei Lungenblutungen spontaner Art zu den schwierigsten Aufgaben, die aber eben erfüllt werden müssen. Bei Verletzungen von Gefässen beginne man mit dem Aufsuchen und Aufschneiden der Gefässe entfernt von der vermeintlichen Rissstelle, die vielfach schon durch die Dichtigkeit der sie einhüllenden Blutinfiltration angezeigt wird. Man schneidet das Gefäss peripher oder zentral von der Verletzungsstelle auf und dringt nun unter vorsichtigem Vorgehen zur Verletzungsstelle vor, indem man auf einer an der Spitze breit abgerundeten Hohlsonde die geknöpfte Branche einer geraden Schere vorschiebt und mit der nicht geknöpften Branche schneidet.

Auf die Retraktion der Wundränder als Zeichen vitaler Reaktion legen wir keinen besonderen Wert. Die Haut der Leiche bleibt lange genug elastisch, um sich auch bei p. m. erzeugten Verletzungen genügend zurückziehen zu können. Ich erinnere nur daran, wie schwierig es manchmal ist, an der Leiche die Ränder von Sektionsschnitten durch die Naht zusammenzubringen.

Als sicheres Zeichen vitaler Reaktion ist die Fettembolie aufzufassen. Nach Knochenbrüchen, ausgedehnten

Zertrümmerungen von Unterhautfettgewebe, wird flüssiges
Fett frei, kommt in die gleichzeitig eröffneten Venen und
wird nun über das rechte Herz in die Lungenkapillaren
getrieben, wo es in Form von Fettwalzen und Fettwürstchen
stecken bleibt und mikroskopisch leicht zu finden ist.
Man nimmt ein Stück der Lunge, spannt es zwischen
linken Daumen und Zeigefinger so ein, dass sich die vorher frisch angelegte Schnittfläche stark vorwölbt, und
trägt nun mit kleiner gekrümmter Schere, tangential
schneidend, kleinste Stückchen ab; diese breitet man in
reinem, abgekochtem Wasser auf dem Objektträger aus
und legt mit starkem Druck ein Deckgläschen auf.
Charakteristisch sind die Bilder besonders an den Stellen,
wo sich die Fettwürstchen gleich den von ihnen erfüllten
Kapillaren gabeln (siehe Fig. 21, Kapitel 14).

Andere Gewebsembolien, wie z. B. der Transport von
Leberzellen in die Lungen, spielen für die allgemeine gerichtsärztliche Praxis keine grosse Rolle. Theoretisch kann
natürlich jedes Gewebe, wenn es zertrümmert ist, intra
vitam verschleppt werden. So erwähnt Gerlach in
Lochte's Handbuch einen von Abrikosoff publizierten
Fall, wo bei einem Neugeborenen zertrümmertes Klein-
hirngewebe in den Kranzarterien des Herzens gefunden
wurde.

Endlich wäre als Zeichen vitaler Reaktion noch des
Blutatmens zu gedenken. Bei allen Verletzungen, bei
denen Blut in die Mundhöhle, Nasenhöhle, in den Rachen,
kurzum in die oberen Luftwege gelangt, gelegentlich auch
bei Schädelbasisbrüchen, kann das Blut in die Lungen
aspiriert werden. Hier erscheint es bei der Obduktion
in der Form rötlicher Inseln inmitten des meist blasseren
Lungengewebes. Das Blut liegt in den Alveolen und
dringt meist bis an die Peripherie der Lungen vor, wo die
Blutatmungsherde schon bei der ersten Besichtigung der
Lungen, besonders in Fällen von Verblutung, als rote
Stellen in dem aschgrauen Gewebe auffallen.

Von postmortalen Verletzungen können sich an der Leiche die mannigfaltigsten Spuren finden, von den Bissspuren der Insekten bis zu den ungeheuerlichsten Leichenzerstückelungen. In einem berühmt gewordenen Kriminalfall wurden Nagespuren von Ameisen mit Säureätzungen verwechselt. Diese oberflächlichen Nagespuren bewirken Eintrocknungen der benagten Stellen. Etwas tiefere Spuren, die schliesslich bis zum Verlust der Nasenflügel gehen können, sieht man durch Rattenbisse entstehen. Eigentümliche parallele Furchen in den Weichteilen des Brustkorbs einer im Grunewald aufgefundenen Leiche konnte ich auf Wirkungen von Krähenschnäbeln zurückführen. Wassertiere bohren sich lange Gänge durch die Haut und Muskulatur.

Schiffsschrauben erzeugen eigenartige, parallele, terassenförmige Brüche am Schädeldach Ertrunkener. Bootshaken bewirken hochgradige Weichteilzerreissungen an den Wasserleichen, manchmal gelegentlich der Versuche, die treibenden Leichen zu erfassen.

Leichenzerstückelungen und Verstümmelungen weisen regelmässig auf ein vorausgegangenes Verbrechen, nicht immer auf gewaltsame Tötung hin. So zerstückelte ein Mann die Leiche einer Frau, die ihm während eines Abtreibungsversuches in seiner Wohnung gestorben war. Verstümmelungen, insbesondere des Gesichts werden vorgenommen, um eine Identifizierung der Leiche zu verhindern. Gelegentlich wird auch der Versuch gemacht, die Leiche stückweise zu verbrennen, ein Verfahren, das in gewöhnlichen Wohnungsfeuerstätten zum Misslingen verurteilt ist. Bei Leichenzerstückelungen wird man auf die Art der Zerteilung achten und aus einer besonderen Geschicklichkeit unter Umständen den Beruf des Täters (z. B. Metzger) erschliessen können. Auch die Art des benutzten Instrumentes (Beil, Säge, Messer) lässt sich bestimmen. An den Trennungsflächen zerteilter Knochen können Schartenspuren entstanden sein, die für die Bestimmung des benutzten Instrumentes, nach den Methoden von Kockel und A. Schulz, verwertet werden können.

In allen Fällen solcher postmortalen Verletzungen wird man die vitale Reaktion vermissen. In der wasserreichen Umgegend von Berlin werden wir häufig zu Obduktionen von Leichen geladen, die in oder am Wasser gefunden sind und angeblich tödliche Verletzungen aufweisen. Fast regelmässig handelt es sich um Ertrunkene mit postmortalen Verletzungen durch Bootshaken oder Schiffsschrauben.

4. Kapitel.

Die forensische Blutuntersuchung.

Die forensische Blutuntersuchung lässt sich zweckmässig in drei Abschnitten besprechen. Der erste Abschnitt umfasst die Diagnose der Blutzellen, der zweite
die Diagnose des Blutfarbstoffes und der dritte die Diagnose der Blutarten mittels der modernen Differenzierungs-
methoden.

1. Die Diagnose der Blutzellen.

Die Untersuchung frischen Blutes bedarf an dieser
Stelle keiner besonderen Besprechung, die Kenntnis des
normalen Blutes und der Form der Blutzellen unter normalen Verhältnissen im frischen Blute darf als bekannt
vorausgesetzt werden. Der Gerichtsarzt hat aber nur in
ganz seltenen Fällen frisches Blut für seine Untersuchung
zur Verfügung, für ihn handelt es sich zumeist darum,
zunächst einmal nachzuweisen, ob überhaupt Blut vorliegt. Das Blut, das, zum Beispiel bei einem Morde, auf
die Kleider des Mörders kommt, gerinnt alsbald, die Blutkörperchen werden in ein dichtes Fibrinnetz eingeschlossen,
die Blutzellen schrumpfen und es ist nun die Aufgabe
des Sachverständigen, in diesem alten angetrockneten
Blut die zelligen Elemente des Blutes zur Darstellung zu
bringen. Wir bedienen uns für unsere Zwecke besonderer
Lösungsmittel, welche nach Richter drei Bedingungen
erfüllen müssen: Der Blutfarbstoff darf durch das Mittel
nicht gelöst werden, die geschrumpften Blutkörperchen

sollen zur Quellung gebracht und die einzelnen Blutkörperchen möglichst räumlich, zum mindesten aber optisch
von einander isoliert werden. Weit über 40 Mittel sind
für den genannten Zweck angegeben worden, diese grosse
Zahl allein kann uns schon deutlich machen, dass keins
der angegebenen Mittel alle Bedingungen in vollkommener
Form erfüllt. Ich führe aus der grossen Anzahl hier nur
einige der gebräuchlicheren Mittel an.

1. Die Hofmann-Pacini'sche Flüssigkeit:

Wasser	300,0
Glycerin	100,0
Kochsalz	2,0
Sublimat	1,0

2. Die Roussin'sche Flüssigkeit:

H_2SO_4	1,0
Glycerin	3,0

Aqua destillata bis zum spezifischen Gewicht von 1,028.

3. Puppe'sche Flüssigkeit:

offizinelle Kalilauge und ⎱ zu gleichen
Formaldehyd (40 pCt.) ⎰   Teilen

4. Marx'sche Flüssigkeit:

33 proz. Kalilauge   ⎱ zu gleichen
Chininum hydrochloricum (1 : 1000) ⎰   Teilen

5. Pepsin-Glycerin nach Richter.

6. 32 proz. Kalilauge.

Nach unseren Erfahrungen ist das brauchbarste dieser
Mittel die von Virchow empfohlene 32 proz. Kalilauge,
die selbst bei ganz alten Blutflecken, unter Berücksichtigung einer später zu besprechenden Modifikation,
ausgezeichnete Resultate ergibt.

Die Technik des Verfahrens gestaltet sich folgendermassen:

Das Gewebestückchen, das den alten Blutflecken trägt, bzw. die von einem Instrument abgeschabten Partikel werden unter Zusatz eines entsprechend grossen Tropfens des Lösungsmittels auf dem Objektträger möglichst zerkleinert und dann nach Bedeckung mit einem Deckgläschen bei schwacher, danach bei starker Vergrösserung durchmustert. Bei Vorhandensein von Blut treten in den gelblichen bis braunrötlichen Schollen feine Linien auf, die in ihrer Gruppierung nach Casper an das Bild eines Pflasters erinnern. An den Rändern der Schollen kommt es zur Ablösung einzelner, meist etwas deformierter, immerhin aber deutlich erkennbarer Blutkörperchen. Handelt es sich um ganz frische Blutflecken, die erst wenige Tage alt sind, so werden wir unter Umständen schon mit einer Auflösung derselben in 0,85 proz. Kochsalzlösung zum Ziele kommen. In solchen Fällen erhalten wir auch zahlreiche, räumlich von einander getrennte Blutzellen, während in den übrigen Fällen nur die genannte Mosaik zustande kommt, und, wie gesagt, etwa nur am Rande der betreffenden Scholle einzelne besser isolierte Blutkörperchen sichtbar werden. Ist der Blutfleck älter, etwa mehrere Jahre alt, so bekommt man zuweilen dadurch ausgezeichnete Resultate, dass man den betreffenden Blutflecken nach Zusatz einer entsprechenden Menge 32 proz. Kalilauge für eine oder mehrere Stunden in den Brutschrank bei 37 Grad bringt. Unter Anwendung dieser Modifikation ist es mir gelungen, aus 30 und 40 Jahre altem Blut sogar noch vollkommen isolierte und wohl erhaltene Blutkörperchen zu gewinnen.

Neuerdings hat man auch versucht, die zelligen Blutelemente zu färben, um Dauerpräparate zu erhalten. Für diese Färbung eignet sich nach Moser's Angaben am besten das Eosin. Däubler hat empfohlen, blutbefleckte Stoffe nach Art pathologisch-anatomischer Präparate in Paraffin einzubetten und mit dem Mikrotom zu schneiden. Kockel empfiehlt diese Schnittmethode besonders für diejenigen Fälle, in denen es sich darum handelt, die Beimischung anderer zelliger Elemente zum Blut wie Eiter, Epithelien usw. zu ermitteln. In Flecken von Menstrualblut soll dadurch zuweilen eine förmliche Schichtung von Blut, Plattenepithelien, Eiterkörperchen und Bakterien deutlich werden (s. u.).

Die mikroskopische Blutuntersuchung lässt bisweilen neben den Blutkörperchen epitheliale Zellen erkennen. Man wird daran zu denken haben, aus diesen Beimengungen den Herkunftsort zu bestimmen (Nase, Mund, Vagina u. s. f.). Derartige Schlüsse lassen sich aber meist nicht mit der für forensische Zwecke erforderlichen Sicherheit ziehen, ebensowenig wie die Tatsache, dass Menstrualblut besonders fibrinarm ist, in forensischen Fällen eine zuverlässige Diagnose des menstruellen Charakters eines Blutfleckens zulässt.

Bei der Gelegenheit der Diagnose der Zellelemente des Blutes sollen zugleich die Versuche besprochen werden, aus der Grösse der gefundenen Blutkörperchen die Blutart zu bestimmen. Die Blutkörperchen des Menschen sind bekanntlich erheblich grösser als die Blutkörperchen der übrigen Säugetiere; nach den Angaben Däubler's schwankt die Grösse der menschlichen roten Blutkörperchen zwischen 7,8 und 9 μ. Die Blutkörperchen des Hundes schwanken in ihrer Grösse zwischen 7,2 und 8,5 μ, die des Kaninchens zwischen 6,5 und 8,1 μ.

Nach dem eingangs Gesagten ist es aber ohne weiteres verständlich, warum diese Messung für die Differenzierung der Blutsorten keine forensische Bedeutung haben kann. Durch die Eintrocknung und Gerinnung des Blutes schrumpfen die Blutkörperchen, und sie werden bei unserer späteren Untersuchung unter der Einwirkung der Reagentien nicht immer die natürlichen Masse wieder erreichen, so dass also das Ergebnis einer derartigen Messung recht unsicher sein würde.

Dagegen gestattet uns die Diagnose der Zellarten des Blutes in anderem Sinne eine Differenzierung der Blut-

sorten. Während die Blutkörperchen der Säugetiere durchgehends kernlos sind (Fig. 1), so sind die Blutkörperchen
aller übrigen Wirbeltierklassen kernhaltig (Fig. 2). Wir
besitzen in der 5 proz. Essigsäure und in der von mir
empfohlenen 1 prom. Chininlösung Mittel, um uns schnell

Fig. 1.

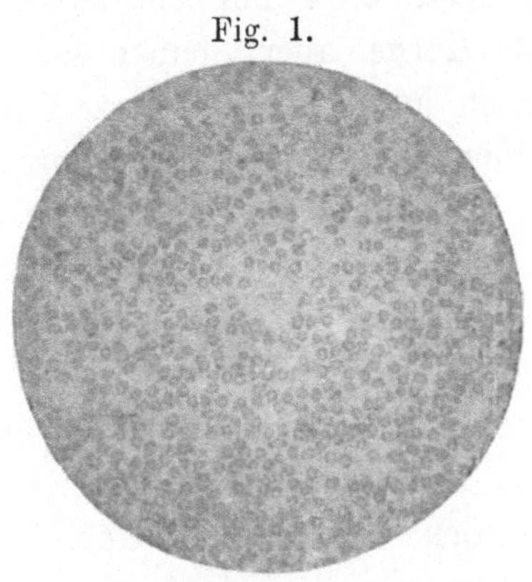

Menschenblut.

Fig. 2.

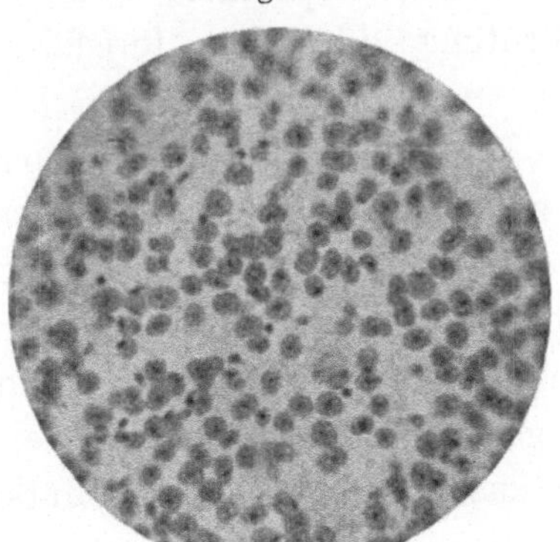

Vogelblut.

und sicher Aufschluss darüber zu verschaffen, ob nach-
gewiesene Blutkörperchen kernhaltig oder kernlos sind.
Die genannten Mittel machen das Protoplasma der Zellen
optisch unwirksam, während die Kerne erhalten bleiben
und sichtbar hervortreten. Haben wir also Blutkörperchen

unter dem Mikroskop vor uns und setzen wir einen
Tropfen einer der genannten Lösungen dem Präparat zu,
so werden die Blutkörperchen, falls es sich um Säugetier-
blut handelte, zerstört. Lag Vogel- oder Reptilien- oder
Amphibienblut vor, so wird zwar das Protoplasma der
Zellen so verändert, dass nur ein feinkörniger Detritus
zurückbleibt, die Kerne aber bleiben sichtbar und treten
nun ganz deutlich hervor, zugleich zeigen sie eine feine
Granulierung. Der Zusatz von Essigsäure zu einem auf
Blutkörperchen zu untersuchenden Präparat hat noch
einen anderen Vorzug. Auf Gegenständen, die uns zur
Untersuchung übergeben werden, hat nicht selten eine
Schimmelbildung stattgefunden. Die Sporen der Schimmel-
pilze können dem weniger Geübten kernlose Blutzellen
vortäuschen. Die Essigsäure gibt nun sicheren Aufschluss
über die Natur des verdächtigen Gebildes, da sie das
rote Blutkörperchen verschwinden, die Spore aber unbeeinflusst lässt.

Den weissen Blutkörperchen kommt bisher keine
praktische Bedeutung für den forensischen Blutnachweis zu.

Neuerdings hat man gelernt, Blutspuren an Gegenständen direkt mikroskopisch zu untersuchen. Man mikroskopiert bei auffallendem Licht, entweder mittels des
Leitz'schen Opakilluminators (Fraenckel) oder mit Hilfe
des Vertikalilluminators von Zeiss. Wenn Blut an den
untersuchten Gegenständen haftet, so erscheint das Pflaster-
steinmuster der zusammengebackenen Blutkörperchen.

2. Die Diagnose des Blutfarbstoffes.

a) Vorproben.

Zum Nachweis des Blutfarbstoffes dienen uns dreierlei Methoden, die chemische, die mikrochemische und die spektroskopische. Die chemischen Proben sind Vorproben, die uns schnell über das Vorhandensein von Blutfarbstoff orientieren sollen. Im forensischen Gebrauche stehen von diesen Methoden vor allem die Guajakprobe von van Deen und die Wasserstoffsuperoxydprobe. Die Guajakprobe wird so angestellt, dass man zu einer wässerigen Lösung des Blutfleckens eine frische alkoholische Guajakharzlösung und altes sauerstoffreiches Terpentinöl zusetzt. Das Hämoglobin überträgt aus dem Terpentinöl aktiven Sauerstoff auf das Guajakharz, das sich unter dieser Einwirkung blau färbt. Diese Methode wird dadurch sehr unsicher in ihrer Bedeutung, dass auch eine Reihe von anorganischen Verbindungen diese Blaufärbung herbeiführen, so z. B. Eisensalze, Jodkali, übermangansaures Kali. Auch Eiter, wässerige Pflanzenauszüge können Blaufärbung der Guajakharzlösung in Gegenwart von Terpentinöl veranlassen. Man hat jetzt die alte van Deen'sche Probe verlassen und bedient sich statt ihrer als Vorprobe jetzt fast nur der Wasserstoffsuperoxydprobe. Betupft man einen Blutflecken mit einem Tropfen einer reinen und frischen 1—3 proz. Wasserstoffsuperoxydlösung, so bedeckt sich der Flecken alsbald mit kleinen Gasbläschen zum Zeichen dafür, dass aus dem Wasserstoffsuperoxyd durch den Blutfarbstoff Sauerstoff frei gemacht worden ist. Die Wasserstoffsuperoxydprobe ist ausserordentlich empfindlich, fällt sie positiv aus, so wird man weiter nach Blut suchen müssen, fällt sie negativ aus, so kann man fast mit Sicherheit annehmen, dass Blut an der betreffenden Stelle nicht vorhanden ist. Die Anwendung des Wasserstoffsuperoxyds ist also aus dem Grunde schon empfehlenswert, weil sie uns das

Suchen von Blutflecken auf grossen Flächen ausserordentlich erleichtert; die Methode ist ausserordentlich einfach, zudem stört die Behandlung eines Blutfleckens mit Wasserstoffsuperoxyd die Handhabung aller übrigen Untersuchungsmethoden in keiner Weise.

Diese Eigenschaft bestimmt uns vor allem, die Wasserstoffsuperoxydreaktion der van Deen'schen Probe vorzuziehen. Im übrigen gibt Wasserstoffsuperoxyd mit annähernd den gleichen Substanzen ein positives Resultat wie die van Deen'schen Reagentien.

Erwähnt sei hier noch die Benzidinprobe: Zusatz von H_2O_2, einigen Tropfen Essigsäure und heiss gesättigter alkoholischer Benzidinlösung zur verdächtigen Spur. Intensive Grünfärbung zeigt die Gegenwart von Blut an. Ziemke löst eine Messerspitze Benzidinum purissimum in 2 ccm Eisessig, bringt von dieser Lösung 10 Tropfen in ein Reagenzglas; hierzu fügt er 30 Tropfen einer 3 proz. H_2O_2-Lösung. Das so hergestellte farblose Reagens muss nun mit Blut starke Grünfärbung geben.

b) Mikrochemisch

wird der Blutfarbstoff durch die Darstellung der Teichmann'schen Häminkristalle nachgewiesen. Wird getrocknetes Blut in Gegenwart von Kochsalz mit Eisessig gekocht, so entstehen mikroskopisch sichtbare rhombische, bräunliche Kristalle. (Fig. 3.)

Das Verfahren wird folgendermassen gehandhabt:

Handelt es sich um Blut, das an Zeugstoffen angetrocknet ist, so wird das betreffende Zeugstückchen am besten in einer 0,6 proz. Kochsalzlösung fein zerzupft und ausgelaugt. Zu diesem Extrakt fügt man einige Tropfen Eisessig hinzu, bedeckt mit einem Deckgläschen und lässt nun die Flüssigkeit · über der Flamme eines schwachbrennenden Bunsenbrenners vorsichtig mehrmals aufkochen und langsam verdunsten. Ist eine Extraktion mit Kochsalzlösung wegen des Alters des Blutfleckens nicht mehr

möglich, so muss die Extraktion des Farbstoffes durch
den erhitzten Eisessig bewirkt werden. Man fügt in diesem
Falle zu dem zu untersuchenden Material vor dem Zusatz
des Eisessigs wenige Körnchen Kochsalz zu. Ein zu reichlicher Kochsalzzusatz stört das mikroskopische Bild durch
ein überreiches Aufschiessen von Kochsalzkristallen. Bei
diesem Verfahren gehen mehrere sich folgende Prozesse
vor sich. Zunächst wird der Blutfarbstoff extrahiert, die
Essigsäure verwandelt den Blutfarbstoff in Gegenwart der

Fig. 3.

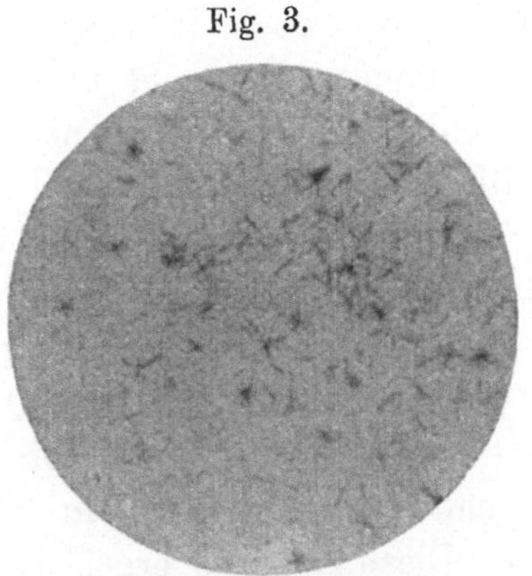

Teichmann'sche Häminkristalle.

Kochsalzlösung in Salzsäure-Hämatin (Hämin) und endlich
erfolgt unter allmählicher Verdunstung die Kristallbildung.
Neben den vollendeten rhombischen Kristallen sehen wir
unter dem Mikroskop auch vielfach unvollkommene Kristall-
formen von der Gestalt von Hanfsamenkörnern.

Für die Darstellung der Teichmann'schen Häminkristalle ist eine Reihe von Modifikationen angegeben worden,
von denen sich nach meiner Erfahrung die von Wachholz angegebene Darstellung der Kristalle mit Schwefel-
säurealkohol (1 Teil H_2SO_4 auf 10000 Teile Alkohol) am
meisten empfiehlt. Ist das Blut, das wir zu untersuchen
haben, nicht am Stoff angetrocknet, sondern in Form ab-
zuschabender Partikelchen vorhanden, so tut man am besten,

dieser zerkleinerten Materie, wie oben geschildert, ein kleines Körnchen Kochsalz zuzusetzen; danach verfährt man dann in der oben beschriebenen Weise. In einer Reihe von Fällen misslingt trotz Vorhandenseins von Blut die Darstellung der Häminkristalle, und zwar sind es nach Richter's Angaben besonders Rostflecke, welche die Darstellung der Häminkristalle erschweren bzw. verhindern, auch andere Metallsalze, ferner Fett, Seife erschweren ihr Zustandekommen. Wenn die Darstellung der Häminkristalle auch zum klassischen forensischen Blutnachweise gehört, so können wir doch in vielen Fällen ohne die Häminprobe auskommen, wenn es uns nur gelingt, mit einer der anderen genannten oder noch zu nennenden Methoden den Blutnachweis zu führen.

Neben der Teichmann'schen Probe kommt die Darstellung der Hämochromogenkristalle in Betracht: Wässerige Blutlösungen, mit Pyridin und frischem gelben Schwefelammonium zu gleichen Teilen auf dem Objektträger versetzt, lassen unter dem Deckglas die rot gefärbten rhombischen oder nadelförmigen Kristalle des reduzierten Hämatins sehen. Diese Kristalle ergeben zugleich, mikrospektroskopisch betrachtet, das charakteristische Hämochromogenspektrum (vergl. Hämatingruppe).

c) Die spektroskopische Blutuntersuchung.
(Fig. 4.)

Die zuverlässigsten Methoden für die Diagnose des Blutfarbstoffes gibt uns die Spektroskopie. Blutlösungen erzeugen ein sogenanntes Absorptionsspektrum. Bringt man zwischen die Lichtquelle und den Spalt eines Spektroskops eine Blutlösung, so erhält man im Spektrum, je nach der gerade vorliegenden Modifikation des Blutfarbstoffes, besondere ganz regelmässig gelegene Schattenbänder. Man kann sich für diese spektroskopische Diagnose des Blutfarbstoffes sowohl der grossen Spektralapparate nach Kirchhoff-Bunsen, als auch der kleinen

Browning'schen Taschenspektroskope bedienen. Die
grossen Spektralapparate finden in der Regel nur da Ver-

Fig. 4.

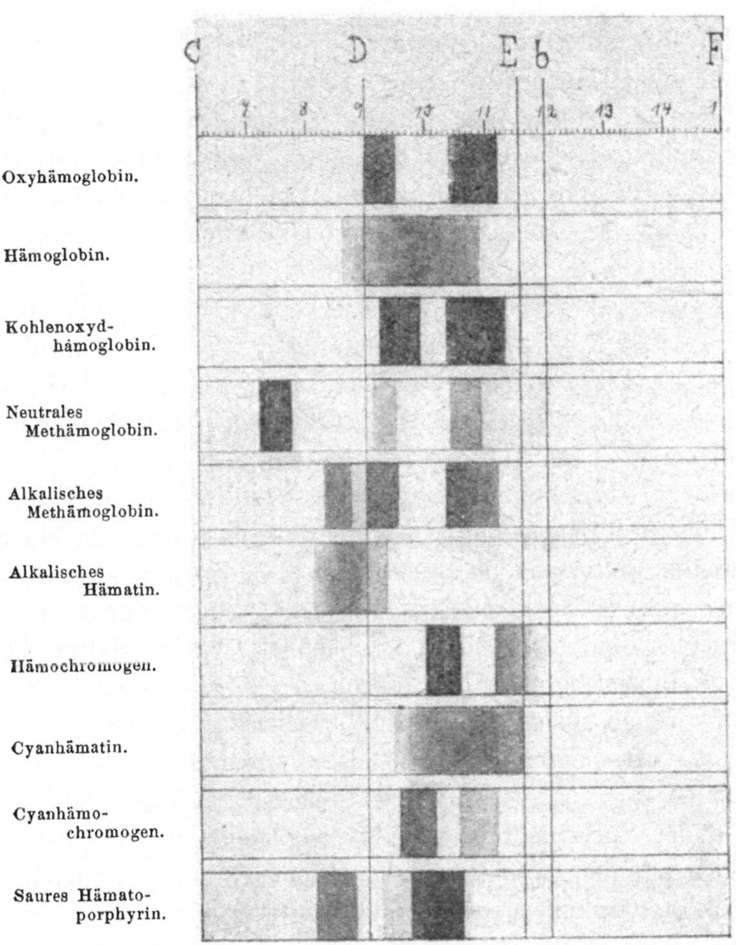

Tafel der spektroskopischen Blutuntersuchung.

wendung, wo es darauf ankommt, die Lage der Schattenbänder nach Wellenlängen genau zu bestimmen.

Die Lichtquellen, zwei Auerbrenner, sind bei exakten
Untersuchungen in stets gleich bleibenden Entfernungen vor

4*

dem Spalt- und dem Skalenrohr aufzustellen. Vergleichende
Untersuchungen sind stets bei gleicher Spaltweite vorzunehmen. Die Blutlösungen werden in Glaskästchen mit
planparallelen Wänden von 1 cm Abstand gefüllt und dicht
vor den Spalt des Kollimatorrohres gebracht. Die Konzentration der Lösungen muss für vergleichende Untersuchungen immer die gleiche sein. Die Bestimmung der
Lage der Absorptionsstreifen geschieht zunächst nach
Skalenteilen, die Uebertragung auf Wellenlängen erfolgt
mittelst eines Koordinatensystems, in dem die Skalenteile
als Abszissen-, die Wellenlängen als Ordinatenteile eingetragen sind.

Für die gerichtsärztliche Praxis entsprechen die
Browning'schen Taschenspektroskope allen Anforderungen. Ein Satz von 7 Prismen aus verschiedenen Glas-
sorten ermöglicht die Zerlegung des Lichtstrahls bei grad-
linigem Durchgang durch den einachsigen Apparat. Eine
einfache Vorrichtung gestattet, mittels eines zweiten ver-
stellbaren Prismas und eines Spiegels das Spektrum einer
zweiten Blutlösung mit demselben Spektroskop zu untersuchen. Das Spektroskop wird in das Stativ eingespannt,
direkt axial vor dem Spalt befindet sich im Halter die
erste Blutlösung, seitlich davon in einem zweiten Halter
die Vergleichslösung. Das die Vergleichslösung passierende
Licht fällt in den entsprechend gestellten Spiegel und wird
von da auf das zweite Prisma reflektiert. Das Gesichts-
feld des Spektroskops wird in zwei übereinander liegende
Spektralfelder geteilt und eine Identität der Vergleichs-
spektra wird daran erkannt, dass die Bänder des unteren
Spektrums vollkommen in der Verlängerung derjenigen des
oberen liegen. Für die Zwecke der Praxis genügt es, die
Blutlösungen in gewöhnlichen Reagenzgläsern herzustellen
und zu untersuchen.

In der forensischen Praxis orientieren wir uns über
die Lage der Absorptionsstreifen nach den Fraunhofer-
schen Linien, was natürlich die Vornahme der Unter-

suchungen bei Tageslicht voraussetzt. Von diesen Linien
kommen für die forensische Praxis hauptsächlich in Betracht die im Rot liegende C-Linie, die Linie D, welche
der Lage der Natriumlinie entspricht und im Gelb liegt,
die Linie E und die Linie b im Grün und die Linie F,
die etwa an der Grenze von grün und blau liegt. Wir
beschränken uns hier, da diese Ausführungen für die Praxis
bestimmt sind, auf die Lokalisation der Schattenbänder
nach Fraunhofer'schen Linien, wie wir sie bei Anwendung des Browning'schen Spektroskops im Tageslicht zu
erkennen vermögen. In allen Fällen ist daher vor dem
Gebrauch des Spektroskops Spalt und Fernrohr des Apparates so einzustellen, dass die Fraunhofer'schen Linien
scharf hervortreten.

Im allgemeinen gilt für die spektroskopische Blutuntersuchung noch folgendes Postulat:

In allen Fällen, in denen es gelingt, eine der später
zu besprechenden Modifikationen des Blutfarbstoffes darzustellen, muss es möglich sein, den dieser Modifikation
entsprechenden spektroskopischen Körper, sei es durch
Reduktion, durch Alkalisieren u. s. f. aus dem gefundenen
Körper darzustellen. Um ein Beispiel zu geben, so muss
man einen Körper, den man für neutrales Methämoglobin
anspricht, durch Ammoniak in alkalisches Methämoglobin,
alkalisches Hämatin durch Schwefelammonium in Hämochromogen umwandeln können.

Wir haben für die forensische Praxis drei Gruppen
des Blutfarbstoffes zu unterscheiden:

     1. die Hämoglobin- und die Methämoglobingruppe,
     2. die Hämatingruppe,
     3. die Hämatoporphyringruppe.

1. Die Hämoglobin- und Methämoglobingruppe.

Der Farbstoff des frischen normalen Blutes, das Oxyhämoglobin, besitzt 2 Absorptionsstreifen, die zwischen
den Fraunhofer'schen Linien D und E gelegen sind.

Die Streifen erscheinen im Browning'schen Spektroskop annähernd gleich breit und gleich intensiv. Setzt man einer Lösung von Oxyhämoglobin ein reduzierendes Mittel zu wie Schwefelammonium[1]), so entsteht Hämoglobin, dem ein einziges breites Band eigentümlich ist, das annähernd den Raum ausfüllt, welcher den beiden Oxyhämoglobinstreifen zusammen zukommt.

Unter der Einwirkung physikalischer Momente, besonders des Lichtes, verwandelt sich das Hämoglobin in Methämoglobin. Wir finden reines Methämoglobin unter natürlichen Verhältnissen ausserordentlich selten vor; in der Regel bestehen das Spektrum des Oxyhämoglobins und das des Methämoglobins nebeneinander. Wir können uns aber künstlich Methämoglobinlösungen herstellen, wenn wir wässerige Blutlösungen mit einer Lösung von Ferricyankalium versetzen. Dabei geht der rote Farbenton der Lösung in einen braunen Ton über, und zugleich entsteht das Spektrum des neutralen Methämoglobins, das besonders durch einen kräftigen Streifen im Rot zwischen den Fraunhofer'schen Linien C und D charakterisiert wird. Weitere Streifen werden, und zwar deren zwei, zwischen den Fraunhofer'schen Linien D und E sichtbar.

Aus dem neutralen Methämoglobin entsteht durch Zusatz von 1—2 Tropfen Ammoniak das alkalische Methämoglobin. Das charakteristische Zeichen dieses Spektrums ist eine Art von „Vorschlags"-Schatten, der einer etwa dem ersten Oxyhämoglobinstreifen entsprechenden Schattenlinie bei D direkt vorgelagert ist. Ziemke und Müller machen besonders darauf aufmerksam, dass dieses Spek-

---

1) Für die spektroskopische Blutuntersuchung ist stets frisches gelbes Schwefelammonium zu verwenden. Statt des Schwefelammoniums kann man sich zur Reduktion auch der stets frisch zu bereitenden Stokes'schen Lösung bedienen. In einem zur Hälfte mit Wasser gefüllten Reagenzglas wird ein erbsengrosses Stück Ferrosulfat aufgelöst. Dazu gibt man eine Messerspitze Weinsäure und Ammoniak bis zur alkalischen Reaktion.

trum von demjenigen des bald zu besprechenden alkalischen Hämatins·wohl zu unterscheiden sei. Der Zusatz von Ammoniak verwandelt den braunen Ton der Lösung des neutralen Methämoglobins in ein lebhaftes Rot.

2. Die Hämatingruppe.

Während Hämoglobin und Methämoglobin in Wasser oder in indifferenten Flüssigkeiten (dünnen Kochsalz- oder Boraxlösungen) löslich sind, so löst sich das Hämatin nur in chemisch differenten Mitteln, wie in Säuren und in Alkalien. In allen alten Blutflecken, in denen wir an Stelle der roten oder rotbraunen Farbe einen ausgesprochen braunen oder graubraunen Farbenton antreffen, dürfen wir die vollendete Umwandlung des Blutfarbstoffs in Hämatin erwarten. Man kann solche alten, blutgetränkten Lappen tagelang in Wasser legen, ohne dass auch nur eine Spur des Farbstoffes in Lösung ginge. Je nachdem wir Alkalien oder Säuren zur Lösung des alten Blutes anwenden, erhalten wir alkalisches oder saures Hämatin. Das von Ziemke und Müller beschriebene neutrale Hämatin (vergl. das Spektrum dieses Körpers auf ihrer im Archiv für Anatomie und Physiologie [1901] abgebildeten Spektraltafel) ist nach neueren Untersuchungen nicht, wie sie angeben, neutrales Hämatin. Dieser Körper scheint vielmehr eine Art Zwischenstellung zwischen dem Methämoglobin und Hämatin einzunehmen und ist als Kathämoglobin von Takayama bezeichnet worden. Einen spektroskopisch diesem ähnlichen Körper habe ich durch Einwirkung von 8—10 proz. Chininlösungen auf altes Blut erhalten.

Für die forensische Praxis kommt dem alkalischen Hämatin die grösste Bedeutung zu. Wir stellen es dar, indem wir den alten Blutflecken mit Ammoniakalkohol oder mit einer wässrigen oder 1 proz. alkoholischen Kalilauge oder 10 proz. wässriger Natronlauge ausziehen.

Das alkalische Hämatin besitzt ein breites Schattenband, das zum grösseren Teile im Rot liegt und nach rechts hin etwas über die D-Linie hinausragt. In schwachen Lösungen ist das Spektrum des alkalischen Hämatins ziemlich undeutlich und schwer zu erkennen. Setzen wir dem alkalischen Hämatin Schwefelammonium hinzu, so entsteht in jedem Falle das sehr viel deutlichere und ausserordentlich charakteristische Spektrum des reduzierten alkalischen Hämatins, des sogenannten Hämochromogens. Das Hämochromogen besitzt 2 Streifen, von denen der erste ausserordentlich intensiv ist und etwa in der Mitte zwischen D und E liegt. Der zweite Streifen ist schwächer und liegt bei E. Das Spektrum des Hämochromogens hat deshalb für die gerichtsärztliche Praxis eine ganz besondere Bedeutung, weil dieses Spektrum auch noch in relativ schwachen Lösungen, in denen ein anderes Spektrum nicht mehr erkennbar sein würde, sehr deutlich hervortritt. Das Spektrum des Hämochromogens lässt sich auch aus den kleinsten Blutpartikelchen herstellen. Wir verfahren in solchen Fällen so, dass wir den kleinen Partikel zunächst mit einer 1 proz. Kalilauge behandeln und ihm dann zwischen zwei Objektträgern einen kleinen Tropfen Schwefelammonium zusetzen. Bringt man nun diese beiden Objektträger vor das Spektroskop, so ist das Hämochromogenspektrum, von dem wir allerdings dann vielfach nur den ersten charakteristischen Streifen zu sehen bekommen, unverkennbar.

Die Darstellung des Hämochromogens ist auch ganz besonders für das mikrospektroskopische Verfahren zu empfehlen. Man stellt in solchen Fällen das betreffende, nur mikroskopisch sichtbare Blutfarbstoffpartikelchen, das man vorher in verdünnte Kalilauge eingeschlossen hat, in den Spalt ein. Lässt man nun zwischen Objektträger und Deckgläschen einen kleinen Tropfen Schwefelammonium zufliessen, so verwandelt sich die zuvor gelbliche Farbe des fraglichen Partikelchens in ein Blaurot und lässt nun den ersten Streifen des Hämochromogens erkennbar werden.

Dieser Farbenumschlag ist übrigens auch im Reagenzglas deutlich zu verfolgen.

Das saure Hämatin hat für die forensische Praxis eine geringere Bedeutung. Dieser Körper besitzt ein vierstreifiges Spektrum. Der erste Streifen liegt im äussersten Rot und ist der relativ kräftigste; die übrigen Streifen liegen zwischen D und E. Die Darstellung des sauren Hämatins gelingt am besten mittels erwärmten Eisessigs.

Für ältere Blutflecken ist auch die von v. Hofmann empfohlene 10proz. Cyankalilösung ein ausgezeichnetes Lösungsmittel. Wir haben bei diesem Spektrum ähnliche Verhältnisse, wie beim alkalischen Hämatin, insofern, als das Cyanhämatin sich gleichfalls reduzieren lässt und das Spektrum des reduzierten Cyanhämatins, des Cyanhämochromogens, gleichfalls intensiver ist als das schwache Band des Cyanhämatins. Das Cyanhämatin besitzt ein einstreifiges Spektrum, das dem des Hämoglobins nicht unähnlich ist. Es ist ein breites Band zwischen D und E. Reduziert man das Cyanhämatin durch Zusatz von Schwefelammonium, so entsteht das zweistreifige Spektrum des Cyanhämochromogens. Die beiden Streifen sind annähernd gleich breit und gleich stark und liegen ähnlich den Streifen des Oxyhämoglobins zwischen D und E. Es sei hier noch angeschlossen, dass für die Darstellung des alkalischen und des reduzierten Hämatins auch das Pyridin empfehlenswert ist, das die Umwandlung des Blutfarbstoffes in alkalisches Hämatin und in Hämochromogen ohne weiteren Gebrauch eines anderen reduzierenden Mittels vollzieht. Ein gutes Lösungsmittel für alte Blutflecke stellen 10—15proz. Chininlösungen dar (Horoszkiewicz-Marx). Die bräunlichen Blutlösungen, die durch Behandlung der Blutflecken mit heissen Lösungen von Chininum hydrochloricum entstehen, zeigen ein breites Band vor der D-Linie, das etwas weiter nach links liegt als das des alkalischen Hämatins. Es entspricht etwa dem Streifen des „neutralen Hämatins" von Ziemke und Müller.

3. Die Hämatoporphyringruppe.

Die dritte Gruppe der Blutfarbstoffe wird durch das eisenfreie Hämatoporphyrin repräsentiert. Auf die forensische Bedeutung des Hämatoporphyrinspektrums hat Kratter vor allem aufmerksam gemacht. Kratter zeigte — und darin liegt die Bedeutung des Hämatoporphyrinspektrums —, dass Hämatoporphyrin auch aus verkohltem Blut dargestellt werden kann. Wir gewinnen das Hämatoporphyrinspektrum, indem wir konzentrierte Schwefelsäure auf das getrocknete Blut einwirken lassen; es entsteht dann eine violette bis purpurrote Farbe und spektroskopisch erscheinen die Schattenbänder des sauren Hämatoporphyrins. Dieses Spektrum besteht aus einem dunklen Bande zwischen D und E, dem ein schwacher Schatten vorgelagert ist, und aus einem weiteren Streifen im Rot, der D-Linie zunächst gelegen. Aus dem sauren Hämatoporphyrin wird in praktischen Fällen das Spektrum des alkalischen Hämatoporphyrins nach besonderer Methode gewonnen. Eine der Methoden hat Ziemke für diejenigen Fälle empfohlen, in denen infolge der verkohlenden Wirkung der Schwefelsäure die Menge der verkohlten Substanzen die Klarheit des Spektrums störend beeinflusst. Ziemke stellt zunächst saures Hämatoporphyrin dar durch Uebergiessen des bluthaltigen Materials mit konzentrierter Schwefelsäure. Nach 24 Stunden wird die Lösung durch Glaswolle filtriert. Das Filtrat wird in destilliertes Wasser geschüttet und mit Ammoniak neutralisiert. Der Niederschlag wird gewaschen, filtriert und getrocknet. Wenn man dieses trockene Produkt dann mit einem Gemisch von gleichen Teilen absoluten Alkohols und Ammoniaklösung verreibt und dann filtriert, so wird in dem roten Filtrat das Spektrum des alkalischen Hämatoporphyrins sichtbar. Dieses Spektrum hat 4 Streifen, deren erster etwa in der Mitte von Rot liegt, der zweite beginnt etwa vor D und geht bis ins Grüne hinüber. Ein dritter liegt zwischen D und E, der vierte beginnt bei E und geht in eine absolute Verdunkelung über.

Für die Darstellung des sauren Hämatoporphyrins kann man sich in ähnlicher Weise wie für die Darstellung des Hämochromogens vorteilhaft bei kleinen Mengen verdächtiger Substanzen der Anstellung der Probe zwischen zwei Objektträgern bedienen. Wenn die Darstellung des Hämatoporphyrins mittels konzentrierter Schwefelsäure auch vorzugsweise für erhitzt gewesenes oder verkohltes Blut zu empfehlen ist, so steht natürlich nichts entgegen, zum Nachweis des Blutfarbstoffes auch andere Blutflecken mit Schwefelsäure zu behandeln. Die Einfachheit der Methode und ihre prompten Resultate machen sie hierfür durchaus geeignet und empfehlenswert.

Neuerdings hat Heller darauf hingewiesen, dass Blutflecken für gewöhnlich im ultravioletten Licht dunkel erscheinen. Erst nach Einwirkung von Reagentien, die zur Abspaltung von Hämatoporphyrin führen, beginnt der Blutfleck intensiv rot zu fluoreszieren.

Das Spektrum und das sonstige Verhalten des Kohlenoxydhämoglobins wird an anderer Stelle besprochen werden[1]).

---

3. Die Diagnose der Blutart.

Schon bei dem Kapitel der Diagnose der Blutzellen haben wir eine Differenzierung der Blutsorten kennen gelernt, welche uns durch die Konstatierung kernloser bzw. kernhaltiger Blutkörperchen ermöglicht wird. Ehe man die modernen Methoden der biologischen Diagnostik kennen und handhaben gelernt hatte, waren eine Reihe von Versuchen gemacht worden, die für die gerichtliche Medizin geradezu brennende Frage, die Herkunft des

---

1) Cf. Kapitel 17.

Blutes zu bestimmen, zu beantworten. Man wollte die Blutsorten aus der Form der Hämoglobinkristalle erkennen, ein Verfahren, das dementsprechend natürlich nur für relativ frisches Blut in Frage kommen konnte. Magnanimi und Ziemke hatten Untersuchungen angestellt über die verschiedene Resistenz des Blutfarbstoffes gegenüber Alkalien. Es hatte sich gezeigt, dass Menschenblut der Umwandlung in alkalisches Hämatin längere Zeit widerstand, als gleich altes und gleich konzentriertes Tierblut. Alle diese Methoden waren im höchsten Grade unsicher, zum mindesten nicht für alle Fälle brauchbar, und eine zuverlässige Diagnose konnte auf ihnen ebensowenig begründet werden, wie auf der schon besprochenen mikrometrischen Messung der Blutkörperchen. Neuerdings hat van Itallie darauf aufmerksam gemacht, dass die Katalase des Blutes, d. i. jener fermentartige Körper im Blut, der aus Wasserstoffsuperoxyd Sauerstoff abspaltet, durch Erhitzen der Blutlösungen auf 63° zerstört wird, falls es sich um Tierblut handelt; dass aber die Katalase des Menschenblutes diese Erhitzung übersteht. Indessen sind die Versuche, auf diese Tatsache eine forensische Blutdifferenzierung zu basieren, als missglückt zu betrachten, da, wie Fränckel und Pfeiffer übereinstimmend gefunden haben, diese Unterschiede nicht konstant und prägnant genug sind, um sie zum Fundament eines zuverlässigen Differenzierungsverfahrens zu machen. Erst die Arbeiten von Uhlenhuth und Wassermann-Schütze haben uns die Lösung dieses bedeutsamen Problems gebracht. Schon einige Jahre vor der Entdeckung der jetzt allgemein eingeführten biologischen Methode zur forensischen Unterscheidung der Eiweissarten hatten Bordet und Tchistowitsch die für unsere Zwecke grundlegenden Untersuchungen angestellt. Diese Untersuchungen bzw. deren Ergebnis lässt sich folgendermassen formulieren:

Spritzt man einem Tier B eine von einem Tier A stammende Eiweisslösung ein, so bekommt das Serum des Tieres B die Eigenschaft in Eiweisslösungen von der Tiergattung A und zwar, theoretisch wenigstens, **nur** in **diesen** Eiweisslösungen Trübungen hervorzurufen. Man nennt die in dem sogenannten Antiserum vorhandenen Stoffe, welche die Trübung hervorrufen, Präzipitine. Auf diesen Tatsachen ist die von Uhlenhuth und Wassermann-Schütze in die gerichtliche Medizin eingeführte Methode aufgebaut. In einer langen Reihe von Jahren hat sich diese Methode in der Hand geübter Untersucher als ebenso brauchbar wie zuverlässig erwiesen, und heute ist eine forensische Blutuntersuchung ohne Anwendung dieses Verfahrens nicht mehr denkbar. Man muss sich nur immer der Fehlerquellen und der Grenzen der Methode bewusst bleiben. Eiweisslösungen, die von verwandten Tieren stammen, reagieren gleichsinnig. Ein Antiserum für menschliches Eiweiss erzeugt auch in Affenblutlösungen, ein Antiserum für Pferdeeiweiss erzeugt auch in Eselblutlösungen Trübungen. Vor allem aber muss man immer daran denken, dass diese Methode kein eigentliches Blutdifferenzierungsverfahren ist, sondern nur ein Eiweissdifferenzierungsverfahren, d. h. sie gestattet uns zu sagen, von welchem Tier das in einer Blutlösung enthaltene Eiweiss abstammt. Dementsprechend setzt die Handhabung dieses jetzt kurzweg biologisch genannten Verfahrens immer voraus, dass zuvor in jedem Falle entschieden ist, ob überhaupt Blut vorhanden ist. Die Technik der biologischen Methode ist folgende:

Mit menschlichem Serum[1]), das man aus Aderlässen, aus retroplacentaren Blutergüssen oder sonstigen Quellen gewonnen hat, werden Kaninchen eine bestimmte Zeitlang behandelt. Man kann das Serum dem Tier durch intravenöse Injektion einverleiben. In diesem Falle empfiehlt

---

1) Es braucht wohl nicht besonders betont zu werden, dass ein für irgend ein Tierblut spezifisches Antiserum durch Behandlung mit dem entsprechenden Tiernormalserum gewonnen wird.

sich als Ort der Einspritzung am meisten die Randvene
des Ohres. Das Ohr des Tieres wird sauber rasiert, dann
reibt man das Ohr mit Aether und einer dünnen Karbol-
lösung ab. Die Venen werden dadurch zum Anschwellen
gebracht und nun spritzt man etwa 14 Tage lang mit
sterilisierter Pravazspritze jeden Tag 1 ccm Serum ein.
Ziemke spritzt beim ersten Male 2—3 ccm ein, beim
zweiten Male 1 ccm, beim dritten Male 0,5 ccm usw.
Weniger vorteilhaft erschien es uns, wie es auch empfohlen
worden ist, dem Tiere in Zwischenräumen von mehreren
Tagen je 5—6 ccm Serum intraperitoneal beizubringen.
Nachdem das Tier etwa 12 ccm Serum bekommen hat,
— man verwendet in der Regel nur Kaninchen und bestimmt ihr Gewicht von Zeit zu Zeit — entnimmt man
dem Tier aus der Ohrvene einige Kubikzentimeter Blut,
um zu prüfen, ob das Tier in der gewünschten Weise
auf die Injektionen reagiert hat. Wir lassen das zur
Probe entnommene Blut sich absetzen, zentrifugieren
nach 24 Stunden und bestimmen nun die Wertigkeit
folgendermassen:

Aus menschlichem Normalserum stellen wir uns Verdünnungen her von 1 : 1000, 1 : 2000 usw. bis 1 : 20000.
Zu je 0,9 ccm dieser einzelnen Normalblutlösungen fügen
wir je 0,1 ccm des zu prüfenden Antiserums hinzu, und
zwar geschieht diese Prüfung in kleinen etwa 2 ccm
fassenden Reagensröhrchen. Wir mischen dann durch
Umschütteln und lesen nach 10 Minuten ab, bis zu welcher
Verdünnung eine Trübung entstanden ist. Die Reaktion
geht bei Zimmertemperatur vor sich; die Ablesung der
Trübungen erfolgt so, dass man das Gestell mit dem
Röhrchen gegen einen schiefgestellten schwarzen Hintergrund hält. Diejenige letzte Verdünnung, in der nach
Ablauf von 10 Minuten noch eine Trübung zu erkennen
ist, bezeichnet die Wertigkeit des Serums. Wir begnügen
uns im allgemeinen für die forensische Praxis mit Seris,
die eine Wertigkeit von 1 : 8000 bis 1 : 10000 besitzen

und glauben damit für alle Fälle auskommen zu können.
Nach den im Strassmann'schen Institut gemachten Erfahrungen ist die Benutzung von höherwertigen Seris nicht
ganz unbedenklich und zwar darum, weil höherwertige Sera
sehr leicht auch in heterologen Blutlösungen Trübungen erzeugen, die sogenannte allgemeine Säugetierreaktion hervorrufen können. In allen Fällen ist neben der Wertigkeit
des Antiserums auch seine Spezifität zu bestimmen; neben
derjenigen Blutlösung, für welche das Serum eingestellt
ist, werden auch die Blutlösungen einer Reihe anderer
Tiere wie Rind, Schwein, Hammel, Pferd mit dem gewonnenen Antiserum in entsprechendem Verhältnis versetzt, und zwar benutzt man für diese Kontrollprüfungen
stärkere Konzentrationen. Wenn wir, um ein Beispiel zu
wählen, ein menschliches Antiserum, d. h. ein auf Menschenblut eingestelltes Kaninchenserum prüfen wollen, so nehmen
wir Rinder-, Schweine-, Pferdeblutserum in Verdünnungen
von 1 : 100 bis 1 : 1000, um an ihnen zu prüfen, ob das
gewonnene Serum spezifisch ist. In keiner dieser anderen
Blutlösungen darf das Antiserum innerhalb von 10 Minuten
irgend eine Trübung hervorrufen. Ist dann festgestellt
worden, dass das Serum hochwertig genug und spezifisch
ist, so bekommt das Tier noch ein oder zwei Spritzen
Serum und wird dann 2 oder 3 Tage, nachdem es die
letzte Spritze bekommen hat, durch Halsschnitt entblutet.
Hat sich das Serum bei der Vorprüfung als nicht genügend
hochwertig erwiesen, so wird etwa noch eine Woche lang
weiter gespritzt und dann eine erneute Prüfung vorgenommen. In einer Reihe von Fällen gelingt es überhaupt
nicht, mit einem Tier ein brauchbares Serum zu erhalten.

Wir lassen jetzt einer allgemeinen Erfahrung folgend
das Tier 24 Stunden vor der Entblutung hungern. Man
kann auf diese Weise mitunter einem Uebelstand entgehen, der häufig genug ein Serum unbrauchbar macht.
Neben einer gewissen Wertigkeit und neben seiner Spezifität muss das Serum noch eine weitere wesentliche Eigen-

schaft haben, es muss vollkommen klar sein und es
scheint, dass vielfach gerade solche Tiere, bei denen die
Verdauung im vollen Gange ist, ein nicht klares, ein
opalisierendes Serum liefern. Beim Schlachten des Tieres
fangen wir das Blut in hohen Glaszylindern auf, die
vorher sterilisiert waren. Das Blut bleibt 24 Stunden
bei niedriger Temperatur stehen, dann wird das Serum
abgegossen, zentrifugiert und mittels einer Wassersaug-
vorrichtung durch ein kleines Tonfilter (Liliputfilter) filtriert.
Wir füllen dann das Serum in kleine, an beiden Enden
zuzuschmelzende, je $1/2$ ccm fassende Glasröhrchen und
bewahren es ohne jeden Zusatz auf. Vor dem Gebrauch
wird das Serum zur vollständigen Klärung durch Filtrierpapier, das mit 0,85 proz. Kochsalzlösung befeuchtet ist,
filtriert. Was die Aufbewahrung des zur Behandlung des
Tieres dienenden Normalserums betrifft, so ist der allgemeine Brauch der, es über Chloroform zu halten. Nach
unseren Erfahrungen glaube ich diese Art der Aufbewahrung widerraten und vielmehr die Konservierung
mittels eines 0,3—0,5 proz. Phenolzusatzes empfehlen zu
sollen. Formalin darf auf keinen Fall zugesetzt werden.
Selbst ein mit Formalin getränkter, zum Verschluss der
Aufbewahrungsgläser benutzter Wattebausch scheint die
Brauchbarkeit des Normal- wie die Wertigkeit des Antiserums zu beeinträchtigen.

Die Untersuchung nach der Uhlenhuth-Wassermann'schen Methode gestaltet sich in praktischen Fällen
folgendermassen:

Nachdem, wie geschildert, in einem verdächtigen
Flecken das Vorhandensein von Blut festgestellt ist, wird
das zur Verfügung stehende Material mit einer entsprechenden Menge physiologischer Kochsalzlösung über-
gossen und 24 Stunden bei Zimmertemperatur, im Sommer
in kühlen Kellerräumen der Auslaugung überlassen. Dann
werden die Lösungen filtriert und zentrifugiert. Wenn sie
vollkommen klar sind, füllt man mittels graduierter, zuvor

sterilisierter Pipetten in eine Reihe kleiner Eprouvetten
0,9 ccm der klaren Lösung und fügt zu jedem Röhrchen
0,1 ccm des als genügend wertig und streng spezifisch
befundenen Antiserums. Man mischt dann Serum und
Flüssigkeit, bringt neben jedes Röhrchen ein Kontroll-
röhrchen, in dem sich nur die zu untersuchende Blutlösung ohne Zusatz von Antiserum befindet, und lässt bei
Zimmertemperatur die Röhrchen 30 Minuten stehen. Nach
Ablauf dieser Zeit wird untersucht, ob Trübungen in den
mit Antiserum beschickten Röhrchen entstanden sind.
Die Trübung hat einen milchigen Farbenton; bei genauem
Zusehen sieht diese Trübung feinkörnig aus. Allmählich
senkt und sammelt sich ein flockiger Niederschlag am
Boden der Eprouvette. Es empfiehlt sich, in jedem praktischen Falle eine erneute Prüfung des verwendeten Antiserums auf Spezifität vorzunehmen, so zwar, dass man in
das Reagensglasgestell auch Röhrchen bringt, in denen
Blutlösungen bekannter Haustiere sich befinden, die gleichfalls mit Antiserum zu versetzen sind.

In Fällen, in denen sehr wenig Untersuchungsmaterial
zur Verfügung steht, erweist sich eine von Hauser angegebene Modifikation der Technik als sehr brauchbar.
Man füllt die geklärte Untersuchungsflüssigkeit in kleine
Kapillarröhrchen, die vorher durch kochendes destilliertes
Wasser sterilisiert und vollkommen blank und durchsichtig
gemacht sind. Die Sterilisierung der Kapillarröhrchen
nimmt man so vor, dass man sie mit destilliertem Wasser
ganz vollsaugt, dann hält man das Röhrchen zwischen
den Branchen einer Pinzette über einen Bunsenbrenner,
bis das Wasser aus dem Röhrchen vollkommen vertrieben
ist. Man geht am besten so vor, dass man sowohl die
Untersuchungsflüssigkeit als auch das Antiserum auf je
einen Objektträger bringt; zunächst lässt man dann durch
Kapillarwirkung die Untersuchungsflüssigkeit einsaugen und
bezeichnet mit einem Farbstift an dem Kapillarröhrchen
die Stelle, bis zu der die Untersuchungsflüssigkeit in die

Höhe reicht, dann saugt man das Antiserum nach. Handelt es sich um ein dem Antiserum homologes Blut, so bildet sich an der Berührungsstelle der beiden Flüssigkeiten ein milchiger Ring, den man gleichfalls gegen einen dunklen Hintergrund gut erkennen kann. Auch bei der Kapillarmethode sind natürlich Kontrollproben anzulegen. Es gelingt bei richtiger Handhabung dieser Hauser'schen Modifikation in der Tat bei ganz ausserordentlich geringfügigem Material noch ein positives Ergebnis der Probe zu erzielen. Die Kapillarröhrchen verschliesst man, um das Ausfliessen der Flüssigkeit zu verhindern, am besten mit einem kleinen Plastilinkügelchen.

Als Vor- oder Hilfsprobe für das biologische Verfahren habe ich in Gemeinschaft mit Ehrnrooth ein einfaches Verfahren angegeben. Das Verfahren beruht auf der agglutinierenden und hämolysierenden Wirkung der Normalsera. Im letzten Grunde geht unsere Methode zurück auf die Entdeckung von Landois, dass die Blutkörperchen einer Tierspezies von dem Serum einer anderen Spezies zusammengeballt und aufgelöst werden. Diese Wirkung heterologer Sera, besonders der Tiersera gegenüber menschlichen Blutkörperchen, hält sich auch in getrocknetem Blute Jahre lang. Eine Ausnahme scheint Ziegenblutserum zu machen, das sich unseren Blutkörperchen gegenüber refraktär verhält. Es ist uns und Pfeiffer gelungen, diese agglutinierende Wirkung von Tierblutlösungen auf Menschenblutkörperchen noch in 30 und mehr Jahre alten Blutproben aufzufinden. Eine gewisse Berücksichtigung bei der Handhabung unserer Methode verdienen die Isoagglutinine. Es ist durch die Untersuchungen von Ascoli, Landsteiner, Richter u. a. nachgewiesen, dass die Blutkörperchen einer Reihe von Menschen von dem Serum anderer Menschen agglutiniert werden, und diese agglutinierende Wirkung hält sich auch im angetrockneten Blute im günstigsten Falle etwa 2 bis 4 Wochen lang. Abgesehen davon, dass die Blutkörperchen einer grossen Anzahl von Menschen gegen menschliches Serum unempfindlich sind, ist es eben das schnelle Verschwinden der Isoagglutinine in angetrocknetem Blut, welches sie für unsere Methode weniger störend macht.

Man stellt sich aus dem zu untersuchenden Blutflecken mittels 0,6 proz. Kochsalzlösung eine hochkonzentrierte Lösung her. Unter Umständen ist es angezeigt, die Extraktion bis zu 24 oder noch mehr Stunden auszudehnen, da, wie Pfeiffer zuerst gezeigt hat, die Konzentration noch bis zu 72 Stunden ständig zunimmt. Die Lösungen müssen bei relativ frischem Blut einen dunkelbraunen Farbenton zeigen; bei mehrere Jahre alten Blutflecken wird dieser Farbenton natürlich niemals erreicht, und die Lösungen aus sehr altem Blut (s. o.), mit denen Pfeiffer und wir noch positive Resultate erreichten, hatten durchgehends nur einen schwach gelblichen Farbenton. Es geht indessen ja schon ohne weiteres aus dem Gesagten hervor, dass unser Verfahren nur da am Platze ist, wo reichliches Material, das die Herstellung hochkonzentrierter Lösungen gestattet, zur Verfügung steht, dass es aber in solchen Fällen stets angezeigt ist, die Methode anzuwenden, da sie einfach ist und, wie Uhlenhuth bemerkt hat, eine schnelle Orientierung über die vorliegende Blutsorte gestattet. Von der konzentrierten Blutlösung bringt man einen grossen Tropfen auf den Objektträger, dann entnimmt man mit geglühter Nadel der eigenen Fingerkuppe einen kleinen Tropfen Blut, bringt diesen auf das Deckgläschen und bedeckt damit den Tropfen der zu untersuchenden Lösung. Nach etwa 10 Minuten unterrichtet man sich durch das Mikroskop darüber, ob die Blutkörperchen zusammengeballt bzw. gelöst sind. Werden unsere Blutkörperchen durch die zu untersuchende Lösung zusammengeballt (Fig. 5), so haben wir sicher eine Tierblutlösung vor uns. Bleibt bei relativ frischem Blut und hoher Konzentration der daraus hergestellten Blutlösung jede Agglutination aus (Fig. 6), so können wir

das Vorhandensein von Menschen- oder Affenblut annehmen,
denn gegenüber Affenblut- reagieren unsere Blutkörperchen
ebenso wie gegenüber Menschenblutlösungen. Pfeiffer hat
noch eine besondere Kontrollprobe vorgeschlagen. Werden

Fig. 5.

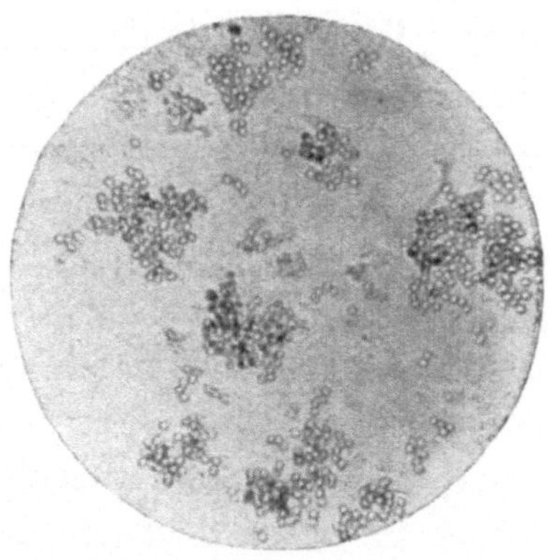

Menschliche Blutkörperchen, durch eine konzentrierte Lösung von
1 Jahr altem Schweineblut agglutiniert.

Fig. 6.

Menschliche Blutkörperchen, nach Zusatz einer konzentrierten Lösung
von 1 Jahr altem Menschenblut.

durch eine Blutlösung unsere Blutkörperchen nicht beeinflusst, so empfiehlt er folgende Prüfung dafür, ob die zu
untersuchende Blutlösung hinreichend konzentriert war: er
lässt die Blutlösung auf die frischen Blutkörperchen eines

unserer Laboratoriumstiere, wie Kaninchen oder Meerschweinchen einwirken. Werden die Blutkörperchen dieser Tiere durch die zu untersuchende Blutlösung agglutiniert, so ist damit die genügende Konzentration der Lösung hinreichend bewiesen und wir können nunmehr mit absoluter Sicherheit annehmen, dass die Blutlösung, welche unsere Blutkörperchen unbeeinflusst liess, Menschen- oder Affenblut darstellt. In jedem Falle ist neben unserer Methode noch das Verfahren von Uhlenhuth-Wassermann anzuwenden. Wir wollen unsere Methode ausdrücklich nur als Hilfs- oder Vorprobe für jene betrachtet und angewendet wissen.

Neisser und Sachs haben ein besonderes Verfahren empfohlen, menschliches und tierisches Eiweiss für forensische Zwecke zu unterscheiden. Sie benutzen die Erscheinung der sogenannten Komplementablenkung für ihre Methoden. Unter Komplementen versteht man bekanntlich die, auch im Normalserum vorhandenen Antikörper, von denen für uns nur die Agglutinine und Hämolysine in Betracht kommen. Um ein Beispiel zu nennen, so werden Hammelblutkörperchen von einem im Normalserum des Kaninchens vorhandenen Komplement zur Lösung gebracht. Lässt man nun in Gegenwart einer derartigen hämolytischen Verbindung ein Antiserum auf eine entsprechende homologe Eiweisslösung einwirken, so bleibt die Hämolyse aus, oder, wie man sich ausdrückt, das Komplement wird abgelenkt. Um hierfür wieder ein erläuterndes Beispiel zu geben, so denke man sich folgenden Versuch angestellt: Bringt man Hammelblutkörperchen und Kaninchennormalserum zusammen in ein Röhrchen, so tritt Hämolyse ein. Bringt man nun in ein anderes Reagenzglas Kaninchennormalserum und Hammelblutkörperchen, dazu aber gleichzeitig auf Menschenblut eingestelltes Antiserum und eine Lösung von Menschenblut, so bleibt die Hämolyse aus. Ersetzt man, um bei diesem Beispiel zu bleiben, die Menschenblutlösung z. B. durch eine Pferdeblutlösung, so tritt Hämolyse ein. Ist die zu untersuchende Normalblutlösung unbekannt, so wird, falls der Verbindung von Hammelblutkörperchen und Kaninchennormalserum Menschenantiserum und die zu untersuchende Blutlösung zugesetzt war, das zu untersuchende Blut als Menschenblut bzw. Affenblut anzusprechen sein, falls die Hammelblutkörperchen nicht aufgelöst wurden. Die Technik dieses Verfahrens ist folgende[1]): In einem Vorversuch wird die komplett lösende Dosis des hämolysierenden Serums, z. B. des Kaninchenserums, für 1 ccm einer 5proz. Aufschwemmung von Hammelblutkörperchen bestimmt. Die Hammelblutkörperchen werden vor dem Versuch, um sie von anhaftendem Serum zu befreien, mehrfach mit physiologischer Kochsalzlösung gewaschen. Die zuzusetzende Menge des jeweilig zur Verfügung stehenden Antiserums ist gleichfalls in Vorversuchen genau zu ermitteln, das Antiserum wird durch halbstündige Erwärmung auf 55° inaktiviert. Nachdem das Gemisch von hämolysierendem Serum, Antiserum und der zu prüfenden Eiweisslösung eine Stunde bei 37° gestanden hat, erfolgt der Zusatz der Blutkörperchenaufschwemmung. Nach weiteren 2 Stunden kann das Resultat abgelesen werden. Die Methode ist ausserordentlich empfindlich, so empfindlich, dass auch der Urin normaler Menschen und der menschliche Schweiss einen positiven Ausfall ergeben. In der Empfindlichkeit der Methode liegt zugleich ein Nachteil für forensische Zwecke. Vorzüge der Methode liegen in folgenden Momenten: das Ausbleiben der Hämolyse ist sinnfälliger als die oft nur angedeutete Präzipitatbildung beim Präzipitinverfahren. Die zu prüfenden Eiweisslösungen bedürfen keiner Klärung. Das notwendige Antiserum wird durch eine etwaige Opaleszenz nicht unbrauchbar, auch schwache

---

1) Nachdem Neisser und Sachs in einer früheren Mitteilung auch die Hinzufügung von Ambozeptor zum hämolytischen Komplex gefordert hatten, haben sie später auf den Ambozeptor verzichtet. (Berliner Klinische Wochenschrift, 1906).

Antisera können Verwendung finden. An praktischer Brauchbarkeit steht diese Methode aber infolge der komplizierten Technik und ihrer übergrossen Empfindlichkeit jedenfalls hinter der von Uhlenhuth-Wassermann zurück.

Aus historischen Gründen sollen hier noch die ersten Versuche von Deutsch erwähnt werden, der schon vor Uhlenhuth und Wassermann-Schütze versucht hat, die Tatsachen der Immunitätslehre für den forensischen Blutnachweis praktisch zu verwerten. Deutsch behandelte Kaninchen mit defibriniertem Menschenblut, das Serum der Tiere erhielt dann eine starke hämolytische Wirkung für Menschenblutkörperchen und er dachte sich die Anwendung seiner Methode so, dass man die zu untersuchende Blutspur mit diesem Immunserum versetzte. Waren in der zu untersuchenden Spur noch wohl erhaltene Blutkörperchen vorhanden und wurden diese durch das Serum gelöst, so war der Nachweis erbracht, dass es sich um Menschenblut handelte. Wenn wir uns aber dessen erinnern, was in dem Kapitel über die Diagnose der Blutzellen gesagt ist, so werden wir erkennen, wie gering die praktische Brauchbarkeit dieser Methode ist, denn in den praktisch zur Untersuchung kommenden Blutspuren sind wohlerhaltene Blutkörperchen, an denen wir die Wirkung der Hämolyse mit genügender Sicherheit studieren könnten, so gut wie nie vorhanden.

Die jüngste der spezifischen Eiweissreaktionen ist die anaphylaktische Reaktion: Man löst die zu untersuchende Blutspur 24 Stunden in 0,85proz. Kochsalzlösung im Eisschrank und injiziert, je nach Löslichkeit der Spur, 0,1 bis 1,0 ccm in die Bauchhöhle oder die Jugularvene von Meerschweinchen. Es sind 7 bis 8 Tiere gleichzeitig zu impfen. Nach 2 bis 4 Wochen behandelt man die Tiere mit je 2 bis 5 ccm derjenigen Blutart, die man im Blutflecken vermutet, und prüft nun, ob die anaphylaktische Reaktion eintritt. Die Reaktion ist als positiv anzusehen,

wenn zwischen der vor der Reinjektion und der nachher
innerhalb der nächsten 2 Stunden wiederholt gemessenen
Rektaltemperatur eine Differenz von mindestens 1° (Tem-
peraturabfall) besteht.

Die Frage des Nachweises individueller Differenzen in
Blutspuren ist noch zu wenig fundiert, um mit der für
forensische Zwecke erforderlichen Sicherheit beantwortet
werden zu können. Sie hängt mit dem Auftreten und dem
Verhalten der Isoagglutinine zusammen und kann andererseits durch das Vorkommen von Autoagglutininen bedenk-
lich kompliziert werden.

Anhang zum 4. Kapitel.
Der quantitative Blutnachweis.

Im Anschluss an die qualitativen Blutuntersuchungen
ist in Kürze noch die Technik des quantitativen Blutnachweises zu erörtern. Der Prozess von Polna hatte Strassmann und Ziemke Veranlassung gegeben, das erste
wissenschaftlich begründete Verfahren einer quantitativen
Blutuntersuchung auszuarbeiten. Die beiden Autoren suchten
folgendermassen zum Ziele zu kommen:

Blutflecken, die nicht älter als eine Woche sind, werden
mit destilliertem Wasser ausgelaugt. In diesen Blutlösungen
wird der Hämoglobingehalt mit Hilfe des Gowers'schen
Hämoglobinometers bestimmt und danach die Blutmenge
bemessen. Strassmann und Ziemke konnten auf diese
Weise noch bis 85 pCt. der ursprünglichen Blutmenge ermitteln.

Für ältere Blutflecken, in denen schon Umwandlung
des Hämoglobins in Methämoglobin eingetreten ist, haben
Strassmann und Ziemke die Trockensubstanzen des
Blutes in einem Flecken aus der Differenz zwischen der
Trockensubstanz der blutdurchtränkten Leinwand und der-
jenigen eines gleich grossen Gewichts- bezw. Flächenteils

der gleichen blutfreien Leinwand bestimmt. Diese Bestimmung ergab den Verfassern bis zu 80 pCt. der ursprünglichen Blutquanta.

Ein einfaches, zur schnellen Orientierung brauchbares Verfahren habe ich angegeben. Wenn man Blut zum Wasser zusetzt, so entsteht eine gesetzmässig steigende Erhöhung des spezifischen Gewichts der Mischung, die im direkten Verhältnis zur Menge des zugesetzten Blutes steht und in ihren Graden bestimmt wird durch den Quotienten aus den Zahlen für Blut als Zähler und für Wasser als Nenner. Setzt man die zu untersuchende Blutmenge $= b$, die Menge des benutzten Wassers $= w$, so ergibt sich, das spezifische Gewicht des Blutes $= 1055$ gesetzt, die Formel

$$b : w = s : 55 \quad \text{oder} \quad b = \frac{w \cdot s}{55}.$$

Die Zahl s bedeutet die Erhöhung des spezifischen Gewichtes der Mischung, und zwar setzen wir, wenn wir mit dem Aräometer ein spezifisches Gewicht von 1011 gefunden haben, $s = 11$ entsprechend dem, dass wir statt 1055 die Zahl 55 in unsere Gleichung eingesetzt hatten. Will man ganz exakt arbeiten, so ist natürlich in jedem Fall das spezifische Gewicht auf die Temperatur von 15° C zu reduzieren. Diese Methode empfiehlt sich besonders für die Messung grosser Blutmengen. Ist die Blutmenge seit noch nicht allzulanger Zeit angetrocknet, so bekommt man auf diese Weise ganz brauchbare Resultate. Die blutgetränkten Gegenstände werden 24—48 Stunden mit destilliertem Wasser ausgelaugt. Die Bestimmung des spezifischen Gewichts der Lösung geschieht mittels eines gewöhnlichen Aräometers.

Eine dritte Methode ist von A. Schulz ausgearbeitet. Schulz hat für seine Zwecke das biologische Verfahren von Uhlenhuth-Wassermann benutzt.

Die Methode von Schulz beruht auf zwei Eigenschaften des biologischen Blutnachweises:

1. Die Intensität der Trübungen bei Verwendung des gleichnamigen Antiserums bewegt sich parallel zu der Konzentration der zu prüfenden Eiweisslösungen.

2. Wenn in mehreren Verdünnungsreihen zu denjenigen Trübungen, die sich bei Zusatz des Antiserums sofort bilden, neue Trübungen hinzutreten, so fällt ihre Entstehung vom Moment des Serumzusatzes gerechnet bei Verdünnungen gleicher Konzentration in den verschiedenen Verdünnungsreihen zeitlich stets zusammen.

Mit Hilfe eines Antiserums von bekannter Wertigkeit gelingt es nun, unter zahlreichen, der Konzentration nach unbekannten Blutverdünnungen eine ganz bestimmte Verdünnung herauszufinden. Wenn also ein Antiserum bei 10proz. Zusatz homologes Blut innerhalb 30 Minuten in einer Verdünnung von 1 : 10000 trübt und diese Verdünnung die letzte ist, die sich bei der 30. Minute nach dem Zusatz noch getrübt hat, dann hat diejenige unter den unbekannten Blutverdünnungen, die sich bei gleich grossem Zusatz desselben Antiserums bei der 30. Minute noch getrübt hat, auch die Konzentration von 1 : 10000.

Schulz benutzt als Auslaugungsflüssigkeit die 0,6proz. Kochsalzlösung, deren Menge bekannt und in der Gleichung K genannt sei. Die zu findende Blutmenge wird $= x$ gesetzt. Die Blutmenge verhält sich zur Auslaugungsflüssigkeit wie $x : K$, bei weiterem Zusatz der gleichen Menge Kochsalzlösung wie $x : 2K$ und bei fortgesetzter Steigerung des Zusatzes von Kochsalzlösung wie $x : nK$. Auf diese Weise legt Schulz Verdünnungsreihen von bestimmter Progression an. Tritt nun z. B. bei einer Wertigkeit des Serums von 1 : 10000 die letzte Trübung in einer Verdünnung von $x : 200\,K$ auf, so berechnet sich der Wert von x nach der Formel

$$1 : 10000 = x : 200\,K \text{ oder}$$
$$x = {}^{1}/_{50}\,K \text{ oder, wenn K 2500 ccm beträgt,}$$
$$x = 50.$$

Schulz konnte mit seiner Methode Blut in Sand, Gartenerde und Sägespänen bis zu 10 Tagen noch in ganzer Menge nachweisen. An Leinwand angetrocknetes Blut war noch nach 8 Monaten in voller Menge zu ermitteln.

Terminologie zum forensischen Blutnachweis[1]).

Agglutinine (Hämagglutinine) = Substanzen, welche die roten Blutkörperchen zur Zusammenballung bringen.

Hämolysine = Substanzen, welche die roten Blutkörperchen auflösen.

Präzipitine = Substanzen, welche in Eiweisslösungen Niederschläge erzeugen.

Komplemente (= Alexine) = hämolysierend oder agglutinierend wirkende Substanzen, die schon im Normalserum vorhanden sind (vergl. die Synonymentafel).

Synonymentafel für Immunsera (nach Aschoff).

(Immunsera werden durch Behandlung von Tieren mit immunisierender Substanz erzeugt.)

Die „immunisierende" Substanz erzeugt:

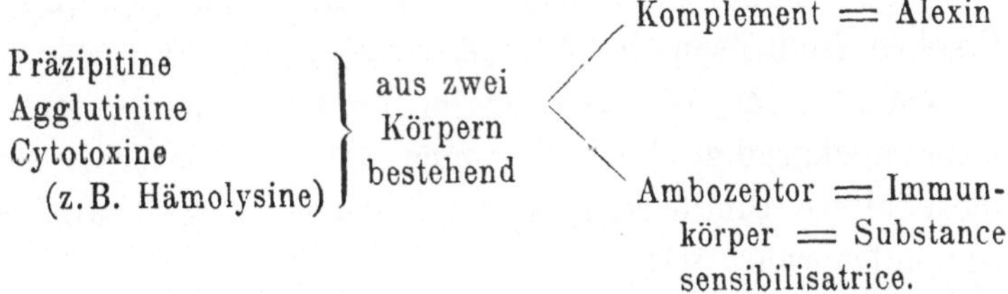

Ueber Farbe und Form der Blutflecken[2]).

Schon bei der Besprechung des spektroskopischen Blutnachweises wurde darauf hingewiesen, dass der Farb-

1) Die Terminologie berücksichtigt ausschliesslich die Verhältnisse des forensischen Blutnachweises und lässt die für die Bakteriologie geltende Terminologie absichtlich ausser acht. In diesem Sinne wurde auch die Aschoff'sche Synonymentafel modifiziert.

2) Eine ausfürliche, höchst instruktive Darstellung dieses Kapitels gibt Ziemke in Lochte's Handbuch der gerichtsärztlichen Technik. Wiesbaden 1914.

stoff des Blutes in Sonderheit unter dem Einflusse des Lichtes eine Reihe von Veränderungen erfährt, und diese Veränderungen machen sich auch schon dem blossen Auge sichtbar. Die eigentliche rote Blutfarbe bleibt nur kurze Zeit bestehen, schon nach 1—2 Tagen geht der rote Ton in einen braunroten über, das Braunrot macht nach und nach einer bräunlichen Farbe Platz, und ältere, Monate und bis Jahre alte Blutflecke sehen zuletzt vollkommen grau aus. Man hat versucht, nach dem Farbenton einerseits, andererseits nach dem Grade der Wasserlöslichkeit der Blutflecken das Alter von Blutflecken zu bestimmen, indessen gelingt es niemals, auch nur mit annähernder Sicherheit auf diese Weise das Alter eines Blutfleckens zu ermitteln. Wir besitzen auch sonst bisher keine Möglichkeit, das Alter eines Blutfleckens zu bestimmen, ja, man muss darauf hinweisen, dass zwei Blutflecken, die den gleichen Farbenton und etwa die gleiche Wasserlöslichkeit zeigen, gleichwohl verschiedenen Alters sein können, wenn nämlich der eine dem Lichte und sonstigen physikalischen Einflüssen in anderem Grade ausgesetzt war, so dass etwa dieser, trotzdem er jüngeren Datums ist, schon ebenso hochgradige Veränderungen erfahren hat, wie der andere ältere Blutflecken, der vielleicht in geschützterer Lage aufbewahrt worden war. Nur soviel lässt sich mit Bestimmtheit sagen, dass ein Blutfleck von frischroter Farbe nicht viele Tage oder Wochen alt sein, wie andererseits ein graubrauner oder grauer Blutfleck nicht von gestern oder heute herrühren kann.

Bei weitem grösser für die praktische gerichtliche Medizin ist die Form der Blutflecken. Da ist zunächst zu erwähnen, dass in einer Reihe von kriminalistischen Fällen sogenannte geformte Blutflecken wichtige Fingerzeige abgegeben haben. In einem berühmt gewordenen Kriminalfall fand man auf der Schulter des Getöteten einen grossen Blutflecken, in dem sich merkwürdig regelmässig verlaufende Linien fanden. Es zeigte sich, dass

der Mörder das blutbefleckte Knie auf die Schulter seines
Opfers gestützt, und dass sich das Muster seines Bein-
kleides getreu abgedrückt hatte. Das war ein Ueber-
führungsstück von zwingender Beweiskraft. Zuweilen wird
man auch die blutigen Papillarlinien des Mörders an
Tischen oder an anderen Gegenständen mit glatten Flächen
abgedrückt finden. Auch in solchen Fällen gibt die Un-
vorsichtigkeit des Mörders ein zuverlässiges Beweisstück
in unsere Hände, ein Beispiel für eine unfreiwillige Selbst-
daktyloskopie.

Hat der Mörder selbst eine Verletzung, etwa an der
Hand, erlitten und hinterlässt er im Fortgehen eine fort-
laufende Tropfspur seines eigenen Blutes, so kann die
Form der einzelnen Tropfen uns zeigen, wohin der Mörder
seinen Weg genommen hat. Die Tropfen bekommen dann
eigenartige Ausläufer, diese Ausläufer zeigen uns die Weg-
richtung an.

An dieser Stelle wollen wir auch kurz darauf eingehen, wie am besten Blutspuren abgenommen werden.
An erster Stelle will ich hier eine von Hans Gross vor-
geschlagene Technik erwähnen, die uns gestattet, Blutflecken, die fest angetrocknet sind, von glatten Flächen
abzuheben. Man klebt auf den Blutflecken eine Glasplatte
oder ein Stück Pausleinwand mittels einer Lösung von
Gummi arabicum auf. Dann lässt man das Glas oder
die Leinwand antrocknen. Zieht man nun nach vollendeter
Antrocknung die Leinwand oder die Glasplatte ab, so
haftet der Blutflecken an der abgezogenen Platte bzw. an
dem Leinenstück. Unter Umständen wird es erforderlich
sein, aus Mauerwerk oder aus Holz mit Meissel oder Säge
die blutbefleckte Partie herauszunehmen. Leicht trans-
portable Gegenstände werden als ganze mitgenommen.
Für alle Fälle, in denen Blutflecken aufbewahrt oder trans-
portiert werden müssen, muss der Grundsatz der absolut
trockenen Aufbewahrung, des trockenen Transportes ge-
wahrt bleiben. Vor der Abnahme der Blutflecken bzw.

vor dem Transport empfiehlt sich die Aufnahme eines genauen Protokolls über Lage und Form der Blutflecke unter Beifügung einer einfachen Skizze.

Die bei weitem wichtigste Form der Blutflecken ist der sogenannte Blutspritzer. Man darf sich nicht, wie das so häufig geschieht, unter Blutspritzer den Effekt einer spritzenden Arterie vorstellen. Wenn eine Arterie gegen eine Fläche spritzt, so entsteht an der höchsten Stelle ein Aufspritzfleck, von dem ein unregelmässig gestaltetes und in leichten Windungen verlaufendes Blutband herunterfliesst. Man wird natürlich auch aus einem solchen Blutband gewisse Schlüsse ziehen können auf die Grösse und die Entfernung des spritzenden Gegenstandes. Unter dem klassischen Blutspritzer ist indes etwas anderes zu verstehen. Diese Blutspritzer entstehen vor allen Dingen dann, wenn blutende Verletzungen durch stumpfe Instrumente erzeugt werden. Das Instrument schlägt in die blutende Wunde hinein; kleine Blutstropfen werden verspritzt, und eben diese erzeugen den Blutspritzer in seiner vollendeten Form. Andererseits sind es die kleinen Blutstropfen, die von dem geschwungenen Mordinstrument abfliegen und nun ihrerseits Blutspritzer auf glatten Flächen hervorrufen. Im allgemeinen wird man demnach bei der Verwendung stumpfer Instrumente Blutspritzer erst dann erwarten dürfen, wenn durch den Schlag eine blutende Wunde gesetzt wurde, voraussichtlich also frühestens beim zweiten Schlage. Nur bei Instrumenten mit scharfen Kanten, bei Beilen, spitzen Steinen wird man eventuell schon beim ersten Schlage, der sogleich eine blutende Verletzung setzt, Blutspritzer antreffen können. Dieser Blutspritzer im engeren Sinne hat die Form eines Ausrufungszeichens, dessen breiter Teil stets der Quelle des Blutes zugekehrt ist (Fig. 7). Das Blut ist in diesem Falle unter spitzem Winkel auf die Fläche aufgetroffen. Wenn die Blutstropfen die Fläche unter rechtem Winkel treffen, so finden wir in der Regel kleine

punktförmige Blutflecken. Haberda hat auf die besondere
Form der Blutspuren aufmerksam gemacht, die durch aus
den Lungen kommendes schaumiges Blut gebildet werden.
Man erkennt dann in den Blutflecken helle Stellen, die
durch das Zusammenfliessen feinster Luftbläschen entstanden sind. Die Lehre von den Blutspritzern ist von
v. Hofmann und besonders von Piotrowski systematisch
begründet worden. Ein in Wien vorgekommener Kriminalfall veranlasste v. Hofmann, durch Piotrowski ein-

Fig. 7.

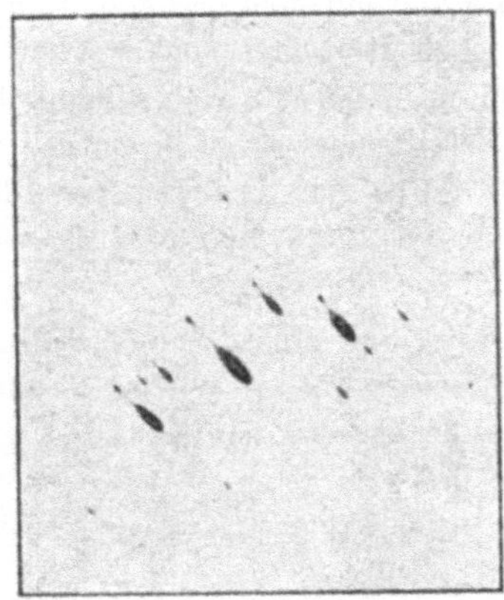

Blutspritzer von unten rechts unter spitzem Winkel aufgetroffen.

gehende Studien über Form und Entstehung der Blutspritzer anstellen zu lassen. Ich habe schon in meiner
„Einführung in die gerichtliche Medizin"[1]) auf die mit
ausgezeichneten Tafeln versehene Studie Piotrowskis
hingewiesen. Leider ist diese Arbeit aus dem Wiener
gerichts-medizinischen Institut nur schwer zu beschaffen
und ich will deshalb auch hier, wie ich es in meiner
„Einführung in die gerichtliche Medizin" getan habe, die
wesentlichen Ergebnisse der Piotrowski'schen Arbeit in

---

1) Berlin 1907. A. Hirschwald.

der Form der Schlussfolgerungen des Verfassers wiedergeben:

„I. Bei wiederholten Schlägen mit einem eisernen Hammer kam es immer zur Verwundung der Schädeldecke, sowie zur Bildung von Blutspuren beim Kaninchen ringsherum. Bei einem einmaligen Schlage entstand eine Wunde dann, wenn mit einer scharfen Kante des Hammers geschlagen wurde und gewöhnlich traten Blutspuren schon beim zweiten Schlage auf.

II. Die Hauptmasse der Spuren entsteht durch Herausspritzen des Blutes beim Schlag und beim Erheben des Hammers. Ein kleinerer Teil könnte durch Spritzen arterieller Gefässe entstehen.

III. Die beim Erheben des Hammers entstehenden Spuren waren retortenförmig und mit dem breiteren Ende immer zum Tiere, mit dem dünneren nach der Seite, nach der die Bewegung erfolgte, gekehrt. Diese Spuren lassen mit Wahrscheinlichkeit bestimmen, in welcher Richtung der Hammer erhoben wurde. Sie entstehen, wie schon oft erwähnt, durch das Loslösen von Blutstropfen von der Hammerfläche infolge der durch die Bewegung erfolgenden Ablösung von Tropfen.

IV. Die beim Schlag selbst entstehenden Blutspuren haben eine verschiedene Form, je nach dem Winkel, unter dem sie aus der verwundeten Schädeldecke herausspritzen und je nach dem Winkel, unter dem sie auf die betreffende Wand oder Fläche fallen, ihre Verteilung hängt von der Art des Schlages selbst ab.

Was die Form anbelangt, kann sie:

a) rundlich, unregelmässig sein, wenn die Blutstropfen entweder in zu den Wänden senkrechter Richtung fliegen und sie senkrecht treffen, oder wenn sie, lotrecht nach oben strebend, nach Beschreibung eines Bogens wieder lotrecht auf die Fläche fallen;

b) länglich, retortenähnlich sein, wenn sie unter einem spitzen Winkel zur von ihnen getroffenen Fläche laufen;

c) retortenähnlich, aber grösser, mit der breiteren Grundlage nach oben gerichtet sein, wenn sie von Blutstropfen herrühren, die einen grösseren Bogen beschrieben haben und dann die Seitenwände, bevor sie auf die untere Fläche gelangen, unter einem spitzen Winkel berühren.

Was die Verteilung der Spuren betrifft, so kann sie entweder:

a) strahlenförmig, nach allen Richtungen gleich sein, wenn der Schlag von oben mit der ganzen Kopffläche des Hammers geführt wurde, und hat in diesem Falle das Besprengungsfeld die Form eines Kreises; oder sie ist

b) strahlenförmig, aber nur in einem Kreisabschnitte lokalisiert, welcher Kreisabschnitt wieder davon abhängt, mit welcher Kante des Hammers der Schlag geführt wurde, da die Spuren auf der Seite der freien Kante sich verteilen.

V. Der Grad der Befleckung des Täters selbst hängt von der Art des Schlages, von der Art der gesetzten Verwundungen und von der Stellung des Täters gegenüber dem Opfer ab, und wird unter sonst gleichen Verhältnissen grösser sein, wenn der Schlag mit der ganzen Hammerfläche von oben geführt, oder wenn er gegen den Täter hin, d. i. mit der vom Täter entfernten Kante erfolgte."

Die Resultate bei Benutzung eines Steines lauten:

„1. Wenn der Stein scharfkantig ist, entsteht gleich beim ersten Schlag eine Wunde in der Schädeldecke, Blutspuren aber treten erst beim nächsten Schlage auf, und zwar rühren sie teils vom beim Schlag hervorspritzenden Blute, teils aber von vom Stein sich loslösenden Tropfen her.

2. Die beim Schlag selbst entstehenden Spuren haben verschiedene Formen, je nach dem Winkel, unter welchem sie hervorspritzen und je nach dem Winkel, unter dem sie die Wände treffen.

3. Die andere spärlicher auftretende Form der vom Stein herrührenden Spuren ist retortenähnlich, doch zeigen beide Spuren deutlich die Flugrichtung der Tropfen an.

4. Das Ganze zeigt eine strahlenförmige Verteilung, doch kann es nicht durch einen Kreis, sondern nur durch eine unregelmässige krumme Linie eingeschlossen werden, und hängt dieselbe von der Gestalt des Steines selbst ab.

5. Der Grad der Befleckung des Täters lässt sich infolge der unregelmässig nach verschiedenen Seiten hinfliegenden Tropfen nicht in feste Regeln bringen, aber jedenfalls ist zu erwähnen, dass ich meistenteils bespritzt davon kam, wenn mehrere Schläge geführt wurden."

Die Resultate bei Benutzung eines Beiles lauten:

„1. Schon beim ersten Schlag kann es zu einer Wunde und zum Einschlagen des Schädels kommen und zur Bildung von unbedeutenden Blutspuren in der Nähe.

2. Die Blutspuren in der Nähe treten dann in grösserer Zahl auf, wenn mehrere Schläge geführt wurden und entstehen durch das Hervorspritzen des Blutes aus der Wunde beim Einschlagen des Instrumentes oder aus spritzenden Gefässen, z. D. Arteria temporalis, wenn die verwundet wurde. Es kommen dann noch die von den vom Beil sich loslösenden Blutstropfen herrührenden Spuren hinzu.

3. Die beim Schlag selbst entstehenden Spuren haben eine verschiedenartige Form, je nach dem Winkel, unter dem die Blutstropfen spritzen und unter dem sie die Wände treffen.

4. Die andere Art von Spuren, die beim Erheben des Beiles entstehen, ist retortenförmig oder handförmig, und sind dieselben mit dem breiteren Ende nach oben oder nach unten gerichtet.

5. Der Grad der Befleckung des Täters wird von der Art der Schlagführung abhängen und wird beim einmaligen Schlag mit dem vorderen Ende der Schneide die Befleckung am geringsten sein, wenn der Täter hinter dem Objekte stand.

Ist das getroffene Individuum infolge vorheriger Blutung anämisch, so kann das Beil, namentlich nach einem einmaligen Schlag unbefleckt bleiben, oder die auftretenden Blutspuren sind unbedeutend."

Schlussbemerkungen zum 4. Kapitel.

Wenn für die forensische Blutuntersuchung reichliches Material zur Verfügung steht, so kann sich unsere Untersuchung auf den Nachweis der Blutzellen, des Blutfarbstoffes und der Blutart erstrecken. Für diesen Fall ist weiter unten ein Beispiel in Form eines Gutachtens mitgeteilt.

In einer grossen Anzahl von Fällen ist aber das uns zur Verfügung gestellte Material ausserordentlich geringfügig, und es fragt sich in solchen Fällen, welches die Methode unserer Wahl sein soll. Es kommt vor, dass uns von der untersuchenden Behörde als einziges Material ein winziger verdächtiger Fleck, der sich etwa auf einem Kragen befindet, übergeben wird. Ich habe schon oben ausgeführt, welchen Schwierigkeiten unter Umständen die Diagnose der Blutzellen und der Nachweis der Teichmann'schen Häminkristalle begegnen kann. Am sichersten werden wir bei relativ geringfügigem Material gehen, wenn wir das Vorhandensein von Blut an seinem Farbstoff mittels des Spektroskops nachweisen. Wir empfehlen folgendermassen vorzugehen: Der kleine verdächtige Fleck wird mit einer entsprechenden

Menge 0,6 proz. Kochsalzlösung während 24 Stunden ausgelaugt, die Lösung wird durch Filtrieren und Zentrifugieren geklärt und eventuell mit Hilfe der Hauser-
schen Kapillarröhrchenmethode mittels entsprechenden
Antiserums geprüft, der Rest der nicht filtrierten und nicht
zentrifugierten Lösung wird mit einem oder mehreren
Tropfen einer 1 proz. Kalilauge alkalisch gemacht und
durch Zusatz einer geringen Menge Schwefelammoniums
reduziert. Wir erhalten dann bei Vorhandensein von Blutfarbstoff das Spektrum des Hämochromogens. Es steht
natürlich nichts im Wege, bei etwas grösseren Blutflecken
gleich von vornherein das Material für den biologischen
und den spektroskopischen Nachweis zu trennen und entsprechend zu behandeln. Der Kardinalpunkt dieser Ausführungen ist der, dass wir uns bei geringem Material damit begnügen können, das Vorhandensein von Blut auf
spektroskopischem Wege nachzuweisen und an diesen
Nachweis die Vornahme der biologischen Probe anzuschliessen. Als die zuverlässigste Methode ist also die
spektroskopische die Methode unserer Wahl. In der beschriebenen Weise ist es uns in praktischen Fällen wiederholt gelungen, an ganz winzigen verdächtigen Flecken das
Vorhandensein von Menschenblut zu erweisen.

Gutachten

in einer Untersuchung, für die relativ reichliches Material
zur Verfügung stand.

In der Strafsache gegen
N. N.
J.-N. 4 J. 1127/05

hat der Erste Staatsanwalt bei dem Landgericht X der
Unterrichtsanstalt für Staatsarzneikunde an der Universität
Berlin Kleider und Wäschestücke des Angeschuldigten über-
sandt und um Erstattung eines Gutachtens darüber er-
sucht, ob an den Gegenständen das Vorhandensein von
Menschenblut festzustellen ist.

6*

Es seien zunächst einige allgemeine Bemerkungen über die Technik derartiger Untersuchungen vorausgeschickt.

Wenn es sich um den Nachweis von Menschenblut handelt, so ist zunächst das Vorhandensein von Blut überhaupt zu erweisen. Wir bedienen uns für diesen Nachweis der Mikroskopie, der Spektroskopie und besonderer Vorproben.

Die bewährteste der Vorproben besteht darin, dass eine Lösung von Wasserstoffsuperoxyd, auf einen Blutflecken gebracht, kleine Schaumbläschen von frei gemachtem Sauerstoff entstehen lässt.

Die mikroskopische Untersuchung befolgt zweierlei Ziele: Blut enthält in der Blutflüssigkeit suspendierte rundliche Zellen, die roten Blutkörperchen, welche kernlos sind, falls das zu untersuchende Blut Säugetierblut ist. Wir bringen die Blutkörperchen in alten Blutflecken mikroskopisch zur Erscheinung, indem wir die Blutzellen durch Zusatz von 32 proz. Kalilauge zum Quellen bringen. Wenn wir uns mit Sicherheit darüber unterrichten wollen, ob die Blutzellen kernlos sind, so setzen wir dem zu untersuchenden Material 5 proz. Essigsäure zu. Handelt es sich um kernlose, d. h. um Säugetierblutkörperchen, so verschwinden diese rundlichen Zellen. Das Blut aller übrigen Wirbeltierklassen besitzt kernhaltige Blutkörperchen, deren Kerne nach Zusatz von 5 proz. Essigsäure deutlich hervortreten.

Neben den Blutzellen kommt für den Nachweis des Blutes vor allem der Blutfarbstoff in Frage. Wir weisen den Blutfarbstoff entweder mikrochemisch nach. Blut in Eisessig gelöst und in Gegenwart von Kochsalz zum Sieden und Verdunsten gebracht, lässt mikroskopisch sichtbare bräunliche rhombische Kristalle entstehen; oder wir bedienen uns zum Nachweis des Blutfarbstoffes der zuverlässigeren Spektroskopie. Blutlösungen, zwischen das Spektroskop und seine Lichtquelle gebracht, erzeugen im Spektrum gewisse Schattenlinien, die, je nach der chemi-

schen Modifikation des Blutfarbstoffs, eine besondere gesetzmässige Lage aufweisen.

Erst wenn durch diese Methoden der Nachweis für
das Vorhandensein von Blut überhaupt erbracht ist, können
wir daran gehen, mittels der modernen, sogenannten biologischen Methoden festzustellen, ob das vorliegende Blut
Menschenblut ist oder nicht. Und zwar werden wir diese
Untersuchung nur dann vornehmen, wenn nach dem Ergebnis der mikroskopischen Untersuchung kernlose, d. h.
Säugetierblutkörperchen in dem Flecken als vorhanden
nachgewiesen sind.

Das gebräuchlichste und zur Zeit zuverlässigste biologische Verfahren ist das von Uhlenhuth und Wasser-
mann angegebene und besteht in Folgendem. Wird einem
Kaninchen einige Wochen hindurch jeden Tag 1 ccm
Menschenblutwasser in die Ohrvene einsgepritzt, so bekommt das Blutwasser dieses Kaninchens die Eigenschaft,
in klaren Lösungen von Menschenblut,. die mit 0,6 proz.
Kochsalzlösung hergestellt sind, Trübungen hervorzurufen,
während die Lösungen anderer Tierblutarten mit Ausnahme des gleichfalls trübe werdenden Affenblutes nach
Zusatz dieses Kaninchenblutwassers klar bleiben.

Dies vorausgeschickt berichten wir über das Ergebnis,
welches die Untersuchung der Kleider und Wäschestücke
des Angeschuldigten gehabt hat.

1. An der Vorderseite des Vorderteils des Hemdes
befinden sich vereinzelte braunrötliche, teils als Auflagerungen imponierende Flecke bis zu 3 mm Durchmesser
von rundlicher Gestalt. Setzt man zu winzigen Partikeln
dieser ausgeschnittenen Flecke 32 proz. Kalilauge, so werden
unter dem Mikroskop kleine gelbliche Zellen sichtbar,
innerhalb deren eine feine Pflasterzeichnung sichtbar wird.
Am Rande dieser Zellen sieht man rundliche, grüngelb-
liche, kernlose Zellen. In anderen Präparaten, die mit
5 proz. Essigsäure behandelt sind, verschwinden diese Zellen
alsbald unter Zurücklassung einer feinkörnigen Masse.

Kleine, von den Auflagerungen abgekratzte Teile werden mit einem Körnchen Kochsalz zerkleinert und unter Zusatz einiger Tropfen Eisessig über der Spiritusflamme zum Sieden und Verdampfen gebracht. Unter dem Mikroskop werden zahlreiche, bräunliche, rhombische Blutkristalle (Häminkristalle) sichtbar.

Wieder andere ausgeschnittene Stücke des Hemdes werden mit destilliertem Wasser ausgelaugt, in der gelblichen Auslaugungsflüssigkeit erkennt man mittels des Mikroskops im Spektrum zwei gleich breite, ziemlich scharfe Schattenlinien zwischen den Fraunhofer'schen Linien D und E, die nach Zusatz von Schwefelammonium in ein einziges, breites, blasses Band, das gleichfalls zwischen D und E liegt, zusammenfliessen.

Klare Lösungen, die aus den genannten Flecken mit 0,6 proz. Kochsalzlösung hergestellt wurden, ergaben mit dem Blutwasser eines Kaninchens, welches Menschenblut noch in der Verdünnung von 1 : 10000 trübt, innerhalb 5 Minuten eine deutliche Trübung.

2. An dem Futter des Hosenbordes befinden sich an der Rückseite zwei verwaschene braunrötliche Flecke. Bringt man auf diese Flecke einen kleinen Tropfen einer Wasserstoffsuperoxydlösung, so entstehen alsbald zahlreiche feine Gasbläschen. Im übrigen ergeben diese beiden ausgeschnittenen Flecke dieselben Reaktionen wie die unter 1 genannten Partikel.

3. An der Weste zeigt sich am Futter auf beiden Seiten in nächster Nähe der Tuchteile, welche die Knopflöcher und die Knöpfe tragen, senkrecht übereinander von unten bis hinauf zum Halsteil sich erstreckend eine Reihe dunkelbraunrötlicher, im ganzen länglicher Flecke. Diese Flecke ergeben in einfachem Wasser gelöst keine Schattenlinien im Spektrum. Erst nach Auflösung in erwärmter 1 proz. Kalilauge und nach Zusatz von Schwefelammonium wird ein scharfes Schattenband etwa in der Mitte zwischen den Fraunhofer'schen Linien D und E sichtbar. Im

übrigen ergeben auch die Flecke an der Weste die Reaktionen wie die Flecke zu 1 und 2.

4. An der Mütze,
5. am Kragen,
6. an der Chemisette,
7. am Rock des Beschuldigten hat sich Blut nicht nachweisen lassen.

Bezüglich der zu 1—3 genannten Gegenstände geben wir unser Gutachten dahin ab, dass sich an ihnen Blut vorgefunden hat. Das vorgefundene Blut ist Menschenoder Affenblut.

Die Unterscheidung von Menschen- und Tierknochenresten.

Für die Unterscheidung von Menschen- und Tierknochen für forensiche Zwecke kommen zwei Methoden in Betracht: die anatomische und die biologische. Nach Kenyeres und Heggi, Wada u. a. ist in menschlichen Knochen die Zahl der Havers'schen Kanäle, bei gleichzeitiger grösserer Weite der Kanäle, viel geringer als in Tierknochen. Indes müssen wir mit Giese annehmen, dass diese Verhältnisse weder bewiesen noch konstant genug sind, um ein kategorisches forensisches Urteil stützen zu können. Zuverlässiger ist die besonders von Beumer ausgearbeitete Differenzierung mittels der Präzipitinreaktion. Beumer gewinnt aus dem Knochenstück mit· Hilfe einer Feile Knochenmehl, das mit physiologischer Kochsalzlösung aufgenommen und eventuell im Schüttelapparat ausgelaugt wird, dann werden die Lösungen filtriert und nun mit Hilfe hochwertiger Sera (1 : 20000) untersucht. Beumer hat auf diese Weise Knochen, die jahrzehntelang im Wasser, in der Erde, an der Luft gelegen hatten, noch als menschliche bestimmen können.

5. Kapitel.

Der forensische Spermanachweis.

Der forensische Spermanachweis hat in jedem Falle
die Aufgabe, durch die Untersuchung der verdächtigen
Flecke wohlerhaltene Spermatozoen nachzuweisen. Der
Spermanachweis gehört trotz der relativ einfachen Technik,
abgesehen von ganz günstigen Fällen, in denen der Fleck
noch frisch und das Material reichlich ist, zu den mühe-
vollsten und ein grosses Mass von Geduld erfordernden
Aufgaben des Gerichtsarztes. Wir finden in den mikroskopischen Präparaten fast in allen Fällen zahlreiche Gebilde, die in ihrer Form an die Köpfe der Spermatozoen
erinnern. In manchen Fällen mag es sich in der Tat
um solche handeln, meist aber haben wir nichts weiter
vor uns, als freie Zellkerne. Man darf sich daher niemals damit begnügen, Spermatozoenköpfe nachzuweisen,
immer muss das Vorhandensein wohlerhaltener vollständiger
Spermatozoen konstatiert werden. Wir empfehlen als die
geeignetste Technik die einfache Auslaugung der Flecken
mit gewöhnlichem Wasserleitungswasser. Dabei verfahren
wir in der Regel folgendermassen:

Der verdächtige Flecken wird zunächst trocken in
möglichst kleine Partikel zerschnitten. Diese Partikel
verteilen wir je nach ihrer Menge auf zwei oder mehrere
kleine 2 ccm fassende Reagensgläschen, wie wir sie zum
biologischen Blutnachweis verwenden. Dann überschichten
wir das Material mit möglichst wenig Wasser und lassen
die Röhrchen an einem kühlen Ort bis zu 24 Stunden

stehen. Nach vollendeter Auslaugung drückt man die Stoffteilchen mit einem Glasstab zu Boden, so dass alle Flüssigkeit über den Stoffteilchen steht; diese Flüssigkeit wird
nun tropfenweise unter dem Mikroskop bei 2—300 facher
Vergrösserung durchmustert. Ausserordentlich störend ist
in den meisten Fällen ein reichliche Beimengung von
Bakterien, die sich vielfach auch noch während der Auslaugung vermehren. In einzelnen Fällen habe ich daher
mit gutem Erfolg versucht, der Auslaugungsflüssigkeit ein
minimales Quantum von Formalin zuzusetzen (1 Tropfen
einer 10—20 fach verdünnten Formollösung).

Die von Perrando empfohlene Technik des Sperma-
tozoennachweises mit Aufkleben, Härten und Schneiden
der ganzen den Flecken tragenden Objekte ist zeitraubend,
gibt aber zuweilen recht hübsche Resultate. Für den
Praktiker ist die Methode aber, wie gesagt, in der Regel
zu umständlich. Auch die Methode von Grigorjew, die
darin besteht, dass man das verdächtige Material mit
konzentrierter Schwefelsäure behandelt, gibt nicht immer
gute Resultate. Die Schwefelsäure zerstört das ganze
organische Material und soll nur die Spermatozoen intakt
lassen. Indessen findet auch bei dieser Methode leider
allzu häufig ein Zerfall der Spermatozoen in Kopf- und
Schwanzstück statt.

Wenn man Spermatozoen gefunden hat, so erübrigt
sich im allgemeinen eine Färbung derselben. Entschliesst
man sich gleichwohl zu einer Färbung, so lässt man das
Präparat nach Art eines bakteriologischen Ausstrichpräpa-
rates lufttrocken werden und färbt dann wohl am besten
mit der von Ungar empfohlenen Methylgrünlösung; indessen ergeben auch andere Farbstoffe, wie Methylenblau,
Eosin, besser noch Doppelfärbungen (Hämatoxylin-Eosin)
hübsche Bilder. Corin und Stockis färben Fäden des zu
untersuchenden Gewebes (Hemdes usw.) bis zu $\frac{1}{2}$ Minute
in einer ammoniakalischen Erythrosinlösung (Erythrosin 0,5
gelöst in 100 ccm 25 proz. Ammoniaks).

Neuerdings sind mehrere mikrochemische Reaktionen für Samenflüssigkeit angegeben worden. Die bekannteste dieser Reaktionen ist die Florence'sche. Die Florencesche Lösung besteht in einer Jod-Jodkalilösung von folgender Zusammensetzung:

Jodkali 1,65
Metallisches Jod . . 2,54
Aqua destillata . . . 30,0

Setzt man der Auslaugungsflüssigkeit eines verdächtigen Fleckens vom Rande des Deckgläschens einen Tropfen

Fig. 8.

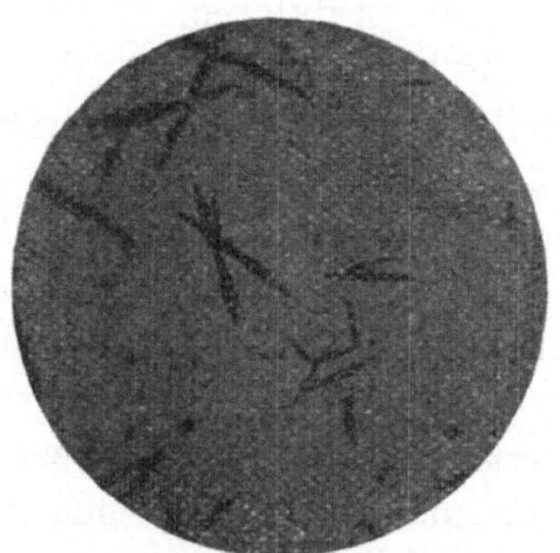

Florence sche Kristalle bei 250facher Vergrösserung.

der Florence'schen Flüssigkeit zu, so entstehen alsbald, wenn es sich um Samenflüssigkeit handelt, braungelbliche, teils rhombische, teils nadelförmige Kristalle, welche vielfach an das Aussehen der Teichmann'schen Kristalle erinnern, in der Regel aber grösser sind als diese. Lagerung der Kristalle, wie sie Fig. 8 zeigt, wird häufig angetroffen. Es kommt vor, dass die Auslaugungsflüssigkeit desselben Fleckens einmal mit derselben Jod-Jodkalilösung ausserordentlich grosse, schon bei schwacher Vergrösserung sichtbare Kristalle und in einem anderen Präparat winzig kleine, nur bei stärkerer Vergrösserung deutlich erkennbare Kristalle gibt. Dies verschiedene Verhalten scheint vom

Konzentrationsgrade der Extraktionsflüssigkeit abzuhängen. Man hat gesagt, dass ein negativer Ausfall der Florence-schen Reaktion das Vorhandensein von Sperma ausschliesst, und dass ein positiver Ausfall das Vorhandensein von Sperma sehr wahrscheinlich macht. Nach den Erfahrungen, die wir gemacht haben, kann aber sehr wohl trotz Vorhandenseins von Spermatozoen die Florence'sche Probe negativ ausfallen, eine Tatsache, die den Wert der Probe erheblich verringert. Indessen muss man andererseits doch zugeben, dass ein sehr reichliches Auftreten der Kristalle immerhin mit einer gewissen Wahrscheinlichkeit annehmen lässt, dass es sich um Spermaflüssigkeit handelt. Die Substanz, welche die Florence-sche Reaktion ergibt, scheint, auch nach den neueren Untersuchungen, Cholin zu sein. Da Cholin, als Zerfallsprodukt des Lezithins, sich überall da finden kann, wo Eiweiss fault, so wird man sich nicht wundern, dass die Florence'sche Reaktion mit anderen faulenden Eiweisssubstanzen, mit dem Saft faulender Organe positiv ausfällt.

Eine neuere mikrochemische Spermareaktion ist die von Barberio angegebene Pikrinsäureprobe. Barberio lässt auf die Extraktionsflüssigkeit eine gesättigte wässrige oder alkoholische Pikrinsäurelösung einwirken; es entstehen dann bei Vorhandensein von Sperma nur bei starker Vergrösserung sichtbare gelbliche, meist hanfsamenförmige, manchmal mit einer Art von Seitenast versehene Kristalle. Die Annahme Barberio's und seiner ersten Nachuntersucher, dass man seine Reaktion nur mit menschlichem Sperma erhält, scheint sich nicht zu bestätigen. Man bekommt die Reaktion auch mit dem Spermin von Pöhl und man bekommt die Reaktion andererseits vor allen Dingen auch mit Prostatasekret.

Die Spermauntersuchung bei **lebenden** Personen ist in jedem Falle auf das Vorhandensein von Spermatozoen zu richten. Man wird sich ferner, wenn man das Ejakulat frisch bekommt, über die Form der Spermatozoen zu vergewissern haben, nächst der Form vor allem über ihre Beweglichkeit. Im allgemeinen werden derartige Untersuchungen vorwiegend in Fällen zivilrechtlicher Natur vorzunehmen sein, während bei den erst besprochenen Untersuchungen von Samenflecken in der Regel nur strafrechtliche Fälle in Betracht kommen dürften. Abnormitäten, die man bei der Spermauntersuchung an Lebenden zu berücksichtigen hat, sind das Fehlen der Samenfäden, die Azoospermie, und die Nekrospermie. Bei der letzteren finden wir neben zerfallenen Spermatozoen vor allem mangelnde oder fehlende Beweglichkeit der Spermatozoen, die sich in normalem frischlebigem Zustande lebhaft bewegen.

Die Versuche zu einer biologischen Spermareaktion von Farnum und Pfeiffer haben praktisch brauchbare Resultate bisher leider nicht gezeitigt.

Vor einiger Zeit hat Heller die Tatsache, dass Eiweisskörper unter dem Einflusse ultravioletten Lichtes fluoreszieren, zur Aufsuchung von Samenflecken zu benutzen empfohlen.

6. Kapitel.

Die forensische Haaruntersuchung.

———

Für die forensische Haaruntersuchung ist die Kenntnis der Anatomie des Haares Voraussetzung. Eine kurze Darstellung dieser Verhältnisse sei daher vorangeschickt:

Das Haar erhebt sich mit seinem Schaft frei über die Hautoberfläche und ist mit seiner Wurzel in die Haut eingelassen. Die Haarwurzel verdickt sich zu der unten hohlen Haarzwiebel, dem Bulbus, der seinerseits einem Gebilde des Corium, der Haarpapille aufsitzt. Befestigt ist das Haar in dem Haarbalg, an dessen Aufbau das äussere und das mittlere Keimblatt teilnehmen. Das äussere Keimblatt liefert die sogenannten Wurzelscheiden, das mittlere den bindegewebigen Haarbalg. Am bindegewebigen Haarbalg unterscheiden wir eine äussere Längs- und eine innere Ringfaserlage und die äussere Glashaut, in welch letzterer sich der bindegewebige Haarbalg gegen die Wurzelscheiden, speziell gegen deren Glashaut, die innere Glashaut absetzt. Aeussere und innere Wurzelscheiden bestehen aus mehreren Zellschichten, die Wurzelscheiden grenzen mit der sogenannten Scheidencuticula an das Haar selbst.

Am Haar unterscheiden wir drei Schichten, die äusserste Schicht ist die Cuticula, das Haaroberhäutchen, bestehend aus dachziegelförmig sich deckenden, hellen, kernlosen Zellen. Wenn wir ein menschliches Kopfhaar bei starker Vergrösserung unter dem Mikroskop betrachten, so sehen wir an dem über die Hautoberfläche hervorragenden Haarschaft die Cuticula für gewöhnlich nur in der Gestalt einer feinen Zähnelung des Haarrandes. Nur an den unteren und den markfreien Teilen des Haares, die der Wurzel näher gelegen sind, sehen wir zuweilen eine feine, netzförmig dem Haar aufliegende Zeichnung von Linien, die den Grenzen der Cuticulazellen entsprechen. Die Spitzen der gedachten Zähnelung des Haarrandes sind immer der Spitze des Haares zugekehrt. Die zweite Schicht des Haares ist die Rindenschicht. Diese besteht aus langen verhornten Epithelzellen. Die Rinde erscheint im mikroskopischen Bilde gestreift. Bei natürlich gefärbten Haaren sehen wir die Rinde als Trägerin des Farbstoffes, der hier teils gelöst, teils als körniges Pigment vorhanden ist. Die Marksubstanz, welche den zentralen Teil des Haares einnimmt, besteht aus einer oder mehreren nebeneinander gelegenen Zellreihen, in den Zellen selbst treffen wir bisweilen Keratohyalintröpfchen an. Zwischen bzw. in den Zellen der Marksubstanz liegt Luft, so dass das Mark unter dem Mikroskop bei durchfallendem Licht schwarz erscheint, während es bei völliger Abblendung des durchfallenden Lichtes, also bei reflektiertem Licht hell wird.

Nach diesen anatomischen Vorbemerkungen gehen wir über zu den eigentlichen Aufgaben der forensischen Haaruntersuchung. Im folgenden sollen einzeln die Fragen besprochen und beantwortet werden, die dem Gerichtsarzt bei der Haaruntersuchung vorgelegt werden können.

1. Stammen die zu untersuchenden Haare vom Menschen ab?

Für diese Unterscheidung sind in erster Linie die Breitenverhältnisse zwischen Mark- und Rindensubstanz massgebend. Vielen menschlichen Haaren fehlt die Marksubstanz ganz (Fig. 9), wo sie vorhanden ist, erscheint sie schmal, vielfach unterbrochen (Fig. 10), sie besteht aus einer, höchstens zwei nebeneinander liegenden Zellreihen. Die Luft befindet sich nicht innerhalb der Markzellen, sondern zwischen denselben. Das Verhältnis der Marksubstanz zur Breite des ganzen Haarschaftes bleibt in der

Fig. 9.

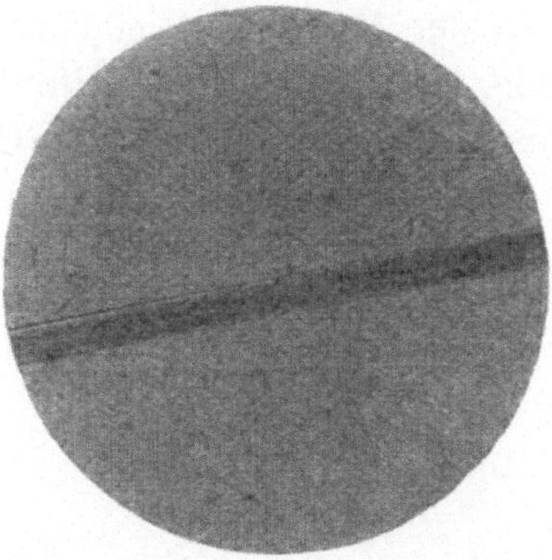

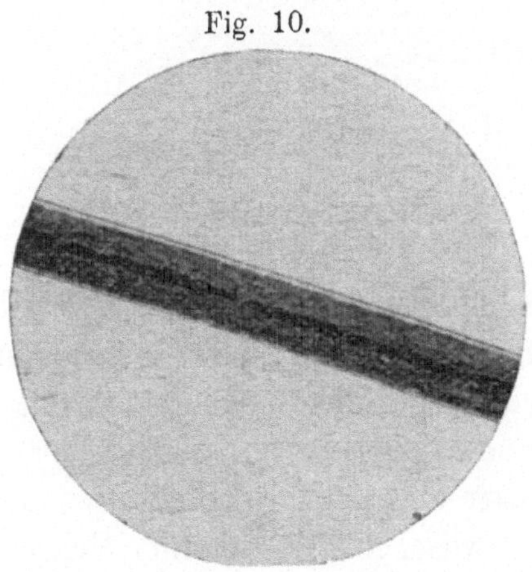

Markloses menschliches Kopfhaar.

Fig. 10.

Menschliches Kopfhaar mit unterbrochener Marksubstanz.

Regel ein derartiges, dass die Breite der Marksubstanz hinter der halben Schaftbreite zurückbleibt. Am tierischen Haar (Fig. 11) ist die Markbreite kräftiger entwickelt, meist breiter als die halbe Schaftbreite und fast durch-

gehend für die einzelnen Tiergattungen in besonderer Weise
angeordnet.

Bei einer grossen Zahl von Tierhaaren reicht die
Pigmentierung der Rindensubstanz bis in die Spitze des
Haares, während diese beim menschlichen Haar gewöhnlich
pigmentfrei erscheint. Eine Ausnahme von dem regel-
rechten Verhalten der Markbreite machen die Haarsorten
einiger Affenarten, die Haare einiger Pferde und Schweine
mit sehr schmaler Marksubstanz. Die Cuticula ist am
freien Schaft des menschlichen Haares in der Regel nur

Fig. 11.

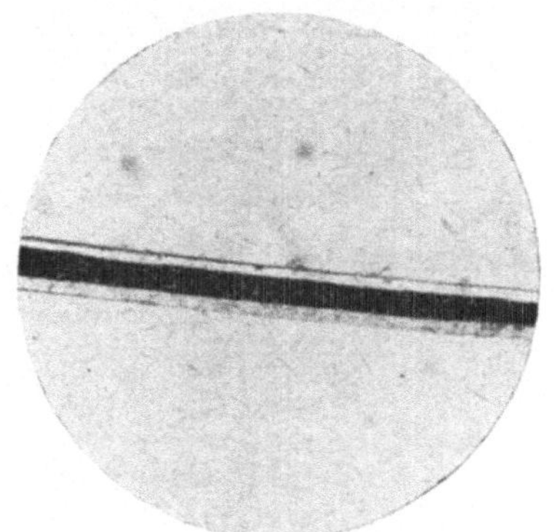

Rinderhaar.

als feine Zähnelung zu erkennen (s. o.), während bei Tierhaaren am Schaft die deutliche Einscheidung des Haares
in die Cuticula und die Zähnelung des Randes sehr viel
deutlicher zu erkennen ist.

Im grossen und ganzen sind diese unterschiedlichen
Verhältnisse zwischen Tier- und Menschenhaaren fast
konstante und gestatten in den meisten Fällen mit absoluter Sicherheit Tier- und Menschenhaare voneinander zu
unterscheiden.

Auf die Unterscheidung zwischen Haaren und Gewebsfasern wollen wir an dieser Stelle nicht näher eingehen. Das Haar ist ohne weiteres an seinen oben ge-

schilderten Bestandteilen erkennbar. Die Unterscheidung
der einzelnen Gewebsfasern untereinander wird in der
Regel nicht Sache des Gerichtsarztes sein.

2. Von welcher Körpergegend stammen die Haare?

Die Entscheidung dieser Frage ist in einer grossen
Reihe von Fällen ohne weiteres zu treffen, in einer anderen
Anzahl von Fällen wird sie schwierig und endlich in einer
letzten Anzahl von Fällen unmöglich sein. Es sind da
zunächst einige Massverhältnisse zu berücksichtigen. Wir
dürfen für höchstwahrscheinlich annehmen, dass ein Haar,
das weniger als 0,08 mm breit ist, kein Barthaar, und
dass ein Haar, das breiter als 0,08 mm ist, kein Kopfhaar ist. Im allgemeinen haben wir von den Kopfhaaren
wohl zu unterscheiden die von Waldeyer so bezeichneten
Pubertätshaare, das sind — abgesehen von den Barthaaren
— vor allem die Achsel- und die Schamhaare. Den
Achsel- und Schamhaaren ist ein gekräuselter Verlauf
eigentümlich, im Querschnitt erscheinen sie im Gegensatz
zu den im allgemeinen zylindrischen Kopfhaaren oval oder
nierenförmig. Die Achselhaare und die Haare der grossen
Schamlippen sind dauernd der Schweisswirkung ausgesetzt
und zeigen daher regelmässig Auffaserung an der Spitze,
an den Rändern und eine Inkrustierung mit Schweiss-
salzen und Bakterien. Schamhaare haben durchschnittlich
eine grössere Breite als Achselhaare.

Die unverschnittenen Kopfhaare der Frau sind ohne
weiteres schon an ihrer Länge und an ihrer in der Regel
fein aufgesplitterten Spitze zu erkennen. Die Männerkopf-
haare lassen das verschnittene Ende deutlich sehen, es ist
hierbei zugleich zu bemerken, dass Haare, die einmal geschnitten sind, nie wieder eine vollkommene Spitze gewinnen. Zu unterscheiden sind meistens auch diejenigen
sogenannten Körperhaare, die an Körperstellen wachsen,

welche unbedeckt zu sein pflegen, wie im Gesicht, und
eine feine Spitze besitzen, von den Körperhaaren, die dem
Drucke der Kleider ausgesetzt sind, und eine abgeschliffene
Spitze tragen, wie die Haare an Brust, Bauch und Glied-

Fig. 12.

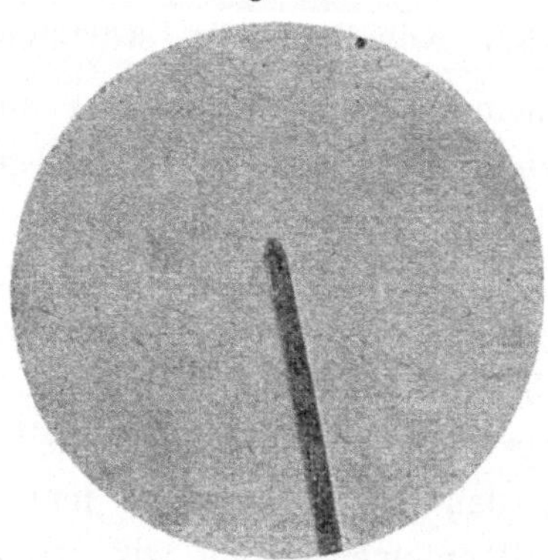

Haar vom Unterschenkel (mit abgeschliffener Spitze).

Fig. 13.

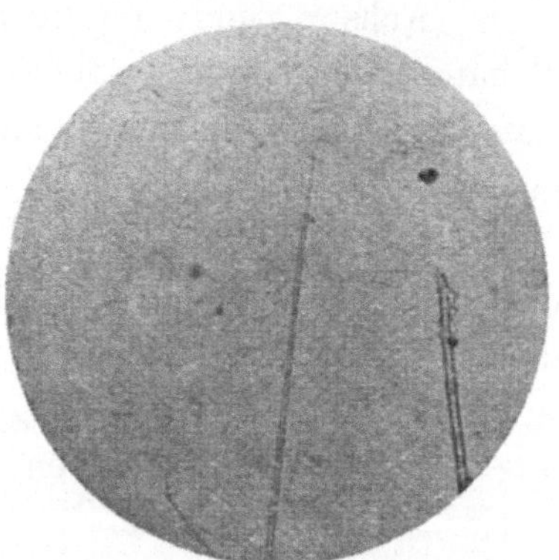

Wollhaar (mit feiner Spitze).

massen (Fig. 12); Wimperhaare sind an ihrer charakteristisch gebogenen Form leicht erkennbar.

Ausserordentlich schwierig, in den meisten Fällen
wohl unmöglich ist die Bestimmung, welchen Geschlechts
der Träger bestimmter Haare gewesen sei. Dass man
männliche und weibliche Kopfhaare unterscheiden kann,

dass ein starkes Barthaar nicht einer Frau zukommt, braucht wohl nicht besonders betont zu werden. Aber etwa männliche und weibliche Schamhaare oder Achselhaare mit der für forensische Fälle erforderlichen Sicherheit zu unterscheiden, dürfte ein Ding der Unmöglichkeit sein.

Hier ist noch anzuschliessen, dass die Wollhaare bei Neugeborenen kleine, feinspitzige, mark- und pigmentlose Haare darstellen (Fig. 13). Diese Wollhaare erscheinen nach Waldeyer etwa gegen den 7.—8. Fruchtmonat auf der Hautoberfläche, so dass das Vorhandensein dieser Haare uns unter Umständen gestattet, das Alter einer Frucht zu bestimmen. Diese Wollhaare haben auch insofern eine forensische Bedeutung, als wir sie bei Kindern, die während der Geburt durch Aspiration von Fruchtwasserbestandteilen erstickt sind, zuweilen in dem Inhalt der feinen Luftröhrenästchen bzw. Alveolen mikroskopisch nachweisen können.

Die Kardinal- und Kapitalfrage in forensischen Fragen ist die Frage nach der

3. Identität der Haare.

Stammen Haare von einer bestimmten Person ab? Welchen Weg hat der Gerichtsarzt zu gehen, um zu einer Beantwortung dieser Frage zu gelangen? Ist nur ein einzelnes Haar gegeben oder nur ganz wenige Haarindividuen, so wird eine Beantwortung der Frage in positivem Sinne von vornherein fast unmöglich sein. Eher dürfte hier eine negative Beantwortung stattfinden können, d. h. eine Antwort dahin gehend, dass die zu untersuchenden Haare nicht von einer bestimmten Person abstammen können, dann etwa, wenn die Haarprobe zweifellos blond, der in Betracht kommende Angeschuldigte vollkommen schwarzhaarig ist. Es ist einzusehen, dass auch eine derartige Entscheidung für einen Kriminalfall von Wichtigkeit sein kann. Der Sachverständige hat bei der Untersuchung der Haarproben folgende Punkte zu berücksichtigen: Voraussetzung ist zunächst, dass von den zu untersuchenden Haaren und von den Haaren der beschuldigten Person ein genügendes Quantum zur Verfügung steht. Zu berücksichtigen sind die Farben der beiden Haarproben bei makro- und mikroskopischer Besichtigung, die Anordnung des Pigmentes in der Rindenschicht, das Verhalten der Marksubstanz, die ganzen Schaftbreiten und die Breiten der einzelnen Schichten, wobei zu berücksichtigen ist, dass die Schaftbreiten bei demselben Individuum an demselben Standort um 50 pCt. variieren können; zu beachten sind ferner die Erkennbarkeit der Cuticula, der Verlauf des Haarschaftes, ob er schlicht, ob er gekräuselt ist, die äussere Beschaffenheit, ob das Haar trocken oder fettig ist, der Querschnitt des Haares; kurzum, es kommt hinaus auf die Berücksichtigung aller anatomischen Einzelheiten des einzelnen Haares. Es ist in jedem derartigen Gutachten auf folgende Punkte Rücksicht zu nehmen:

Zunächst ist von der zu untersuchenden Haarprobe zu beweisen, dass es sich um Menschenhaare handelt. Sodann ist zu erörtern, von welchem Körperteil, von welchem Geschlecht sie herrühren, und dann erst kann das letzte Glied des Problems in Angriff genommen werden, ob Identität besteht zwischen der verdächtigen Haarprobe und den Haaren des verdächtigen Individuums.

Es hat kein Haar so ausgeprägte charakteristische Eigenschaften, dass wir befugt sind, mit Sicherheit auszusprechen, diese Haare stammen von einer bestimmten Person ab. Ich verweise hier auf ein berühmt gewordenes Gutachten Rud. Virchow's, das er im Jahre 1861 in einem Kriminalfall abzugeben hatte. Virchow hatte Frauenkopfhaare zu untersuchen, solche vom Kopf der Ermordeten und andere, die sich in dem Schnupftuche des Beschuldigten vorfanden. Beide Haarproben zeigten in ihren Individuen eine bedeutende Aehnlichkeit, nirgends durchgreifende Unterschiede, an beiden Haarsorten fanden sich angeheftet an die Haare Eier von Läusen, und doch kommt Virchow trotz dieser weitgehenden Uebereinstimmung zu dem Schluss, dass die beiden zu untersuchenden Haarproben zwar eine so durchgreifende und vollständige Uebereinstimmung darbieten, dass kein Grund entgegenstehe, die beiden Haarproben für identisch anzusehen, dass jedoch die bei dem Beschuldigten vorgefundenen Haare keine so ausgesprochenen Eigentümlichkeiten oder Besonderheiten darbieten, dass man mit Gewissheit zu behaupten berechtigt sei, diese Haare müssten von dem Kopf der Ermordeten herrühren. Also das ist es, was uns allein berechtigen könnte, Identität anzunehmen: „ausgesprochene Eigentümlichkeiten oder Besonderheiten", und es ist schon gesagt worden, dass wir derartige Eigentümlichkeiten oder Besonderheiten so gut wie niemals antreffen werden. Wir werden also bei Identitätsfragen, vorausgesetzt, dass durchgreifende Uebereinstimmung zwischen den zu untersuchenden Haarproben vorhanden ist, immer nur sagen dürfen, dass nichts der Annahme widerspricht, dass die Haare von ein und demselben Individuum abstammen, niemals aber dürfen wir sagen, sie stammen von ein und derselben Person ab. Wir können uns für die Richtigkeit dieses Satzes nicht nur auf Virchow, sondern auch auf Waldeyer, Oesterlen, Strassmann und andere berufen.

----

4. Das Schicksal oder die Geschichte eines Haares wird der Gerichtsarzt in vielen Fällen mikroskopisch an den zu untersuchenden Haaren erkennen können. In einer Reihe von Fällen erkennen wir Auflagerungen von Blutkörperchen, Spermatozoen oder von irgend welchen anderen Zellarten oder fremden Beimischungen am Haar, aus denen sich entsprechende Schlüsse ziehen lassen.

Charakteristisch ist das Aussehen verbrannter Haare. Die Versengung des Haares durch die Flamme erzeugt

Kräuselung des Haarschaftes und Verbreiterung, wobei
zwischen die auseinanderweichenden Fasern der Rindenschicht Luftblasen treten (Fig. 14). Ein derartiges Haar,
in Glycerin eingeschlossen, sieht unter dem Mikroskop bei
durchfallendem Lichte fast schwarz aus, und wenn wir
das durchfallende Licht vollkommen abblenden, erkennen
wir an der Aufhellung der dunklen Stellen im reflektierten
Licht, dass diese Schwarzfärbung von zahlreichen Luftblasen hervorgerufen wird. Diese Versengung der Haare
ist bedeutsam für die Untersuchung von Schusswunden.

Fig. 14.

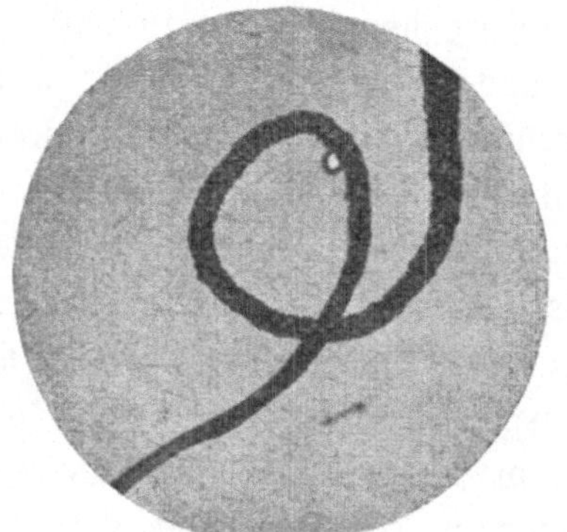

Versengtes Haar.

Bei Nahschuss mit unseren gewöhnlichen Revolvern findet
noch etwa in einer Entfernung von 15 cm, also in einer
Entfernung, die etwa der Lauflänge der benutzten Schuss-
waffe entspricht, eine Versengung der die Einschusswunde
umgebenden Haare und Härchen statt.

Die Versengung der Haare gestattet uns in anderen
Fällen eine sichere Unterscheidung zwischen Verbrühung
und Verbrennung zu treffen, da ja nur bei der letzteren
eine Versengung von Haaren stattfinden kann. Haarver-
sengung findet sich auch nach Blitzschlag.

Ein besonders interessantes Kapitel stellt die Verletzung der Haare dar. Wir wollen dabei zuerst das Aus-

reissen des ganzen Haares besprechen und wollen uns fragen, wie unterscheiden wir das ausgerissene vom ausgefallenen Haar? Bei dem ausgefallenen Haar ist schon vorher eine natürliche Lösung des Zusammenhanges zwischen Haar und Haarbalg vor sich gegangen. Wir finden daher in solchen Fällen ein sogenanntes Kolbenhaar vor, ein Haar, das unten die kolbige Anschwellung des Haarbulbus zeigt, ohne dass wir irgend einen Bestandteil des Haarbalges konstatieren können (Fig. 15). Wird das Haar aus seinem natürlichen Zusammenhang

Fig. 15.

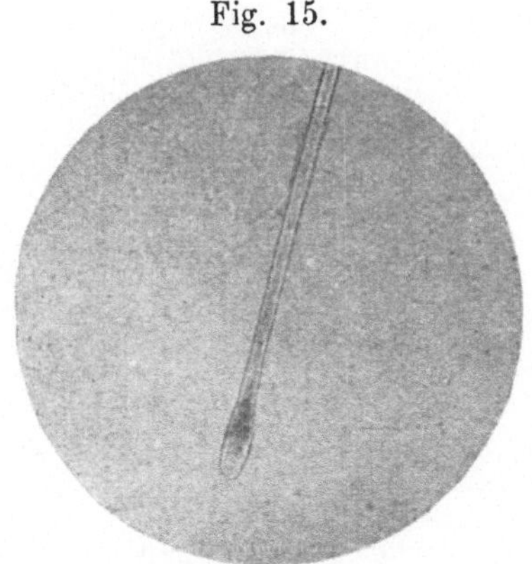

Ausgefallenes Haar.

mit Gewalt herausgerissen, so gehen eben Teile des Haarbalges mit. Wir erkennen daher seitlich dem Haare anhaftend mehr oder minder ausgedehnte Teile der Wurzelscheiden und in denselben, besonders an gefärbten Präparaten, vielfach noch deutliche Zellschichten (Fig. 16).

Wird ein Haar mit scharfem Instrument durchschnitten, so sind die Trennungsflächen glattrandig. Je stumpfer das Instrument war, um so mehr zerrissen und ungleich werden die Trennungsflächen sein.

Von ausserordentlichem Interesse sind die wohl zuerst von Puppe in aller Ausführlichkeit beschriebenen Haarverletzungen, wie sie bei Kopfverletzungen entstehen.

Puppe hatte derartige Verhältnisse in einem Kriminalfall
zu beurteilen, und im Anschluss daran stellte er eine
Reihe von Versuchen an, deren Ergebnis er im Jahre 1897
auf der Hauptversammlung des preussischen Medizinal-
beamtenvereins vorgetragen hat. Die Schlüsse, zu denen
Puppe gelangt ist, sind im wesentlichen folgende:

Wenn der Kopf von einer stumpfen Gewalt getroffen
wird, so zeigen die Haare bei nicht penetrierenden Weich-
teilwunden nur ganz geringfügige Veränderungen, und das
ist auch leicht zu verstehen, denn, wie Puppe hervor-

Fig. 16.

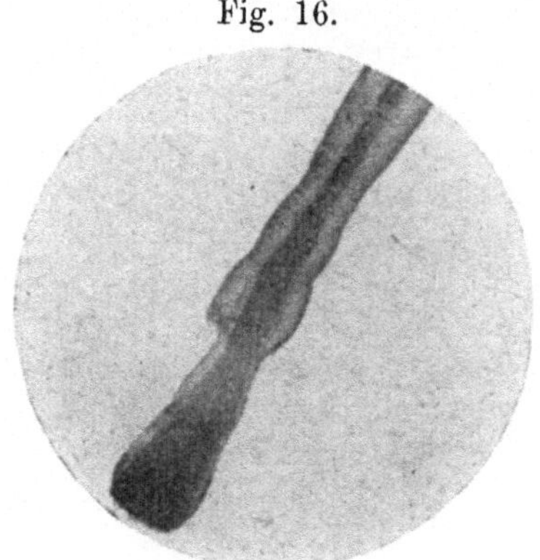

Ausgerissenes Haar.

hebt, werden bei der einfachen Quetschung der Weichteile
die auf die weiche Kopfbedeckung gedrückten Haare von
der letzteren aufgenommen, ohne dass sie Formverände-
rungen erleiden. Kommen nun aber penetrierende Weich-
teilwunden mit Depressionsfrakturen des Schädels zustande,
so werden nunmehr die Haare fest gegen die Knochen-
kanten gelegt und durch das auftreffende Instrument verletzt. Puppe konnte dabei unterscheiden, ob die Haare
von einem Instrument mit rundlicher Angriffsfläche oder
mit einem Instrument von kantiger Trefffläche verletzt
waren. Traf eine ebene Fläche das Haar, so entstanden
lange, ausgezogene Verbreiterungen des Schaftes, schlug

er mit der rundlichen Fläche einer zum Morde benutzten
eisernen Keule auf das auf dem Knochen aufliegende
Haar, so resultierten kurz umschriebene spindelförmige
(Fig. 17) Bildungen, meist in rosenkranzförmiger Anordnung. Wenn die abgetrennten Enden der Haare geschweift,
winklig, gebogen oder gar angelhakig gekrümmt waren,
so liess das auf die Benutzung eines kantigen Instruments
schliessen. Vor allem aber ist es wesentlich, aus diesen
Tatsachen den Schluss zu ziehen, dass solche Haarverletzungen eine wiederholte Gewalteinwirkung sicher machen,

Fig. 17.

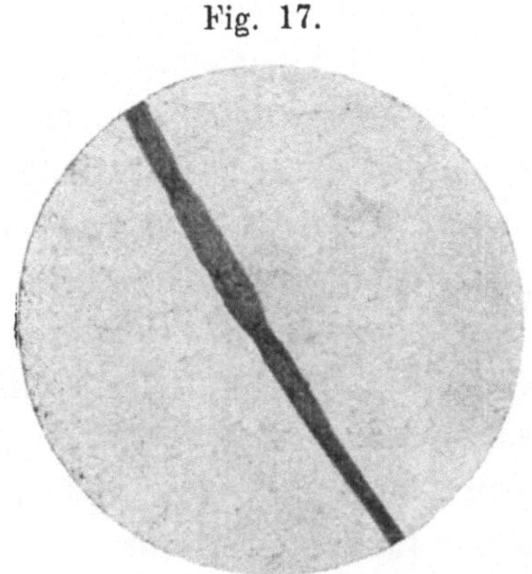

Durch Hammerschläge verletztes Haar.

dass sie also in der Regel nicht entstehen, wenn eine ein-
malige Gewalteinwirkung vorliegt, wie sie der Sturz aus
der Höhe darstellt. Mit anderen Worten, der Befund
derartiger Haarverletzungen spricht mit einer überwiegenden
Wahrscheinlichkeit für Tötung durch Schläge gegen den Kopf.

Nach dem Tode tritt bei dunklen Haaren durch den
Aufenthalt in der Erde in der Regel ein Pigmentschwund
ein, so dass die früher dunklen Haare bei einer ausge-
grabenen Leiche rot erscheinen können. Bei der Beurteilung
des Alters einer Person nach aufgefundenen Haaren muss
man sich stets erinnern, dass ein Grauwerden der Haare

auch schon bei relativ jungen Personen nicht allzuselten vorkommt.

Was die Technik der Haaruntersuchung anbetrifft, so ist dabei folgendes zu berücksichtigen:

Haare sind, wie man ja aus dem kurz vorher Gesagten schon entnehmen kann, sehr empfindliche Gebilde. Man soll Haare daher, wenn möglich, nur mit sauberen und trockenen Fingern, nicht aber mit Pinzetten anfassen. Sind Haare zu verschicken, so sollen sie so verpackt werden, dass kein Druck auf sie ausgeübt werden kann; am besten werden die Haare in kleine verschliessbare, zu etikettierende Glaszylinder eingeschlossen. Die Untersuchung der Haare erfolgt zunächst makroskopisch. Für die mikroskopische Untersuchung werden die Haare tunlichst in Wasser oder Glyzerin eingeschlossen. Zunächst sind ganz schwache Vergrösserungen anzuwenden, dann erst sind die einzelnen Haarschichten bei stärkerer Vergrösserung zu durchmustern. Haarmessungen lassen sich leicht mit einem Mikrometerokular anstellen. Der Luftgehalt der Haare wird, wie schon öfter betont, bei schwacher Vergrösserung und vollkommener Abblendung des durchfallenden Lichtes erkannt. Fettreiche Haare werden vor der Untersuchung am besten in Alkohol oder Aether eine Zeit lang eingelegt. Ausserordentlich schwierig ist die Herstellung guter Querschnitte von Haaren. Hier empfiehlt sich, gleichfalls nach vorheriger Entfettung der Haare, Einbettung in Paraffin. Die Paraffinschnitte werden nun entweder gleich auf den Objektträger aufgeklebt, oder aber man bringt die Paraffinschnitte alsbald in Spitzgläser, die mit Xylol gefüllt werden. Die quergetroffenen Haarstücke sammeln sich dann am Boden des Spitzglases an, und man erhält so in der Regel eine ganze Anzahl brauchbarer Querschnitte von Haaren. Es sei hier nur angedeutet, dass die Anfertigung von Querschnitten des Haares von grosser Bedeutung für die Unterscheidung der Rasseneigentümlichkeiten ist.

Das Verhältnis der Schaftbreiten der menschlichen Haare nach ihren verschiedenen Standorten erläutert folgende Tabelle Oesterlen's:

Grösste Schaftbreite (Mann):

1. Kinnbarthaare . . 0,125 mm
2. Schamhaare . . . 0,121 „
3. Schnurrbarthaare . 0,115 „
4. Backenbarthaare . 0,104 „
5. Brauenhaare . . . 0,080 „
6. Zilien . . . . . 0,076 „
7. Vibrissae . . . . 0,056 „
8. Hodensackhaare . 0,082 „
9. Achselhaare . . . 0,079 „
10. Kopfhaare . . . 0,071 „

Das Verhältnis der Markbreite zur Schaftbreite erläutern folgende Zahlen (Oesterlen):

	Markbreite	Schaftbreite
Scheitelhaar des Mannes . . .	0,010	0,053 mm
Achselhaar „ „ . . .	0,008	0,079 „
Schamhaar „ „ . . .	0,015	0,099 „
Schnurrbarthaar	0,032	0,123 „
Scheitelhaar des Weibes . . .	0,012	0,081 „
Schamhaar „ „ . . .	0,012	0,105 „
Rückenhaar eines Hundes . . .	0,048	0,069 „
„ einer Kuh	0,026	0,038 „
„ „ Katze . . .	0,057	0,075 „
„ „ Ziege . . .	0,045	0,065 „

7. Kapitel.

Einige Untersuchungen an Lebenden.

1. Die Haftfähigkeit.

Der § 487 der Strafprozessordnung (siehe Anlage) bestimmt diejenigen Voraussetzungen, unter denen ein Verurteilter haftunfähig ist. Analoge Bestimmungen für Untersuchungsgefangene fehlen einstweilen. Dagegen finden sich in § 906 der Zivilprozessordnung (siehe Anlage) Bestimmungen über die Vollstreckbarkeit der Schuldhaft. Aufgabe des ärztlichen Sachverständigen ist in erster Linie die Prüfung, ob für den Gesundheitszustand des zu Untersuchenden von der Vollstreckung der Haft erhebliche, das Leben ernstlich gefährdende Verschlimmerungen zu erwarten sind. Dabei hat sich der Sachverständige nach Möglichkeit an die gesetzlichen Bestimmungen zu binden. Der Verfall in Geisteskrankheit (§ 487, Abs. 1) steht hier nicht zur Erörterung. Die „nahe Lebensgefahr" des Absatzes 2, § 487, ist im Sinne einer unmittelbaren Bedrohung des Lebens zu erfassen, und zwar muss diese Bedrohung durch die Haft als solche bedingt sein. Wir würden also einen Mann mit vorgeschrittener Lungentuberkulose oder jemanden mit ausgesprochener Koronarsklerose nicht ins Gefängnis schicken, weil die Beschränkung auf den engeren Luftraum in dem einen und die hochgradige psychische Erregung durch die Inhaftierung in dem anderen Falle das Leben unmittelbar bedrohen könnten.

Einen recht weiten Spielraum lässt der Absatz 3 des § 487 dem Sachverständigen. Wenn sich der Verurteilte in einem körperlichen Zustande befindet, bei welchem eine sofortige Vollstreckung mit den Einrichtungen des Gefängnisses unverträglich ist, ist Strafaufschub zu bewilligen. Man müßte, um die hier aufgeworfene Frage sachgemäss beantworten zu können, die Einrichtungen der Anstalt kennen, in die der zu Untersuchende gebracht werden soll. In ein Gefängnis mit guter Lazaretteinrichtung kann man manchen schicken, der in einer kleineren primitiveren Strafanstalt nicht hinreichend ärztlich zu versorgen ist. Man tut gut, im Gutachten auszusprechen, dass der Untersuchte etwa nur in einem Gefängnis mit Lazaretteinrichtung untergebracht werden darf. Bei einem Diabetiker wird man darauf hinweisen, dass der Untersuchte nur dann als haftfähig gelten kann, wenn ihm in der Strafanstalt eine angemessene Diät bewilligt wird. Der Sachverständige soll aussprechen, ob eine zeitige Haftunfähigkeit besteht, wie lange sie zu bemessen ist, ob eine dauernde Haftunfähigkeit besteht, wann eine erneute Untersuchung angezeigt ist.

Ohne damit Anspruch auf Vollständigkeit zu erheben, will ich hier einige Zustände aufführen, die m. E. Haftunfähigkeit bedingen: offene Lungentuberkulose, Kehlkopftuberkulose, Herzerkrankungen mit schweren Kompensationsstörungen, bösartige Geschwülste, Magengeschwüre mit Neigung zu Blutungen, schwere erworbene oder konstitutionelle Anämien, Blasen- und Mastdarmlähmungen, sonstige Lähmungen, wenn sie dauernd fremde Wartung und Hilfe erfordern, hochgradige Albuminurie, Zuckerausscheidungen, die nach entsprechender Diät nicht wesentlich herabgehen. Haftunfähig machen ferner alle Zustände, die im Interesse der Lebenserhaltung sofortige technische Eingriffe besonderer Art verlangen. So versteht es sich von selbst, dass eine akute Appendicitis, jede Peritonitis haftunfähig machen. Es braucht kaum gesagt zu werden, dass schwere fieberhafte Erkrankungen, jede akute Infektionskrankheit, mit Ausnahme der geschlechtlichen Infektion, die Haftfähigkeit ausschliessen. Ich bezeichne auch Hochschwangere stets als haftunfähig.

Auf Untersuchungsgefangene sind die Bestimmungen des § 487 St.P.O. sinngemäss anzuwenden.

---

2. Termins- oder Verhandlungsfähigkeit.

Die Frage, die hier an den Sachverständigen gerichtet wird, lautet im wesentlichen, ob eine Person ohne erhebliche Gesundheitsgefährdung an Gerichtsstelle erscheinen und dort als Zeuge oder Angeklagter vernommen werden kann. Wir sehen auch hier wieder von psychiatrischen Fragen ab und konstatieren, dass in dem Begriff der Termins- oder Verhandlungsfähigkeit zwei Momente enthalten sind: die eigentliche Vernehmungsfähigkeit und die Fähigkeit, sich von der Behausung in das Gerichtsgebäude zu begeben. Es lassen sich allgemeine Direktiven für die Beantwortung der Frage kaum geben. Neben dem Zustand des zu Untersuchenden sind die Wege- und Wetterverhältnisse, die Transportmöglichkeiten, Dauer- und Gegenstand der Vernehmung (die Frage etwaiger psychischer Erregungen) zu berücksichtigen.

---

3. Die Untersuchung auf Körperverletzungen und deren Folgen.
(§§ 221—229 R.St.G.B.)

Man mache es sich zum Grundsatz, wie bei jedem Gutachten, so auch hier, neben genauester Anamnese, selbst bei anscheinend geringfügigen Verletzungen einen allgemeinen Status aufzunehmen. Dann folgt die Beschreibung der Verletzung nach Sitz und Aussehen. Demnächst wird die Entstehungsweise erörtert, es folgt die Bezugnahme auf ein bestimmtes verletzendes Instrument und endlich die Folgen der Verletzung im Sinne des § 224 oder, zivilrechtlich, im Sinne der Erwerbsfähigkeit.

Ueber die Entstehung von Verletzungen durch mechanische Ursachen werden wir in den Abschnitten sprechen, die vom gewaltsamen Tod handeln. Wenn wir lebende Personen hinsichtlich etwaiger Verletzungsfolgen zu untersuchen haben, so werden wir vielfach nur noch die Narben zu sehen bekommen. Ein Gutachten über die Entstehungsweise der Verletzung ist in solchen Fällen nur mit Vorsicht abzugeben. Wir werden etwa sagen, dass der Befund an der Narbe der Möglichkeit nicht widerspricht, dass sie von der behaupteten Verletzung herrührt. Bei Narben ist die Altersbestimmung nur innerhalb weiter zeitlicher Schätzungen möglich. Eine feste Narbenbildung spricht natürlich gegen eine Verletzung frischen Datums. Bekannt sind die strahligen Narben nach Verbrennung und Verbrühung. Charakteristisch sind die bleibenden Pulvereinsprengungen nach Schüssen mit Schwarzpulver.

Haben wir frische Verletzungen zu begutachten, so gibt uns deren Form oft genügenden Aufschluss über die Art ihrer Entstehung. Dafür verweise ich auf die Kapitel 13 und 14. Wir haben hier etwaige Entzündungsprozesse zu registrieren, die Heilungsdauer zu erörtern, die Angaben des Verletzten über die Entstehung nachzuprüfen.

Von grosser Bedeutung ist unser Gutachten, wenn es sich um die Frage handelt, ob durch die Körperverletzung der Verlust eines wichtigen Gliedes des Körpers, des Sehvermögens auf einem oder beiden Augen, des Gehörs, der Sprache, der Zeugungsfähigkeit bedingt ist; oder ob eine erhebliche dauernde Entstellung, ob Verfall in Siechtum, Lähmung oder Geisteskrankheit infolge der Verletzung eingetreten ist.

Die Frage des Verlustes eines wichtigen Gliedes ist im ganzen leicht zu beantworten. Hand, Arm, Bein sind wichtige Glieder; ein einzelner Finger ist kein wichtiges

Glied. Der Verlust von Fingern würde erst in dem Augenblicke den Verlust „wichtiger Glieder" bedeuten, in dem dadurch die Brauchbarkeit der Hand als Greiforgan aufgehoben würde.

Die Frage, ob das Sehvermögen, das Gehör verloren ist, wird sich, gelegentlich unter Zuziehung eines Augenbzw. Ohrenarztes, meist verhältnismässig leicht entscheiden lassen. Unter Sehvermögen ist die Fähigkeit zu verstehen, sei es mit oder ohne Glas, Gegenstände zu erkennen. Die Empfindung blossen Lichtschimmers bedeutet kein Sehvermögen.

Verlust der Sprache liegt vor, wenn ein stimmbildendes Organ zerstört ist, sei es eines der peripheren (Kehlkopf, Gaumen, Zunge), sei es das Broca'sche Zentrum; auch Verletzungen der N. recurrentes können Sprachverlust bedingen.

Die Zeugungsfähigkeit beim Manne ist an die Intaktheit des Erektionszentrums, die Funktionstüchtigkeit der Hoden, ihrer Ausführungsgänge und an ein zur Immissio geeignetes Glied gebunden, beim Weibe an die normale Beschaffenheit von Ovarien, Tuben, Uterus und Scheide. Es ist im Einzelfalle die Untersuchung auf diese Punkte zu beziehen.

Die dauernde erhebliche Entstellung ist fast mehr eine Frage der Aesthetik als der Medizin, das Gericht wird hier auch ohne Sachverständigen entscheiden können.

Verfall in Siechtum liegt vor, wenn ein seiner Natur nach chronischer Krankheitszustand eintritt, der die Funktionen des Gesamtorganismus so weit beeinträchtigt, dass die Intensität der gesamten Lebensbetätigung (Vitalität) in dauernder Abnahme begriffen ist.

Verfall in Lähmung besagt eine dauernde Inaktivierung von Gliedern, welche für die Gesamtbewegungsfähigkeit des Körpers von Bedeutung sind. Eine Peroneuslähmung würde z. B. nicht den Verfall in Lähmung bedeuten, wohl aber eine Lähmung beider Beine.

Der Verfall in Geisteskrankheit kann in diesem Buche ausser Erörterung bleiben.

Im allgemeinen sei man bei der Beurteilung der Frage, ob eine der Voraussetzungen des § 224 vorliegt, recht vorsichtig. Wenn es auch zur Erfüllung der Bedingungen durchaus nicht erforderlich ist, dass die entstandenen krankhaften Veränderungen unheilbar sind, wenn es auch vielmehr genügt, dass mit einer nicht absehbaren Krankheitsdauer, also mit einem exquisit chronischen Krankheitsprozess zu rechnen ist, so lehrt doch die praktische Erfahrung, dass selbst schwere Störungen nach Verletzungen gelegentlich schon nach einigen Monaten wieder verschwinden können; man denke z. B. an die Lähmungen nach Commotio spinalis, an die Möglichkeit der Rückbildung funktionsstörender Hämatome. Daher soll man ein positives Urteil nicht allzu früh nach dem Termin der Verletzung abgeben, event. mag man sich eine Nachuntersuchung nach etlichen Wochen oder Monaten vorbehalten.

Was eine „das Leben gefährdende Behandlung" bedeutet, bedarf wohl kaum der Auslegung. Auch die Mitwirkung des Sachverständigen in Fällen des § 221 St.G.B. (Aussetzung von Personen, die wegen jugendlichen Alters, Gebrechlichkeit oder Krankheit hilflos sind) wird im allgemeinen Schwierigkeiten in der Beurteilung nicht begegnen.

8. Kapitel.

Allgemeines zur Lehre von den Ursachen des Todes.

Die Leichenöffnung lässt uns die anatomische Todesursache erkennen. Mit der Erkenntnis der anatomischen Todesursache ist die Tätigkeit des Gerichtsarztes in einer Reihe von Fällen erledigt. Lag etwa bei einem Falle plötzlichen Todes der Verdacht eines nicht natürlichen Todes vor, und fanden wir bei der Obduktion Riss eines Aortenaneurysmas, so ist die Frage für uns wie für das Gericht damit geklärt. In anderen Fällen, der überwiegenden Mehrzahl, haben wir, um zu einer vollendeten gerichtsärztlichen Diagnose zu kommen, die anatomische Todesursache zu äusseren mechanischen Vorgängen, die sich im Leben abgespielt haben, in Beziehung zu setzen. Nicht selten müssen diese mechanischen Vorgänge aus dem anatomischen Bilde abgeleitet, erschlossen werden. In anderen Fällen wieder sind es biologische Vorgänge, die ergänzend zum anatomischen Bilde treten müssen, um eine schlüssige Diagnose der Todesursache zu ermöglichen. Die Klinik, die Pathologie des Lebenden muss dem Anatomen zu Hilfe kommen.

Dann gibt es Todesfälle, in denen die Leichenöffnung eine bestimmte anatomische Todesursache nicht entdecken lässt. Hier sind wir lediglich auf die Kenntnis der Vorgänge angewiesen, die dem Eintritt des Todes unmittelbar vorausgingen, deren Prüfung gibt dann oft erst die Aufklärung über die Ursache des Todes. Man denke an die oft „befundlosen" Fälle von Tod durch Hitzschlag oder sonstige Wärmestauung oder an den Tod durch Erfrieren. Auch in Fällen von Vergiftung kann das anatomische Bild „negativ" sein; erst die chemische Untersuchung wird uns hier die zum Tode führenden Vorgänge aufdecken. In anderen Fällen lehrt uns die bakteriologische Untersuchung des Leichenblutes die Todesursache kennen. Die Blutentnahme zu bakteriologischen Untersuchungen erfolgt an der Leiche am zweckmässigsten aus den Gliedmassenvenen, Oberarm- oder Beinvenen, da das Herzblut schon frühzeitig mit Darmbakterien überschwemmt wird. Daneben ist die bakteriologische Untersuchung von Wundflüssigkeiten (Tetanus) und Entzündungsprodukten (Peritonitis-, Meningitiseiter, Pneumonieexsudat) zu berücksichtigen.

Die anatomischen Befunde sind darauf anzusehen, ob sie genügen, um den Eintritt des Todes hinreichend zu erklären. Bestimmte Regeln lassen sich über die Beurteilung nicht aufstellen. Man sieht gelegentlich gewaltsamer Tötungen, z. B. durch Ueberfahren, manchmal Veränderungen an den Kranzgefässen und am Aortenbogen, Sklerosierungen, von einem Umfange und Grade, dass ein Teil derselben ausgereicht hätte, um in einem anderen Falle den Tod herbeizuführen. Aehnlich verhält es sich bei der Sklerosierung der Gehirnarterien. Wir wissen aber noch nicht, warum eine pathologische Veränderung sich plötzlich verhängnisvoll geltend macht, nachdem sie Jahre hindurch nur unbedeutende klinische Erscheinungen gezeitigt hat, und wir wissen nicht, warum pathologische Veränderungen anscheinend gleichen Grades den einen früh, den anderen spät zu Fall bringen. Wenn auch in einzelnen Fällen die Art der Lebensführung, die angeborene Konstitution, seelische Traumen, mit entscheidend wirken, so bleiben doch, namentlich beim Herztod, Fälle genug übrig, die uns einstweilen noch rätselhaft bleiben. Höchstwahrscheinlich werden in Zukunft die Fragen des Reizleitungssystems am Herzen und diejenigen der Störung der inneren Sekretion auch für unser Fach bedeutungsvoll werden.

Finden wir an der Leiche anatomische Veränderungen, die auf die Einwirkung verschiedener äusserer Schädlichkeiten hinweisen, etwa eine Schussverletzung neben Spuren einer Vergiftung, so sprechen wir von konkurrierenden Todesursachen und haben zu entscheiden, welche Schädigung die Todesursache darstellt. Nehmen wir an, dass ein Liebespaar beschliesst, gemeinsam zu sterben; sie trinken zunächst beide ein Quantum Gift, dann soll, der Verabredung gemäss, der Mann das Mädchen erschiessen; er gibt den Schuss auf das Mädchen ab, ist aber zu feige, auf sich selbst zu schiessen. Er bleibt am Leben, weil er weniger Lysol getrunken hat, als das Mädchen. Das Mädchen stirbt. Wir haben zu entscheiden, ob das Mädchen an Vergiftung gestorben ist (Selbstmord), oder ob sie der Schussverletzung erlegen ist (Tötung auf ausdrückliches Verlangen). Der Fall liegt einfach, wenn der Schuss, wie ich das in einem Falle sah, in den Mund ging und das Geschoss in einem Halswirbelkörper stecken blieb, ohne den Wirbelkanal zu eröffnen, während die Aetzwirkungen des genommenen Lysols ausserordentlich ausgedehnt waren. Es war ein Tod durch Lysolvergiftung. Schwieriger wäre die Entscheidung, wenn der Schuss in den Schädel gegangen und schwere Contusio und Commotio mit ausgedehnten Sprengwirkungen gesetzt hätte. Dann könnten zwei Schädigungen vorliegen, deren jede tödlich wirken konnte. Wir würden hier wohl sagen, dass die Schussverletzung den Tod herbeiführen musste, ehe die volle Giftwirkung eingetreten war. In manchen Fällen, wo z. B. eine Person von mehreren anderen durch Messerstiche verletzt wurde, wird man die Gesamtheit der Verletzungen für den Eintritt des Todes verantwortlich machen.

Wenn eine Verletzung nicht sofort den Tod herbeiführt, vielmehr zunächst zum Krankenlager führt, und nunmehr in dessen Verlauf Komplikationen auftreten, die allererst tödlich wirken, wenn z. B. eine fibrinös eitrige Pleuritis und Perikarditis nach einem an sich nicht tödlichen Messerstich in die Brust entsteht, so werden wir gleichwohl den Messerstich für den Eintritt des Todes verantwortlich machen, da er den Tod zwar nur mittelbar, die tödliche Erkrankung aber unmittelbar herbeigeführt hat, indem er die Infektionskeime in die Brusthöhle einbrachte.

Gelegentlich kommt es vor, dass von mehreren Personen, die gleichzeitig denselben Schädlichkeiten ausgesetzt waren, die einen zu Tode kommen, die anderen überleben. Wir sehen das oft genug bei Massenvergiftungen, vor allem auch bei der Kohlenoxydvergiftung. Hier spielen die körperliche Konstitution, die allgemeine Widerstandsfähigkeit, das Vorhandensein von pathologischen Veränderungen vor Einwirkung des Gifts eine Rolle. So ist es wohl verständlich, warum eine Person mit Pleuraverwachsungen einer Kohlenoxydvergiftung schneller erliegt als eine ganz gesunde, warum ein Mensch mit chronischer Gastroenteritis einer Nahrungsmittelvergiftung erliegt, die sein Nachbar übersteht.

Die Kardinalfrage in Fällen gewaltsamen Todes ist die, ob Mord, Selbstmord oder Unglücksfall vorliegt. Für die Beantwortung dieser Frage genügt nicht allein der Obduktionsbefund. Wir müssen uns an den Tatort oder Fundort der Leiche begeben, nach Spuren des Kampfes und der Anwesenheit anderer Personen suchen, auf die Verteilung der Blutspuren achten, die ursprüngliche Lage der Leiche berücksichtigen. Waren wir nicht selbst zu einer Besichtigung am Fundorte zugegen, so können uns die Protokolle über die Besichtigungen und Photographien Aufschluss geben.

Der Selbstmörder hinterlässt bisweilen Aufzeichnungen, die von seiner Absicht, sich den Tod zu geben, Zeugnis ablegen. Man denke daran, dass solche Schriftstücke vom Mörder gefälscht sein können, um einen Selbstmord vorzutäuschen. Auf der anderen Seite spricht mangelhafte oder fehlende Motivierung nicht gegen Selbstmord. Der Selbstmörder hat manchmal, z. B. um seiner Familie eine Rente oder Versicherungssumme zu sichern, ein Interesse daran, den Selbstmord zu verdecken. Nicht selten weisen uns Nebenbefunde bei der Obduktion, z. B. chronische Entzündungsprozesse an den Hirnhäuten, eine Lues, eine Gravidität, ein Status menstrualis auf die Wahrscheinlichkeit des Selbstmordes hin. Die Nachforschung nach Symptomen früherer Psychosen oder psychotischer Zustände kann wichtige Aufklärung bringen.

Bestimmte Tötungsarten werden von Selbstmördern bevorzugt. Mord durch Erhängen und Ertränken ist ebenso selten, wie der so bewerkstelligte Selbstmord häufig ist. Umgekehrt steht es mit dem Erdrosseln. Ein Selbstmord durch Erwürgen erscheint ausgeschlossen. Höchstunwahrscheinlich ist ein Selbstmord durch Hiebwunden, obwohl vereinzelte Beobachtungen über Freitod durch Axthieb vorliegen. Nahschüsse an den üblichen Wahlstellen, an der rechten Schläfe beim Rechtshänder, in der Gegend der Herzspitze nach Entfernung der Kleider sprechen für Selbsttötung. Doch kenne ich mehr als einen Fall, in dem ein Mörder sein Opfer in die Schläfe schoss. In dem einen Falle schoss der Täter bei einem Gange durch den Wald sein Opfer überraschend in die rechte Schläfe, in einem anderen Falle hatte der Täter seine im Grase sitzende Geliebte gleichfalls durch Nahschuss in die rechte Schläfe getötet. Ich sah dagegen auch Fälle, in denen der Selbstmörder sich den Schuss in den Hinterkopf gegeben hatte.

Vergiftungen mit grossen Mengen schlecht schmeckender oder auffällig riechender Gifte sprechen bei erwachsenen Personen für Selbstmord; so kann ich mich bei der Lysolvergiftung nur eines Vergiftungsversuches am Erwachsenen erinnern.

Ueberfahren und Sturz aus der Höhe sprechen für Selbstmord oder Unglücksfall. Man muss jedoch daran denken, dass auf andere Art getötete Personen, um den Mord zu verdecken, nachträglich auf die Eisenbahnschienen gelegt werden. Ein Fall, in dem sich ein derartiger Verdacht erhob, kam mir vor einigen Jahren vor. Auf den Geleisen einer Berliner Vorortsstrecke wurde eine männliche Leiche gefunden. Man nahm Ueberfahren an, die Leiche wurde von der Behörde freigegeben und bestattet. Allmählich tauchten Gerüchte auf, der Verstorbene sei ermordet und erst nachträglich auf die Geleise gelegt worden. Die Leiche wurde etwa 4 Monate p. m. wieder ausgegraben und nun konnten wir trotz der langen Zeit, die verflossen war, noch einen zweifellos durch Ueberfahren bedingten Halswirbelsäulenbruch konstatieren mit noch ganz deutlich ausgedehnter Blutunterlaufung an den Bruchstellen.

Auch das nachträgliche Aufhängen von Leichen Ermordeter kommt vor; Mord durch Erhängen sah ich während meiner Assistententätigkeit in einem Falle, wo eine melancholische Mutter ihre Kinder durch Suspension getötet hatte.

Im übrigen werden wir bei der Erörterung der einzelnen Todesarten noch auf die Frage: Mórd, Selbstmord oder Unglücksfall? zurückkommen.

Hier sei schliesslich noch eine andere wichtige Frage allgemeiner Natur kurz gestreift. Nicht allzu selten sehen wir Fälle, in denen der Eintritt des Todes in einem offensichtlichen Missverhältnis zu der stattgehabten mechanischen Einwirkung auf den Körper steht. Beispielsweise, es fällt jemand nach einem Stoss mit der Faust gegen die Brust um und verstirbt nach kurzer Zeit. Die Obduktion ergibt Verblutung aus einem geborstenen Aortenaneurysma. In einem anderen jüngst von mir gesehenen Falle bekommt eine etwa 30jährige Frau während eines ehelichen Zwistes einen Schlag mit der Hand auf den Kopf. Sie stirbt unter zunehmender Bewusstseinsstörung nach drei Tagen, nachdem sie zunächst über heftige Kopfschmerzen geklagt hatte. Die Obduktion ergibt eine mehrere Millimeter dicke geronnene Blutschicht zwischen Dura und Pia über dem linken Grosshirn und einen weichen, rundlichen, mit Blut durchsetzten Tumor an der Innenseite derselben Durahälfte, etwa über der Zentralwindung gelegen. Die Befunde an der Aorta und Leber (Gummigeschwülste) liessen über die Natur der Geschwulst keinen Zweifel. An den Kopfdecken fand sich nur ein minimaler flacher Blutaustritt über dem linken Scheitelbein. Der Schädel war intakt. Wir hoben in unserem Gutachten hervor, dass der Schlag gegen den Kopf bei einer normalen Beschaffenheit des Hirns und seiner Häute höchstwahrscheinlich nicht imstande gewesen wäre, den Tod der Frau herbeizuführen. Auch in dem erst erwähnten Falle wäre der Tod durch den Stoss vor die Brust nicht eingetreten, wenn das Aneurysma nicht gewesen wäre. Wir haben in solchen Fällen die Pflicht, auf die „eigentümliche Leibesbeschaffenheit“, die das frühere österreichische Gesetz kannte, hinzuweisen und dem Gericht klar zu machen, dass das Missverhältnis zwischen der relativ leichten Gewalteinwirkung und dem verhängnisvollen Erfolg einem schon vorhandenen schweren Krankheitsprozess zuzuschreiben ist, der höchstwahrscheinlich über kurz oder lang einen plötzlichen Tod aus natürlicher Ursache herbeigeführt haben würde.

Aehnlich liegen die Verhältnisse, wenn ein leichter Schlag gegen den Kopf bei pathologisch dünnem Schädeldach zu einem Schädelbruch, oder wenn eine geringfügige Stichverletzung bei einem Hämophilen zur Verblutung führt.

9. Kapitel.

Der plötzliche Tod aus natürlicher Ursache.

Wenn ein Mensch anscheinend aus voller Gesundheit heraus in kürzester Frist zugrunde geht, mag er nun dabei augenblicklich, in wenigen Minuten oder erst nach Stunden zum Tode kommen, so erhebt sich leicht der Verdacht, dass nicht natürliche, d. h. gewaltsame Ursachen den Tod herbeigeführt haben. Meist regt sich der Verdacht in der Richtung eines Giftmordes. Wo kein Verdacht rege wird, spricht das Volk von „Herz-, Lungen- oder Gehirnschlägen", und leider tragen auch die von den Aerzten ausgestellten Leichenschauscheine in einer grossen Zahl von Fällen ähnliche Diagnosen, auf Grund einer blossen Leichenschau. Es wäre wohl zweckmässiger, in solchen Fällen zu sagen, dass ein plötzlicher Tod vorliegt, und dass die Todesursache durch die Leichenschau nicht festzustellen ist.

Es wäre im öffentlich-rechtlichen Interesse und im Interesse unseres Faches wünschenswert, wenn in allen Fällen plötzlichen Todes die Leichenöffnung vorgeschrieben wäre. Der grosse Apparat der gerichtlichen Leichenöffnung wäre ja nur da erforderlich, wo von vornherein der Verdacht einer strafbaren Todesveranlassung vorliegt. Sonst genügte ein Obduzent, der das Protokoll über die Leichenöffnung in einem der Behörde jederzeit zugänglichen Journal niederzuschreiben und der Strafbehörde die Protokolle dann einzureichen hätte, wenn die Leichenöffnung die Schuld eines anderen am Tode offenbarte.

Es ist im Rahmen dieses Buches nicht möglich, alle diejenigen Befunde aufzuzählen und zu beschreiben, die jemals in Fällen plötzlichen Todes aus natürlicher Ursache aufgefunden sind oder aufgefunden werden können. Ich verweise auf die schöne und erschöpfende Darstellung dieses Kapitels in Richter's gerichtsärztlicher Diagnostik und Technik. Zur Einführung in die Kenntnis des umfangreichen Gegenstandes mögen einige Beispiele genügen, die aus der eigenen Erfahrung gewonnen sind.

In der Schädelhöhle finden wir als Ursache plötzlichen Todes gelegentlich Blutungen zwischen harten und weichen Hirnhäuten und als deren Quelle eine Pachymeningitis haemorrhagica; die Blutungen sind nach ihrem Farbencharakter — das Blut ist nicht frisch-hellrot, sondern bräunlichrot — meist als solche älteren Datums zu erkennen, gelegentlich finden sich aber auch Blutungen frischeren Datums mit einem hellroten Kolorit. Die Blutschicht kann mehrere Millimeter dick sein. Nach Entfernen des geronnenen Blutes entdeckt man an der Innenseite der Dura braunrötliche Häutchen, die unter dem Wasserstrahl an den Rändern leicht flottieren können, hier und da fester anhaften und mit der Pinzette abzuziehen und gefässreich sind.

Aneurysmen einer Basilararterie, auch ohne Sklerose der Gehirngefässe, können durch Platzen eine tödliche Blutung in die weichen Hirnhäute an der Basis und dadurch plötzlichen Tod bedingen.

Bekannt sind die Fälle, wo eine apoplektische Blutung, meist in die linksseitigen grossen Gehirnknoten, zum Tode führt. Solche Fälle kommen jedem beschäftigten Gerichtsarzt alljährlich mehrfach vor. Nicht selten zeigen bei Eröffnung der Kopfhöhle schon die weichen Meningen an einzelnen Stellen Blutunterlaufung.

In Fällen ausgedehnter Sklerosierung der Gehirnarterien findet man öfters ältere Erweichungsherde von gelblicher Färbung (gelbe Erweichung) (Plaques jaunes,

mit reichlichen Körnchenkugeln im Abstrich) im Gross-
hirnmark. Klinisch und anatomisch ist vielfach nicht recht
klar, warum nach langem Bestehen der Krankheitsprozesse
gerade jetzt der plötzliche Todeseintritt erfolgt ist. Auch
bei Hirntumoren wird man sich diese Frage oft genug
vorlegen, ohne sie anders beantworten zu können als mit
einem Hinweis auf die Erfahrung, dass Hirntumoren plötzlichen Tod bewirken können. Aehnlich steht es ja mit
der progressiven Paralyse, die ja auch in einem „Schlag-
anfall" zum plötzlichen Tode führen kann.

Einen Abszess im linken Stirnlappen sah ich als Ursache plötzlichen Todes. Der Abszess hatte sich durch
Metastase im Anschluss an ein Panaritium entwickelt,
führte aber erst zum Tode, als das Panaritium längst ab-
geheilt war. In der Zwischenzeit waren epileptiforme
Krämpfe beobachtet worden.

In meiner Assistentenzeit sah ich einen Cysticercus
im 4. Ventrikel als Ursache plötzlichen Todes. Bei chro-
nischem Hydrocephalus internus kommen plötzliche Todesfälle vor.

Eine frische Blutung in die linke Kleinhirnhälfte sah
ich als Ursache plötzlichen Todes bei einem 11 jährigen
Mädchen; das kaum kirschgrosse Gerinnsel lag in einer
Höhle mit gelblicher, erweichter Wand. Den Eltern war
an dem Kinde nie etwas Krankhaftes aufgefallen.

Eitrige und tuberkulöse Meningitis sieht man gelegentlich als Ursache plötzlich eintretender, bald vom Tode ge-
folgter Bewusstlosigkeit.

Epileptiker können im Krampfanfall zum Tode kommen.
An den Zungenrändern ist daher in Fällen plötzlichen
Todes nach Bissnarben und frischen Bissverletzungen zu
fahnden. Zuweilen fand ich auch innen an der Lippen-
schleimhaut frische Bisswunden mit frischem Blutbelag.

Fälle von Bolustod weist jede gerichtlich-medizinische
Sammlung auf. Oft ersticken Personen an der Wirtshaus-
tafel beim hastigen Schlingen grosser Fleischbissen oder

Wurststücke. Die Bissen keilen sich in den Kehlkopfeingang ein. Der Tod erfolgt manchmal fast schlagartig, vielleicht zum Teil, wie Richter richtig vermutet, erklärlich durch eine reflektorische Herzlähmung, bedingt durch Reizung der sensiblen Kehlkopfnerven.

Das sogenannte Glottisödem, das Oedem der aryepiglottischen Falten als Ursache plötztichen Todes sah ich bei einem jungen Rechtsanwalt im Anschluss an eine einfache hypertrophierende Angina, die wahrscheinlich schon seit Tagen bestanden hatte. Ein Freund des Verstorbenen wusste zu berichten, dass er im Anschluss an den reichlichen Genuss von Wallnüssen plötzlich einen Erstickungsanfall bekam, in dem er dann schnell zugrunde ging. In einem anderen Falle sah ich im Anschluss an eine an sich nicht tödliche Halsschussverletzung als Ursache des plötzlichen Todeseintritts ein Hämatom der aryepiglottischen Falten.

Richter weist darauf hin, dass bei Diphtherien nach Seruminjektion sich die Membranen schnell abstossen und die Stimmritze verlegen können, so dass Erstickung eintritt.

Bei der Sektion von Brustorganen finden wir als Ursache plötzlichen Todes garnicht selten eine lobäre Pneumonie in einem Stadium der Hepatisation, dass man mit einer schon mehrtägigen Dauer des Krankheitsprozesses rechnen muss. Die Nachfrage ergibt, dass die Person inmitten anscheinenden Wohlbefindens auf der Strasse zusammengebrochen und schnell gestorben ist. Wir sprechen da von einer Pneumonia ambulatoria (korrekter: ambulantium). In diesem Sinne gibt es auch Fälle von Typhus ambulantium. Ich obduzierte ein Mädchen von 22 Jahren, die auch mitten aus „voller Gesundheit" gestorben war, sie zeigte frische Schwellung der Plaques im unteren Ileum und einen frischen Milztumor.

Bei Lungentuberkulose können Hämoptoe, Durchbruch einer Kaverne in den Pleuraraum mit Pneumothoraxbildung plötzlichen Tod herbeiführen. Wenn wir ohne solche

Komplikationen in Fällen anscheinend plötzlichen Todes ausgedehnte tuberkulöse Veränderungen in den Lungen finden, so werden wir damit den Tod als zureichend verursacht ansehen. Man sieht solche anscheinend plötzlichen Todesfälle besonders bei der Bronchitis und Peribronchitis caseosa, wenn unter dem Einfluss einer Mischinfektion kleinste bronchopneumonische Herde hinzutreten.

Nach meinen jüngsten Erfahrungen kann auch die „Grippepneumonie" gelegentlich in wenigen Stunden zum Tode führen; wir haben dann mehr eine allgemeine Sepsis mit Lokalisation in den Lungen vor uns.

In Fällen plötzlichen Todes sind die grossen Brustgefässe in situ vor Herausnahme des Herzens zu öffnen, damit eine Embolie der Pulmonalarterie nicht übersehen wird.

Ruptur eines Aneurysmasackes der Aorta, spontaner Riss der Aortenwand infolge atheromatöser Geschwüre sind mit die häufigsten Ursachen plötzlichen Todes. Spontane Risse der Herzwand, als Folge einer durch Koronarsklerose bedingten Erweichung der linken Ventrikelwand und Arterienrupturen innerhalb des Herzbeutels führen zum plötzlichen Tod unter dem anatomischen Bilde der Herzbeuteltamponade; der Herzbeutel ist mit flüssigem und geronnenem Blute wie austamponiert.

Nirgends ist die mikroskopische Untersuchung im Anschluss an die Obduktion so wichtig wie bei der Untersuchung des Herzmuskels in Fällen plötzlichen Todes. Einfache Zupfpräparate geben schnell über bedeutsame Veränderungen Aufschluss. Vielfach ist allerdings schon makroskopisch eine Trübung des Herzmuskels zu erkennen, besonders gut auf Flachschnitten durch die linke Kammerwand. Die mikroskopische Untersuchung ist gleichwohl nicht zu versäumen; sie allein zeigt uns die ersten Anfänge der „trüben Schwellung", sie zeigt uns die braune Atrophie, die Fragmentation des Herzmuskels.

In manchen Fällen plötzlichen Todes ist die Schlaffheit, die braungelbe Färbung des Herzmuskels, dabei eine

deutliche Abrundung der Herzspitze so hervortretend, dass
der Herztod ohne weiteres klar ist.

Am Herzen sollen in allen Fällen die genauen Masse
der Länge, Breite und Dicke, die Dicke der Kammer-
wände und die Form der Herzspitze angegeben werden.
Ein Querschnitt durch das Herz, etwa 3—4 cm oberhalb
der Spitze, macht uns das Weitenverhältnis der beiden
Kammern klar.

Unter Umständen ist eine frische Endokarditis der
Klappen als Ursache plötzlichen Todes anzusehen; chronische Endokarditis der Klappen (Klappenfehler), besonders
eine Mitralinsuffizienz und -stenose oder eine Aorteninsuffi-
zienz haben wir öfter als Ursache des plötzlichen Todes
gefunden und angesprochen.

Eine der häufigsten Ursachen plötzlichen Todes ist
die Sklerose der Kranzgefässe; manchmal ist die Sklerosierung an ihren Mündungen so stark, dass es unmöglich
ist, mit der Schere in das Gefäss einzudringen.

Bisweilen finden wir in Fällen plötzlichen Todes als
einzigen Befund Verwachsungen der Pleurablätter nebst
einer mässigen eitrigen Bronchitis. In solchen Fällen erklärt man, dass, bei dem Fehlen einer anderen Todesursache, die Bronchitis in Verbindung mit der Verwachsung
der Pleurablätter den Eintritt des Todes erklären kann.
Kommt dazu noch partielle oder totale Verwachsung der
Blätter des Herzbeutels, so haben wir eine genügende Erklärung des plötzlichen Todes.

Ob der Thymusdrüse eine besondere Bedeutung für die
Erklärung von Fällen plötzlichen Todes zukommt, ist eine
strittige Frage. Der Status thymicus oder lymphaticus (thymico-
lymphaticus), bei dem neben der Thymus die follikulären
Apparate vergrössert sind, spielt in unserer Literatur eine
grosse Rolle. Es wird behauptet, dass die vergrösserte
Thymus durch Druck auf die Luftröhre, die grossen Gefässe,
Nerven, den plötzlichen Tod herbeiführen kann; andere

geben an, dass der Status thymicolymphaticus eine körperliche Minderwertigkeit und damit eine geminderte Widerstandsfähigkeit gegen Noxen aller Art bedeutet. Nach eigenen Erfahrungen kann ich lediglich sagen, dass es einen Typus von kurzhalsigen Individuen gibt, besonders im Kindesalter, bei denen sich neben einer auffallend grossen Thymus eine allgemeine Vergrösserung der lymphatischen Apparate der Zunge, des Rachens, der Lymphdrüsen am Halse und im Mesenterium, der Milzkörperchen, der Plaques und Follikel im Darm findet. Ich habe den Eindruck gewonnen und ihn auch durch Erfahrungen an jungen Soldaten im Felde bestätigt gefunden, dass diese Personen gegen Schädigungen aller Art, z. B. gegen fieberhafte Erkrankungen und gegen Darmkatarrhe eine sichtlich geminderte Widerstandsfähigkeit besitzen. Dagegen habe ich noch keinen Fall gesehen, den man als reinen „Thymustod" hätte ansehen können.

Die Hypoplasie des Gefässapparates, kleines Herz, schmale Aorta, ist gleichfalls im Sinne einer körperlichen Minderwertigkeit einzuschätzen; auch dafür hat mir die feldärztliche Tätigkeit beweisendes Material in Fülle gebracht. Ich würde in Fällen plötzlichen Todes, bei geringfügigem positiven Befunde, nicht zögern, die Hypoplasie des Gefässapparates, zu der bei der Frau noch die Kleinheit des Uterus kommt, für die Erklärung des Todes begründend mitzuverwerten.

Von den Befunden in der Bauchhöhle sei in erster Linie das Platzen eines extrauterinen Fruchtsackes erwähnt. Dies Ereignis führt, namentlich wenn nicht sofortige operative Hilfe zur Stelle ist, häufig durch Verblutung in die Bauchhöhle zum Tode. Andere Quellen plötzlicher tödlicher Blutung in die Bauchhöhle sind durchbrechende Magen- und Duodenalgeschwüre, Typhusgeschwüre. Darmverschluss, eingeklemmte Unterleibsbrüche sind die gelegentliche Ursache eines anscheinend plötzlichen

Todes. Bei einem badenden Knaben, der schwimmen konnte und plötzlich untersank, fand sich eine perforierte Appendix.

Akuter Darmkatarrh und Magendarmkatarrh führen bisweilen äusserst schnell zum Tode, vermutlich infolge von Ueberschwemmung des Körpers mit Toxinen. Ich sah einen derartigen Fall bei einem älteren Landsturmmann, der in wenigen Stunden zugrunde ging. Ich fand den ganzen Dünn- und Dickdarm mit schwappendem graugelblichem Inhalt erfüllt. Die Darmschleimhaut war sammetartig aufgelockert, die feinsten Gefässe voll injiziert. Die chemische und bakteriologische Untersuchung ergab keinen Anhaltspunkt für die Annahme einer Vergiftung oder einer der bekannten Darminfektionen. Jede Art von Nephritis, die akuten Entzündungsprozesse, ebenso wie die Schrumpfniere kann einen Fall plötzlichen Todes erklären. Man denke an die Eklampsie, an das Coma uraemicum, an die Möglichkeit plötzlichen Versagens des Herzens. Bei den plötzlichen Todesfällen Schwangerer spielt die Niere eine wesentliche Rolle.

Bei plötzlichen Todesfällen einer Schwangeren rechne man stets mit der Möglichkeit einer Luftembolie von der Gebärmutter aus (vgl. Kapitel 19).

Bei dem plötzlichen Tod im Kindesalter spielen am Schädel vorzeitige Nahtverknöcherung und der innere Wasserkopf eine wesentliche Rolle. Eine der hauptsächlichsten Veranlassungen des plötzlichen Todes sind in diesem Alter die akuten Bronchitiden, die in wenigen Stunden zum Tode führen können. Auf der Schnittfläche solcher Lungen, die im ganzen durchaus lufthaltig erscheinen können, treten aus den durchschnittenen Luftröhrenästen dicke, weissgelbliche Schleimpfröpfe.

Weisslich verdicktes Endokard bei dilatiertem linken Ventrikel findet man bei plötzlich gestorbenen Kindern, die daneben noch etwa einen Bronchial- oder Darmkatarrh aufweisen.

Der Darmkatarrh der kleinen Kinder als eine der häufigsten Ursachen plötzlichen Todes ist bekannt. Der Darminhalt ist flüssig, graugelblich, die Plaques und Follikel sind gerötet und geschwollen, die feinsten Gefässe stark gefüllt.

In einzelnen Fällen kann man nicht umhin, eine besonders hochgradige Rachitis für den Eintritt plötzlichen Todes verantwortlich zu machen. Todesfälle durch Stimmritzenkrampf sind in der gerichtsärztlichen Praxis beobachtet worden.

Schliesslich bleibt noch eine bescheidene Anzahl von Fällen übrig, bei denen die Obduktion eine bestimmte Todesursache nicht ergibt, bei denen die pathologisch-anatomische Ausbeute minimal oder gleich Null ist. Wir müssen uns in solchen Fällen damit begnügen, das aufzuzählen, was wir an krankhaften Befunden gesehen haben, und uns dahin aussprechen, dass sich eine bestimmte Todesursache nicht ergeben hat, dass aber auch Anhaltspunkte für die Annahme einer gewaltsamen Todesart nicht vorliegen. Vielleicht werden uns die Lehre von der „Inneren Sekretion", neue ungeahnte Befunde an den „Organen der Zukunft", den Nebennieren, helfen, die Zahl der Fälle mit negativem Befunde immer mehr zu verringern.

Ein integrierender Teil der Untersuchung in Fällen plötzlichen Todes ist die Erforschung der Erscheinungen, unter denen der Tod eingetreten ist. Wir werden manchesmal erfahren, dass der Tod nicht ein ganz so plötzlicher war, wie es zunächst scheinen konnte, dass zum mindesten schon längere Zeit vorher Krankheitszustände bestanden haben, die die Möglichkeit eines vorzeitigen Lebensendes vermuten liessen. So werden wir gelegentlich zu hören bekommen, dass der Verstorbene an Krampfanfällen gelitten hat. Krampfartige Zufälle können auch in der Vorgeschichte des plötzlichen Todes der kleinen Kinder eine entscheidende Rolle spielen, sei es, dass sie durch zerebrale oder gastrointestinale Vorgänge bedingt waren.   In einem Fälle plötzlichen Todes eines etwa $^3/_4$ Jahre alten Kindes, bei dem eine Obduktion absolut ergebnislos verlief, liess sich feststellen, dass das Kind bei einem Versuch sich aufzurichten und seitlich aus dem Kinderwagen herauszuschauen, den Vorderhals auf die seitliche obere Wagenkante gelegt hatte; in diesem Augenblicke richtete die mehrere Jahre alte Schwester das Verdeck des Kinderwagens auf, so zwar, dass Hals und Nacken des Kindes in den Winkel zwischen Wagen und vorderer Verdeckkante fest eingepresst wurde. Das Kind war in dieser Lage erstickt. Die später hinzukommende Mutter fand das Kind bereits tot vor. Oertliche Befunde waren bei der Obduktion am Halse und den Halsorganen nicht festzustellen. Hier konnte also der anscheinend plötzliche Tod aus natürlicher Ursache nachträglich durch äussere Gewalteinwirkung erklärt werden. Umgekehrt erklären sich manche Fälle, in denen Mütter der gewaltsamen oder fahrlässigen Erstickung oder Erdrückung ihrer Kinder bezichtigt werden, durch den Befund einer Kapillärbronchitis als Todesfälle aus natürlicher Ursache.

10. Kapitel.

Die gewaltsame Erstickung.

———

Unter Erstickung verstehen wir die bis zum Eintritt
des Todes fortgesetzte gewaltsame Behinderung der Atmung.
Das wenigstens ist die Definition des gerichtlich-medizinischen Begriffes der Erstickung. Wir legen also das Haupt-
gewicht auf den Nachweis der gewaltsamen Behinderung
der Atmung und der Art der Behinderung. Die Anatomie
des Erstickungstodes hat eine lange, an Irrtümern reiche
Geschichte. Lange Zeit haben die subserösen Ekchymosen
eine bedeutende und verhängnisvolle Rolle gespielt. Daneben achtete man auf das Flüssigbleiben des Blutes, die
Blutüberfüllung des rechten Herzens, Blutaustritte in die
Kopfschwarte. Alle diese Erscheinungen, in ihrer Einzelheit wie in ihrer Gesamtheit, besagen nie etwas bestimmtes
für die Todesursache, auch nicht für die Todesart; sie
finden sich in Fällen, die mit dem, was wir als Erstickung
bezeichnen, nichts zu tun haben. Einzelne der Erscheinungen,
wie die Blutverteilung, gewisse Blutaustritte, sind ausgesprochene Leichenerscheinungen. Darum soll man an
diesen Erscheinungen aber keineswegs achtlos vorüber-
gehen, sie sind sorgfältig zu beachten und zu beschreiben,
zu schätzen, aber nicht zu überschätzen. Vor allem dürfen
wir unser Gutachten, dass die obduzierte Person an Erstickung gestorben sei, nur dann abgeben, wenn wir den
Nachweis der mechanischen Erstickungsursache führen
können. Es gibt indessen einzelne Befunde, die der Annahme gewaltsamer Erstickung auch eine rein anatomische

9*

Stütze geben können. So findet man beim Tod durch Erwürgen und Erdrosseln gelegentlich feine punktförmige Blutaustritte in die Haut der Lider und der seitlichen Wangenpartien. Eine auffallende Cyanose des Gesichts bei gleichzeitigem Gedunsensein kann bei frischen Leichen, wenn die Entstehung durch blosse Hypostase sicher auszuschliessen ist, die Annahme des Erstickungstodes unterstützen. Indes: diese Erscheinungen können bei gewaltsamer Erstickung fehlen, sie können auch in anderen Fällen plötzlichen Todes vorkommen, sie sind also nicht pathognomonisch für die gewaltsame Erstickung.

Die Erstickung durch blossen Verschluss von Nase und Mund ist nicht besonders häufig. Die Japaner haben uns von einem Verfahren berichtet, bei dem sich auf Mund und Nase gelegtes feines Papier durch Inspiration so fest ansaugt, dass die weitere Atmung unmöglich wird und Erstickung eintritt; so sollen Neugeborene leicht zu ersticken sein. Nach Entfernung des Papiers sind die Spuren der Tat mit beseitigt. Hilflose Kinder lassen sich natürlich auch durch Verschluss der Atmungsöffnungen mit weicher Bedeckung ersticken, entweder durch blosses Zuhalten von Mund und Nase oder durch aufgelegte Tücher, Bettstücke und ähnliche Dinge. Spuren der gewaltsamen Erstickung fehlen dann meistens. Sind Tatsachen bekannt, die eine derartige Erstickung bewirken könnten, so werden wir in unserem Gutachten zum Ausdruck bringen, dass der Obduktionsbefund eine bestimmte Todesursache nicht ergeben hat, und dass der Befund der Annahme einer gewaltsamen Erstickung nicht widerspricht. In dem vorzubehaltenden begründeten Gutachten würden wir dann eingehend die uns mitgeteilten Tatsachen daraufhin würdigen, ob sie geeignet waren, einen zur Erstickung genügenden Abschluss der Atemöffnungen herbeizuführen. Wir müssen fordern, dass der Verschluss der Atemöffnungen ein vollständiger, und dass er nicht bloss ein augenblicklicher, kurz dauernder war. Wieviel Zeit erforderlich ist, um einen Menschen durch gewaltsame Erstickung zu töten, ist nicht ein für alle Mal ausgemacht. Aus Fällen von Selbstmord durch Erhängen weiss man jedenfalls, dass noch nach mehreren Minuten bis zu einer Viertelstunde und darüber Wiederbelebungsversuche Erfolg hatten.

Die häufigste Art der gewaltsamen Erstickung ist die **Erhängung,** die so bewirkt wird, dass um den Hals ein Strang gelegt, und dass dieser, meist in Form einer einfachen Schlinge, um den Hals gelegte Strang nach seiner Befestigung an einem festen Punkt (Haken, Baum, Tür- klinke usw.) durch das Gewicht des Körpers fest zuge- zogen wird. Der Zungengrund wird nun durch das ein- schnürende Werkzeug gegen den harten und weichen Gaumen gedrückt. Damit ist der Verschluss der Luft- wege bewerkstelligt. Ein Zusammendrücken des Kehl- kopfes oder der Luftröhre bis zum Verschluss, wie man sich früher vorstellte, findet nicht statt. Zugleich mit dem Verschluss des Luftweges werden aber auch die grossen Halsgefässe komprimiert. So kommt es, dass infolge der so bedingten Unterbindung der Sauerstoff- zufuhr zum Gehirn der Strangulierte sehr schnell bewusstlos wird. Möglicherweise ist auch der durch den Strang be- wirkte Druck auf den Nervus vagus ein den Eintritt des Todes beschleunigender Faktor. Ob jedesmal alle grossen Halsgefässe beider Seiten gleichzeitig komprimiert werden, ob der Verschluss in einzelnen Fällen vielleicht nur eine Seite betrifft, scheint mir mehr eine Doktorfrage zu sein. Wenn man Erhängte rechtzeitig entdeckt und Wieder- belebungsversuche erfolgreich sind, so sieht man in der Mehrzahl der Fälle eine volle Restitutio ad integrum. In meiner Gefängnispraxis habe ich jedoch auch eine grössere Anzahl von Fällen gesehen, wo eine Erinnerungslosigkeit für den ganzen Akt und für die dem Akt vorhergehenden Augenblicke bestand (retrograde Amnesie); in einem Falle kam es sogar zu einer Erinnerungsfälschung, indem der Gefangene die Strangulationsspur an seinem Halse, die er sich nicht richtig deuten konnte, auf eine Misshandlung durch den Aufseher zurückführte. In anderen Fällen sah ich eigentümliche Sprachstörungen nach Erhängen, ein Lallen und Silbenstolpern, eine zweifellos rein motorische Sprachstörung, eine ataktische Aphasie, die schnell vorüberging. Aus alledem geht hervor, eine wie schwere Schädigung der Verschluss der Halsgefässe bedeutet, denn nur dieser Verschluss erklärt die schweren zentralen Ausfallserscheinungen, und rein theoretisch ist daher auch eine

Fig. 18.

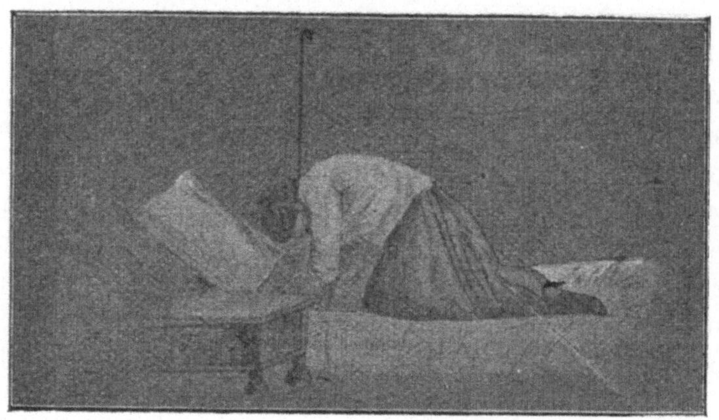

Erhängung in knieender Stellung im Bett.

tödliche Erhängung denkbar, die gar keine gewaltsame Erstickung im engeren Sinne, sondern einen Tod durch die Sauerstoffverhungerung des Gehirns bedeutet.

Man findet die Erhängten durchaus nicht immer in freihängender Stellung. Manchmal berühren sie den Fussboden mit den Fusspitzen, manchmal findet man sie in knieender, manchmal in halbliegender Stellung erhängt (Fig. 18). Der Aufhängungspunkt kann nackenwärts, er kann vor- oder seitlich zum Halse liegen.

Das Gesicht der Toten ist manchmal tief blaurot angelaufen und gedunsen, häufig aber auch garnicht verändert. Die Konjunktiven können injiziert sein, Ekchy-

mosenbildung in den Lidern, Konjunktiven, im Gesicht
habe ich bei Erhängten sehr selten gesehen. Wohl sieht
man Ekchymosen an den Beinen von Erhängten, ich kann
mich aber nicht erinnern, sie jemals bei ganz frischen
Leichen gesehen zu haben. Dagegen sah ich sie auf dem
Obduktionstisch häufig.

Samenaustritt aus der Harnröhre fand ich fast regelmässig, einmal sogar bei einem 72jährigen noch lebende
Spermatozoen. Gelegentlich wird Kotabgang und reichliche Urinentleerung gefunden.

Man unterscheidet weiche und harte Strangmarken.
Die weiche Strangmarke darf nicht verwechselt werden
mit Eindrücken, die ein enger Kragen, etwa der Kragen
einer einschnürenden Halsborte an einer Frauenleiche an
der Haut des Halses hinterlässt. Besonders bei schon
etwas durch Fäulnis gedunsenen Weichteilen, z. B. bei
Wasserleichen oder Leichen, die unaufgefunden längere
Zeit gelegen haben, sieht man solche Pseudomarken. Die
weiche Strangmarke ist, wie ihr Name sagt, weich und
blass, die harte Strangmarke ist hart wie Leder. Weiche
Marken entstehen entweder durch Benutzung eines weichen
Strangwerkzeuges (weiche breitumgelegte Tücher) oder
durch Umlegung des Strangwerkzeuges über einer weichen
Bedeckung der Haut des Halses. Die harte Strangmarke
ist eine Vertrocknungserscheinung. Das Strangwerkzeug
entfernt aus der strangulierten Partie der Haut die Gewebs-
flüssigkeiten und schindet zugleich die oberen Hautschichten,
dadurch wird die Eintrocknung der Strangfurche bedingt;
die Eintrocknung ist im Grunde genommen nichts als
eine Leichenerscheinung. Wenn die Erhängten am Leben
bleiben, so sieht man nachträglich nur eine blasse, sich
bald ausgleichende Strangmarke, innerhalb deren sich
kleine Hautabschürfungen vorfinden.

Gewöhnlich findet man an der Leiche die Strangmarke am Vorderhals hart und tief eingeschnitten, nach
den Seiten wird sie flacher, blasser und weicher, bis

schliesslich die harte Strangmarke ganz in eine weiche übergegangen ist. Die zunächst vorn horizontal verlaufende Marke steigt etwa hinter dem vorderen Rand der Kopfnicker etwas nach oben und schliesslich vereinigen oder verlieren sich die Enden der Marke im Nackenhaar (Fig. 19). Das ist der typische Verlauf der Marke bei der häufigsten

Fig. 19.

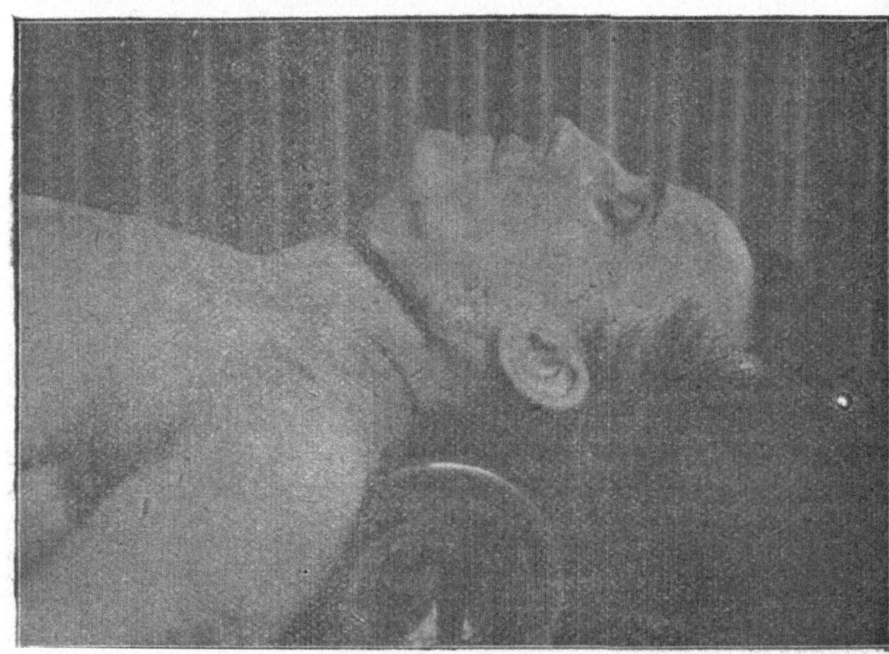

Typisch verlaufende Strangmarke nach Erhängung.

Form des Erhängens, bei der sich der Knoten oder die Schlinge des Stranges im Nacken befindet. Was die Höhe des Markenverlaufes am Vorderhalse betrifft, so liegt sie hier gewöhnlich zwischen Kehlkopf und Zungenbein. Im übrigen variieren die Marken in ihrer Lage und ihrem Verlauf mit dem Aufhängepunkt. Lag der Knoten vorn, so sieht man oft eine dem Knoten entsprechende breite Vertrocknung zwischen Kinn und Kehlkopf. Innerhalb der Marke erscheint eine Art von Abdruck, gewissermassen ein Negativ des umschnürenden Strangwerkzeugs, ein System von Leisten und Vertiefungen.

Ob eine Marke intra vitam oder p. m. entstanden ist, kann man ihr meistens nicht ansehen. Ich würde nur unzweifelhafte Blutaustritte auf der Höhe der Zwischenkämme der Marken für ein Zeichen vitaler Reaktion halten.

Ueber die Totenflecke sprachen wir schon im Kapitel 2. Spermaaustritt aus der Harnröhre beweist nicht die intravitale Erhängung.

Von den inneren Befunden interessieren uns diejenigen am Halse. Hier sind Brüche der Zungenbein- und der Schildknorpelhörner etwas gewöhnliches. Die Bruchlinien sind leicht gezackt und, allerdings nicht immer, von einer geringen Blutung unter dem Periost bzw. Perichondrium umgeben. Diese frischen Brüche, zu deren fälschlichen Annahme man sich durch das Vorkommen von Schaltknorpeln nicht verleiten lasse, sind ein untrügliches Zeichen der Erhängung am Lebenden. An der Innenhaut der Carotis communis findet man häufig dicht unterhalb der Teilungsstelle quer gestellte, flache, zackige Risse; man kann sich diese Risse, nach vorsichtigstem Aufschneiden der Carotis von ihrem Ursprunge aus, dadurch sichtbar machen, dass man mit blutbefleckter Fingerkuppe über die Intima fährt und dann mit sauberem feuchten Schwamm leicht nachwischt; dann bleibt etwas Blut in der Risslinie stehen und macht sie deutlicher.

Brüche der Halswirbelsäule kommen wohl bei der brüsken Hinrichtung durch den Strang öfter vor. Wir sehen sie in der gerichtsärztlichen Praxis fast nur bei einer durch die Art der Suspension bedingten Ueberstreckung der Halswirbelsäule und bei brüchigen Knochen, also bei alten Leuten; einen derartigen instruktiven Fall bei einer alten Frau hat jüngst F. Strassmann mitgeteilt.

Beim Tod durch Erhängen handelt es sich in der allergrössten Mehrzahl der Fälle um Selbstmord. Mord durch Erhängen würde bei nicht bewusstlosen Erwachsenen Schwierigkeiten begegnen; bei Kindern kommt Mord durch Erhängen vor. Kombination von Erhängen mit anderen Selbstmordversuchen (Erschiessen, Schnittwunden) haben wir öfters gesehen. Nachträgliches Aufhängen des Körpers Ermordeter ist wiederholt beobachtet.

Beim **Erdrosseln** wird das Strangwerkzeug durch die Hand zugeschnürt. In vereinzelten Fällen haben Selbstmörder zur Selbsterdrosselung gegriffen, unter Benutzung von Knebelvorrichtungen, die das Lockern des Stranges verhindern sollten. Sonst ist die Tötung durch fremde Hand beim Erdrosseln die Regel. Die Strangmarke, die auch beim Erdrosseln hart oder weich sein kann, verläuft meist in ganzer Ausdehnung horizontal und zeigt gewöhnlich in ihrer gesamten Ausdehnung gleichen Tiefen- und Konsistenzcharakter. Es kommen jedoch auch Unterbrechungen im Verlauf der Erdrosselungsmarke vor durch Faltenbildung, durch zwischengeschobenen Hemdkragen usw. Auch unvollkommener Schluss der Marke wird beobachtet, wenn die Schlinge selbst nicht ganz geschlossen wurde.

Häufiger als beim Erhängen sieht man beim Erdrosseln Blutaustritte in die Kopfhaut, in die Lider, Konjunktiven und die seitlichen Wangen- und Halspartien. Die weichen Kopfdecken pflegen beim Erdrosseln blutreicher zu sein als beim Erhängen.

Beim **Erwürgen** ist die Hand das erstickende Werkzeug. Erwürgen beweist stets die Tötung durch fremde Hand. Beim Tod durch Erwürgen finden sich an der Haut des Halses und zwar an den seitlichen Partien oberflächliche Hautverletzungen (Abschürfungen), die durch die würgenden Finger und deren Nägel hervorgerufen werden. Die Würgespuren, die entsprechend der Gruppierung der würgenden Finger der rechten Hand in ihrer Mehrzahl auf der linken Halsseite liegen (rechts würgt nur der Daumen) sind vielfach leicht halbmondförmig, stellen rote feinlinige Abschürfungen dar und sind bisweilen mit trockenen Blutschüppchen bedeckt. Sie fehlen bei der Erwürgung über einem Tuch oder Laken oder ähnlichen Bedeckungen.

Manchmal findet man beim Erwürgen auch Spuren von Finger- und Nägelabdrücken am Kinn und seitlich der Mundwinkel, die von Versuchen herrühren, dem Opfer den Mund zuzuhalten (Fig. 20).

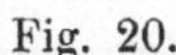

Fig. 20.

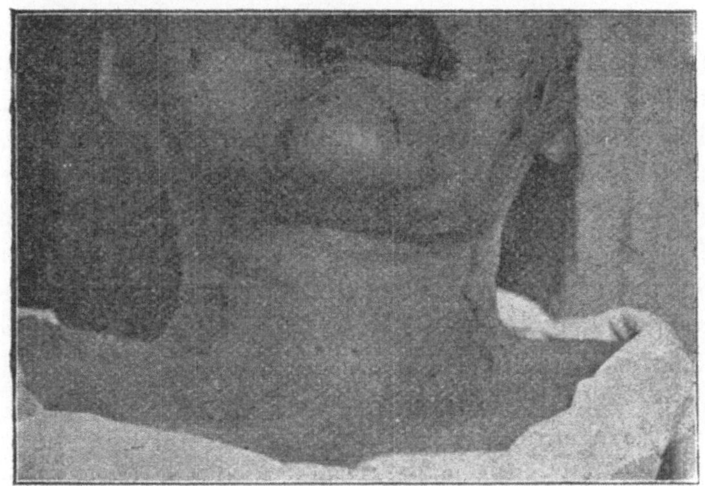

Würgespuren am Hals und Kinn.

Auch beim Erwürgen sind die Blutungen in die Gesichtshaut (Lider, Wangen, Konjunktiven) häufiger als beim Erhängen.

Beim Erwürgen vermisst man fast niemals Blutungen in die Muskulatur des Halses und in die Bindegewebshüllen der Halsgefässe, -nerven und -drüsen. Bei ganz jungen Personen habe ich Brüche der Kehlkopfknorpel meist vermisst; je älter das Individuum, um so häufiger sieht man Brüche der Zungenbeinhörner, der Schildknorpelplatten, des Ringknorpels.

Ueber die Erstickung durch Bissen haben wir schon im vorigen Kapitel berichtet; bei kleinen Kindern können verschluckte Lutschpfropfen, in der Narkose verschluckte Gebissplatten, in der Bewusstlosigkeit aspirierte Speisemassen die gewaltsame Erstickung bewirken. Kinder werden absichtlich dadurch erstickt, dass man ihnen Knebel aus Stoffen tief in den Rachen hineindrückt. Bei Erwachsenen, die nicht vorher wehrlos gemacht sind, ist eine derartige Erstickung durch fremde Hand kaum denkbar.

Bei Verschüttungen kann es dadurch zur Erstickung kommen, dass Erd-, Sand- oder ähnliche Massen Mund und Nase verschliessen und in die Luftwege kommen, zugleich aber auch durch eine Zusammendrückung des Brustkorbes bis zur vollendeten Unmöglichkeit der Atmung. Aehnlich ist auch der Mechanismus bei der Erstickung im Gedränge, beim Abstürzen Angeseilter im Gebirge, bei der Quetschung zwischen den Puffern der Eisenbahnwagen. Wir fanden in solchen Fällen neben Rippenbrüchen, Blutungen und Zerreissungen der Brustorgane eine hochgradige Blaufärbung der Haut des Gesichts und des Rumpfes oberhalb der Presstelle mit punktförmigen Blutaustritten in die Haut.

11. Kapitel.

Der Tod durch Ertrinken.

Als klassisches Zeichen des Todes durch Ertrinken gilt immer noch die Casper'sche „Hyperaerie": Nach Abnahme des Brustbeins und der Rippenknorpel wölben sich die Lungen gleich luftgefüllten Säcken vor, sie sind „ballonartig" aufgetrieben, kollabieren nicht, sie berühren sich in der Mittellinie mit ihren freien hellen Rändern oder überlagern gar einander mit ihren Rändern. Diese Blähung in Verbindung mit einer starken Durchfeuchtung des blassen Lungengewebes ist eines der konstantesten Symptome beim Ertrinkungstod. Es gibt aber auch Fälle unzweifelhaften Ertrinkens, in denen die Ballonierung der Lungen fehlt. Sie wird naturgemäss immer dort fehlen, wo ausgedehnte pleuritische Verwachsungen die volle Entfaltung der Lungen hindern; so findet sich gelegentlich nur auf einer Seite die charakteristische Lungenblähung, da natürlich, wo Verwachsungen fehlen, aber auch beim Fehlen aller Verwachsungen kann die Hyperaerie vermisst werden.

An dem Zustandekommen der typischen Ertrinkungslunge beteiligt sich die in die Lungen eingedrungene Ertränkungsflüssigkeit. Dass die Ertränkungsflüssigkeit beim Ertrinken tief in die Atemwege eindringt, ist nicht zu bezweifeln. Einmal aber in den Lungenalveolen, muss die Flüssigkeit in das Blut der Lungenkapillaren und von da durch den kleinen Kreislauf in das gesamte Körperblut übertreten. Dabei muss das Blut des linken Herzens, das sich in den Lungen immer von neuem mit Ertränkungsflüssigkeit mischt, gegenüber dem des rechten Herzens als besonders verdünnt befunden werden. Zuerst haben Brouardel und Loye diese stärkere Verdünnung des linken Herzblutes durch die Bestimmung des Trockenrückstandes zu erweisen versucht. Paltauf nahm die kolorimetrisch gemessene Hämolyse zu Hilfe, und Brouardel und Vibert zählten die roten Blutkörperchen des Herzblutes, um so die Blutverdünnung abzuschätzen.

Dann kam zuerst Carrara im Jahre 1901 auf die Idee, die verschiedene Konzentration des Blutes beider Herzhälften mittels der Kryoskopie zu bestimmen. Carrara wie seine literarischen Nachfolger Revenstorf, Stoenescu, H. K. W. Schmidt, Wachholz und Horoszkiewicz gingen zuerst experimentell vor. Sie ertränkten Tiere, besonders Hunde, und konnten fast durchgehends die Differenz des Blutes der rechten und der linken Herzhälften nachweisen. Die Gefrierpunktserniedrigung ($\varDelta$) für das linke Herzblut war stets geringer als für das rechte. Es ist leicht einzusehen, dass sich dieses Verhältnis beim Ertrinken im Meerwasser, dem durch seinen Salzgehalt eine bedeutend höhere molekulare Konzentration als dem Süsswasser eigen ist, gerade umkehrt. Bei Tieren, die als Leichen unter Wasser gebracht wurden, blieb diese Differenz aus zum Zeichen dafür, dass die Zirkulation aufgehört hatte und ein Uebertritt der etwa postmortal in die Lungen eingedrungenen Flüssigkeit in das Blut nicht mehr stattfinden konnte. Wie stellen sich diese experimentell gewonnenen Ergebnisse dar, wenn sie in die gerichtsärztliche Praxis übertragen werden?

In der Praxis wird die Kryoskopie vor allem durch die Fäulnis für die Diagnose des Ertrinkungstodes ihres Wertes beraubt. So berichten denn alle Autoren übereinstimmend, dass die Kryoskopie des Herzblutes nur bei ganz frischen Leichen zuverlässige Auskunft darüber geben kann, ob Ertränkungsflüssigkeit in die Atemwege eines lebenden Menschen eingedrungen ist, und auch da selbst kann die Methode versagen, wie Revenstorf's Erfahrungen mit 24—48 Stunden alten Leichen beweisen. Je länger aber der Zwischenraum zwischen Tod und Obduktion ist, um so weniger dürfen wir einen Erfolg von der Kryoskopie erhoffen. Die Leichenfäulnis führt durch Diffusions- und Imbibitionsprozesse, die sich an der im Wasser befindlichen Leiche vollziehen, eine derartige Erhöhung des $\varDelta$-Wertes herbei, dass sogar der $\varDelta$-Wert für normales Blut (—0,55 bis —0,57) in allen Fällen überschritten wird. So werden wir auch leicht begreifen, dass Revenstorf im Winter bessere kryoskopische Resultate verzeichnen konnte als im Sommer. Bei 21 in der Zeit von Mai bis August untersuchten Fällen von Ertrinkungstod zeigte die Kryoskopie nur 3 mal ein für die Diagnose verwertbares Ergebnis, während nach einer früheren Publikation bei 46 Fällen, die vorzugsweise den Wintermonaten angehörten, 19 mal ein positives Resultat zu verzeichnen war. Die Erfahrungen, die wir bei unseren Obduktionen Ertrunkener gemacht haben, stimmen mit denen Revenstorf's nur allzusehr überein. Wir bekommen die Leichen frühestens nach zweimal 24 Stunden, meist aber erst nach 3 oder 4 Tagen auf den Sektionstisch. Entweder findet man dann bei den an der Luft rapide faulenden Wasserleichen gar kein Blut in den Herzhöhlen mehr vor, oder aber ein Blut, das kryoskopische Werte gibt, die zumeist noch über den Normalwert vergrössert sind. Dabei ist nicht allzu selten, trotzdem an der Tatsache des Ertrinkens ein Zweifel nicht bestehen kann, die Gefrierpunktserniedrigung für das Blut des linken Herzens grösser als für das des rechten Herzens.

Was die Kryoskopie leistet, kann natürlich mehr oder weniger sicher auch mit Hilfe aller derjenigen anderen Methoden geschehen, die dazu dienen, die molekulare Konzentration einer Flüssigkeit zu ermitteln. So hat Carrara die Kryoskopie durch die Messung der elektrischen Leitungs-

fähigkeit ersetzt; Placzek hat die Hamerschlag'sche
Methode empfohlen, die darin besteht, dass man in einem
Gemisch von Benzol und Chloroform einen Tropfen des zu
untersuchenden Blutes durch Hinzufügen der spezifisch
leichteren oder schwereren Flüssigkeit zum Schweben
bringt, das spezifische Gewicht des Blutes ist dem des
Gemisches gleich. Endlich sind Versuche angestellt worden,
die Dichte des Blutes durch die Messung seines Licht-
brechungsvermögens zu ermitteln.

Neben dem Nachweis der Flüssigkeit selbst kann die
Untersuchung auf feste, mit der Flüssigkeit aspirierte Bestandteile für die Diagnose von Bedeutung sein. So gelang
es Revenstorf wiederholt, den Nachweis einer gleichmässigen Verteilung von Algen und Diatomaceen in den
Lungen Ertrunkener zu führen.

Aeusserlich finden wir an den Leichen Ertrunkener
Gänsehaut, Quellung und Fältelung der Haut an Händen und
Füssen (Waschhaut), die nach längerem Liegen der Leiche
im Wasser bis zur vollkommenen handschuhartigen Ablösung
der Haut führen kann. Diagnostisch sind diese Befunde
insofern von geringerer Bedeutung, als sie nicht den Ertrinkungstod, sondern lediglich den Aufenthalt des Körpers
im Wasser beweisen. Wie lange eine Leiche im Wasser gelegen hat, lässt sich meistens nur annähernd schätzen. Man
muss bei diesen Schätzungen immer berücksichtigen, dass
Leichen, sobald sie aus dem Wasser entfernt sind, schnell
faulen. Wer jemals im Sommer eine eben gelandete Leiche
besichtigt hat und 24 Stunden später zur gerichtlichen
Leichenöffnung geladen wurde, weiss, wie geradezu unge-
heuerlich schnell die Fäulnis solcher Leichen vorschreitet,
gerade so, als ob die Natur an der Luft schnell nachholen
wollte, was sie im Wasser versäumt hat. Ich will daher
an dieser Stelle auch keine Skala für die zeitliche Folge
der verschiedenen Leichen- bzw. Mazerations- und Fäulniserscheinungen an Wasserleichen aufstellen. Wenn man
nur zur Leichenöffnung und nicht zur Schau geladen war,

so wird man sich Aufklärung darüber zu verschaffen haben, wie die Leiche bei der Landung ausgesehen hat.

Bei der äusseren Besichtigung achte man auf die schon früher erwähnten Verletzungsspuren, die häufig den Anlass zur Annahme eines Verbrechens geben. Das charakteristische Aussehen der Dampferschraubenverletzungen am Schädeldach (multiple, parallel gestellte, terrassenförmige Eindrückungen des Schädeldaches), die unblutigen fetzigen Wundränder der durch Bootshaken und andere Gegenstände bedingten Zerreissungen lehren die postmortale Entstehung der Verletzungen, die oft geradezu riesenhaft sind, so dass wir gelegentlich nur noch den Torso einer Leiche auf dem Obduktionstisch vorfinden.

Vor Mund und Nase frisch Ertrunkener finden wir oft einen sogenannten Schaumpilz, einen ausserordentlich feinen, weisslichen oder rötlichen Schaum, dem wir dann auch im Kehlkopf und Stamm der Luftröhre begegnen.

Bei der Obduktion empfiehlt es sich, eventuell nach Entnahme des Blutes aus dem rechten und linken Herzen in getrennten, absolut trockenen und sauberen Gefässen, die Hals- und Brustorgane im Zusammenhange herauszunehmen. Genaueste Anweisung für die Entnahme von Ertränkungs- und sonstigen Körperflüssigkeiten gibt Revenstorf in Lochte's Handbuch.

An den Halsorganen kommen Blutaustritte in die Muskulatur und Faszienblätter vor, die eine Gewalteinwirkung gegen den Hals, also etwa eine Erwürgung vor dem Hineingeraten ins Wasser vortäuschen können. Das Fehlen von äusseren Würgespuren und die Bekanntschaft mit diesen Blutungen wird vor Irrtümern bewahren.

Das vermehrte Volumen der Lungen ist natürlich nicht zu verkennen. Stumpf hat die Bestimmung der Tragfähigkeit der Lungen zur Ermittelung ihres Luftgehaltes empfohlen. Die Technik ist im Kapitel „Kindesmord" besprochen.

In den Lungen kommen beim Ertrinken mikroskopisch nachweisbare Alveolarzerreissungen vor, die aber für Ertrinken nicht beweisend sind.

Ein „Glottisödem“ ist an Wasserleichen als postmortale Quellungserscheinung anzusehen. Im Magen und Zwölffingerdarm achte man auf Ertränkungsflüssigkeit. Nicht allzu selten findet man eine Anämie der Milz.

Mord durch Ertränken an Erwachsenen ist selten, in der Geschichte der grossen französischen Revolution hat er in der Gestalt der berüchtigten Noyaden eine fürchterliche Rolle gespielt. Ziemlich häufig werden Neugeborene durch Ertränken getötet. Ein Ertränken ist natürlich nicht nur in Wasserläufen oder stehenden Gewässern möglich. Es genügt der volle Abschluss der Atemöffnungen durch eine beliebige Flüssigkeitsschicht. So findet das neugeborene Kind vielfach seinen Tod in einem mit Schmutzwasser oder Fruchtwasser gefüllten Eimer oder in einem Abtritt.

12. Kapitel.

Tod durch hohe Wärme- und Kältegrade, Elektrizität und Verhungern.

Wir unterscheiden, wie der Chirurg, vier Grade der Verbrennung. Im ersten Grade die Rötung, im zweiten die Blasenbildung, im dritten die Verschorfung, im vierten die Verkohlung.

An der Leiche ist die Rötung der Haut nicht mehr nachzuweisen. Erst der zweite Grad, die Blasenbildung, kommt bei der Leichenschau zu Gesicht. Die Blasen stehen teils noch, teils sind sie geplatzt, wonach schnellstens eine Eintrocknung der Cutis stattfindet, so dass sie braungelblich aussieht und lederhart wird. Im dritten Grade finden wir die veränderten Partien wie gekocht aussehend, im vierten schwarz und verkohlt. Nun gibt es zwischen dem dritten und vierten Grad der Veränderung allerhand Uebergänge und Kombinationen. Die reine Gewebsgerinnung des dritten Grades sieht man seltener, man findet neben ihr schon angehende Verkohlung, so dass neben „gekochten" auch schon „hart gebratene" braune und braunschwarze Partien sichtbar sind. Je länger die Hitze- oder Flammenwirkung anhält, um so tiefer reichen natürlich die Verbrennungen. Nach der Haut kommt die Muskulatur an die Reihe, auch hier erfolgt zuerst Gerinnung (Kochen), dann Bratung und Verkohlung, und schliesslich kommen die Knochen an die Reihe, an denen es übrigens unter der Hitzewirkung zu Sprüngen kommen kann. Die letzteren Veränderungen sind als postmortale aufzufassen. Das Leben ist natürlich längst erloschen,

wenn die Verkohlung so weit vorgeschritten ist. Diese
Sprünge haben aber insofern Bedeutung, als sie an verkohlten Leichen Gewalteinwirkungen vortäuschen können,
die der Verkohlung vorausgingen, also etwa eine Körperverletzung oder Tötung durch fremde Hand. Es fehlt bei
postmortaler Entstehung natürlich eine Blutunterlaufung
an oder über den „Bruchstellen". Ein Pseudo-Hämatom
findet man bei verkohlten Leichen ab und an im Schädel
zwischen Dura und Schädeldach als blosse Folge der
Verkohlung und als postmortale Veränderung. Auch die
Weichteile Verbrannter zeigen oft ausgedehnte Risse.

Eine weitere Folge weitgehender Verbrennung ist die
durch Hitzestarre der Muskulatur bedingte Fechterstellung
Verbrannter: Anziehung der Oberarme, Beugung in den
Ellbogen- und Kniegelenken, Streckung in den Fuss-
gelenken. Die Organe schrumpfen auf Miniaturgrösse zusammen, so dass das Gehirn in der Schädelkapsel liegt
wie in einem viel zu gross gewordenen Gehäuse.

Verbrennung ist eine Folge von Flammenwirkung,
daher werden wir bei Verbrennung die Spuren der Flammenwirkung antreffen als Versengung von Haaren (siehe das
Kapitel „Haaruntersuchung") und Russablagerung an der
Haut, auf den Schleimhäuten der Nase, des Mundes, in
den Luftwegen. Verbrühung ist die Folge des Einwirkens
heisser Flüssigkeiten oder Dämpfe. Bei ihr fehlen natürlich die erwähnten Flammenwirkungen.

Man darf natürlich nicht Hautblasen auf Grund von
Krankheitsprozessen, wie z. B. Schälblasen mit Brandblasen verwechseln. Fäulnisblasen werden nicht so leicht
mit Brandblasen verwechselt werden. Eingetrocknete
Dekubitusstellen könnten mit Eintrocknungen nach Platzen
von Brandblasen verwechselt werden.

Ob es durch Verbrennung und Verbrühung zum Tode
kommt, hängt vor allem von der Ausdehnung der ge-
schädigten Hautflächen ab. War mehr als ein Drittel

der Körperoberfläche der Hitzwirkung erfolgreich ausgesetzt,
so ist die Prognose sehr ungünstig; bei Verbrennungen
auch nur zweiten Grades, die sich über mehr als die
Hälfte der Körperoberfläche erstrecken, ist die tödliche
Wirkung stets zu erwarten. Der tödliche Ausgang tritt
in solchen Fällen meist allerdings nicht sofort ein, sondern
erst nach längerem oder kürzerem Kranksein. Gelegentlich treten dann Pneumonien oder septische oder pyämi-
sche Prozesse komplizierend hinzu. In anderen Fällen
führt die Verbrennung durch allgemeine Ueberhitzung des
Körpers (Blutes), durch Einatmung von Kohlenoxyd zum
alsbaldigen Eintritt des Todes.

Nach den Untersuchungen von Pfeiffer entstehen
nach Verbrennungen toxische Substanzen, die im Blute
kreisen und vergiftend wirken.

Der Obduktionsbefund kann an den inneren Organen
negativ sein. Wir haben zahlreiche verbrühte Kinder ob-
duziert, ohne wesentliche innere Befunde feststellen zu
können. Je länger Verbrannte oder Verbrühte den Akt
der Schädigung überleben, um so eher wird man positive
Leichenbefunde zu erwarten haben. Dann zeigen vor
allem die Nieren trübe Schwellung der Rinde. Nach
Kolisko's Untersuchungen sollen teilweise oder gänzliche
hämorrhagische Infarzierungen der Nebennieren als einziger
positiver Befund bei primärem Verbrennungstod gefunden
werden. Ein Ulcus duodeni habe ich nach Verbrennungen
oder Verbrühungen nie gesehen.

Bei Personen, die in Flammen bzw. im Rauch um-
gekommen sind, ist das Blut auf Kohlenoxyd zu untersuchen. Lässt sich Kohlenoxyd im Blute nachweisen, so
gilt dies als eine wesentliche vitale Reaktion, die beweist,
dass die Person lebend in die Kohlenoxydatmungssphäre
gekommen ist. Wenn auch experimentell erwiesen worden
ist, dass Kohlenoxyd die Leichenhaut durchdringen kann,
so findet doch eine postmortale Kohlenoxydbeladung des

Blutes in den grossen Gefässen und Organen nicht statt. Ein wichtiges Zeichen dafür, dass eine Person lebend ins Feuer gekommen ist, finden wir in der Einatmung von Russpartikeln bis in die Bronchien hinein.

Verbrennungsblasen können auch an der Leichenhaut experimentell erzeugt werden. Gleichwohl ist man berechtigt, zahlreiche grössere Blasen in nicht hypostatischen Bezirken als vitale anzusehen. Ein roter Saum um die Blase beweist natürlich ihre vitale Entstehung, ebenso das Vorhandensein von Leukozyten im Blaseninhalt. Brandschorfe sind als vitale anzusehen, wenn sie ein Netz injizierter Gefässe aufweisen.

Als Beispiel für die Bedeutung der Kohlenoxydeinatmung als vitale Reaktion führe ich folgende Beobachtung aus eigener Praxis an: In einem Dörfchen vor den Toren Berlins fand man in verschlossener Wohnung die Frau und die drei kleinen Kinder eines Landarbeiters tot vor. Die Leichen lagen in den Betten, das Zimmer war voll Rauch, an Wänden und Fussboden schlugen beim Oeffnen der vorher verschlossenen Fenster und Türen Flammen hervor, die bald gelöscht wurden. Betten und Leichen waren unverbrannt. Das Blut der Kinder enthielt reichlich Kohlenoxyd, in den Luftröhren der Kinder war Russeinatmung zu konstatieren. Die Ehefrau des — übrigens zunächst verschwundenen — Täters zeigte Würgespuren am Hals, ihr Blut war frei von Kohlenoxyd, Russ fand sich nur im Gesicht. Der Täter hatte also zunächst seine Frau erwürgt und dann das Feuer angelegt, um die Tat zu verdecken. Der mangelhafte Sauerstoffzutritt und die frühzeitige Entdeckung hatten eigentliche Verbrennungseffekte verhindert. Die Frau war schon als Leiche, die Kinder aber noch lebend in den Bereich des Feuers gekommen. Der Fall lehrt zugleich, dass, um eine anderweite Tötung zu maskieren, Leichen ins Feuer gebracht werden. Der bald gefasste Täter gestand und wurde zu lebenslänglichem Zuchthaus verurteilt.

Dass man verbrannte und durch Verkohlung unkenntlich gewordene Leichen durch das Gebiss rekognoszieren kann, wurde schon oben erwähnt.

Hitzschlag hinterlässt keinen charakteristischen anatomischen Befund. Die Diagnose muss sich im wesentlichen auf die Begleitumstände stützen.

Erfrieren zeitigt an der Haut Wirkungen, die den Verbrennungswirkungen ähnlich sind; erst Rötung, dann Blasen, dann Nekrose; der Rötung geht als Vorstadium ein Blasswerden voraus. Die Nekrose tritt klinisch weniger als eine Verschorfung, sondern mehr als eine Gangrän ins Bild.

Der Obduktionsbefund bei schnell Erfrorenen, bei denen örtliche Erfrierungsbefunde meist gar nicht zur Ausbildung kommen, ist so gut wie negativ. Die Wischniewski'schen Flecken, Ekchymosen der Magenschleimhaut, sind weder konstant noch pathognomonisch. Richter empfiehlt eine Vergleichung des linken und rechten Herzblutes, das erstere sei bei Erfrorenen heller rot. Gelegentlich einer Häufung von Fällen von Methylalkoholvergiftung obduzierte ich einen bei Winterkälte im Freien tot aufgefundenen Mann, bei dem Methylalkohol und Erfrierung zweifellos als konkurrierende Todesursachen gewirkt hatten. In anderen Fällen bedingt reichlicher Alkoholgenuss, dessen Spuren gelegentlich auch im Magen nachweisbar sind, eine Empfindungslosigkeit gegen Kälte und damit die grössere Erfrierungsgefahr für den ermüdet am Wegrande niedersinkenden Trunkenen.

Der „**elektrische**" Tod kann durch Blitzschlag oder technisch erzeugte Elektrizität bedingt sein.

Bei vom Blitz Erschlagenen findet man die bekannten dendritenartig verzweigten, hellroten Blitzfiguren auf der Haut; daneben kommen Verbrennungen der Haut vor, meist an der Ein- und Austrittsstelle gelegen, ferner Hautdurchlöcherungen, denen Durchlöcherungen der bedeckenden Kleider entsprechen können. Metallene Gegenstände in den Taschen der Erschlagenen lassen manchmal Zeichen von Schmelzen sehen, z. B. Geldstücke, die nach Kratter vollkommen zusammengeschmolzen sein können.

Bei Personen, die durch Starkstrom getötet waren, sah ich an der Eintrittsstelle weissliche harte Brandstellen der Haut. Bei der inneren Besichtigung fand sich fast regelmässig eine Hyperämie mit reichlichem Oedem der meist sehr voluminösen Lungen, gelegentlich mit subpleuralen Ekchymosen, jedenfalls kein spezifischer Befund. Für die nähere Kenntnis der durch Starkstrom entstehenden Veränderungen verweise ich auf Jellinek's Arbeiten, der in Wien auch eine hübsche elektropathologische Sammlung zusammengebracht hat.

Für den Hungertod gibt es an der Leiche keine charakteristischen Befunde. Der Glykogengehalt der Leber, der bei plötzlichem Tod vorhanden sein, bei längerer Agone, also auch beim Hungertod, fehlen sollte, zeigt durchaus kein so regelrechtes Verhalten, dass er sichere Schlüsse auf die Todesart erlaubte.

13. Kapitel.

Stich-, Schnitt- und Hiebverletzungen.

Eine Schnittverletzung ist charakterisiert durch ihre lineäre Form, ihre glatten Ränder und, im Gegensatz zu Stichverletzungen, durch das Ueberwiegen des Längs- über den Tiefendurchmesser und den zur Körperoberfläche parallelen Verlauf ihres Längsdurchmessers. Der Längsdurchmesser der Stichverletzung steht senkrecht zur Körperoberfläche.

Die Schnittverletzungen zeigen, wie gesagt, meist vollkommen glatte Ränder; vermöge der Elastizität der Haut klaffen die Schnittränder und verwandeln die lineäre in eine dem Längsoval angenäherte Form. Die Wundränder liegen gewöhnlich der Unterlage fest auf, die Blutunterlaufung der Wundränder kann gering sein, ja gänzlich fehlen. Dann müssen die allgemeinen vitalen Reaktionen vor allem die Verblutung, dann Blutaspiration, unserer Diagnose zu Hilfe kommen. Man sieht das Fehlen jeder Suffusion besonders bei klaffenden Halsschnitten.

Schnittverletzungen rühren so gut wie immer von Messern her; ich sah in der Gefängnispraxis indes auch zahlreiche Verletzungen mit Glasscherben; so schnitt sich eine Gefangene mit einem Stück eines zerbrochenen Glases, das sie in ihrer Frisur verborgen hatte, den Bauch auf. Die Wundränder sind in solchen Fällen nicht ganz glattrandig, sie zeigen an einzelnen Stellen deutlich eine fetzige Beschaffenheit (Schnitt-Risswunde).

Bei den Schnittverletzungen überwiegen die Fälle von Selbstbeschädigung und Selbstmord die Beibringung von fremder Hand. Wir sehen Selbstmorde durch Eröffnung

der Radialis (beim Rechtshänder am linken Handgelenk)
und Selbstmord durch Halsschnitt. Wir sehen die sogenannten Probeschnitte des Selbstmörders, der tastend seine
parallelen oberflächlichen Schnitte nebeneinander setzt.
Die Halsschnittwunden stellen oft die kolossalsten Wunden
vor; die Elastizität der Haut, das Zurücksinken des Kopfes
vergrössern die Masse des angelegten Defektes um ein Vielfaches. Im Wundgrund erscheinen die durchschnittenen Halsorgane, Muskeln, Gefässe und Nerven, und nicht selten reicht
der Schnitt bis in einen Wirbelkörper hinein. Der Selbstmörder (Rechtshänder) wird bei der Schnittführung am Halse
das Messer von links oben nach rechts unten durchziehen.
Der Mörder zeigt uns eine mehr horizontale Messerführung.
Findet sich, wie ich das kürzlich sah, mehr als eine
Schnittwunde, deren jede eine mächtige Gefässblutung verursachen musste, so ist Tötung durch fremde Hand das
Wahrscheinlichere. Auch tiefes Eindringen des Messers
bis in die Halswirbelsäule spricht mehr für Mord, besonders wenn der Schnitt, ehe er an die Wirbelsäule ge-
langte, die grossen Halsgefässe getroffen hatte. Wir haben
in einem solchen Falle eben fast eine Art von Abschlachtung
vor uns, die trotz aller Energie, mit der die Selbstmörder
häufig vorgehen, der eigenen Hand nicht gut möglich ist.
Flache Probeschnitte am Halse oder an anderen Stellen
sprechen für Selbstmord. Man schaue in die Handflächen
nach Abwehrspuren, die natürlich für Mord sprechen. So
sah ich kürzlich in der rechten Hohlhand einer durch
Halsschnitt getöteten Frau Schnittverletzungen durch das
Messer, in das sie hineingegriffen hatte.

Stichverletzungen beschäftigen den Gerichtsarzt ungleich häufiger als Schnittverletzungen. Gewöhnlich wird
mit dem Messer gestochen. Dabei darf man nicht vergessen, dass das Messer zugleich schneidet, so dass es
sich um eine Kombination von Stich- und Schnittverletzungen handelt. Die Ränder der schlitzförmigen Oeffnung
sind dann glatt; bei Benutzung von Messern mit breiten

Klingen und breiten Klingenrücken kann die Wunde erkennen lassen, welcher Wundwinkel dem Rücken, welcher der Schneide des Messers entsprach. Aus der Grösse der Stichöffnung lassen sich bindende Schlüsse auf die Grösse des benutzten Instrumentes nicht immer ziehen. Da das stechende Messer auch schneidet, so kann die Stichwunde erheblich grösser sein, als die Klingenbreite, dagegen kann ein tiefer Stichkanal mit einer Einstichöffnung von 1 cm Weite nicht von einem Messer mit 3 cm breiter Klinge herrühren, ebenso wenig wie eine Taschenmesserklinge von 4 cm Länge einen 10 cm tiefen Stichkanal von gleichmässiger Weite erzeugen kann. Bei nur stechenden Instrumenten zeigt die Hautdurchtrennung in der Regel ebenso viele Winkel oder Zipfel, als das stechende Instrument Kanten besitzt; so werden wir bei dreikantigen Instrumenten dreizipflige, bei vierkantigen vierzipflige Wunden antreffen u. s. f. Erhöht sich indessen die Zahl der Kanten des Instrumentes so weit, dass die Winkel, unter denen die Kanten zusammenstossen, immer stumpfer werden, so bekommen wir schliesslich Verletzungen, wie wir sie bei dem Gebrauch von runden Instrumenten erhalten; es entstehen mandelförmige Schlitze, ähnlich wie sie durch einschneidige Messer erzeugt werden. Eine getreue Wiederholung der Form des stechenden Instrumentes finden wir nur am Knochen (Brustbein, Schädeldach). An der Haut richtet sich übrigens die Form der Einstichöffnung auch nach der Spaltbarkeitsrichtung, die für die einzelnen Körpergegenden variiert; ähnliches gilt von den inneren Organen.

Bei Stichverletzungen werden wir die Blutunterlaufung der Wundränder nie vermissen. Wir finden bei ihnen oft die kolossalsten Suffusionen. Diese Suffusionen zeigen uns auch bei der Obduktion den Weg, den das stechende Instrument genommen hat. Man verfolgt diesen Weg durch präparierendes schrittweises Vorgehen (nicht sondieren!), und man tut gut, auch im Obduktionsprotokoll diesen technischen Zusammenhang hervortreten zu lassen, damit ein zusammenhängendes plastisches Bild der Verletzung entsteht. Der Sektionsschnitt umkreist eine Verletzung, die etwa in seinen Bereich fallen sollte. Im übrigen verweise ich auf die Technik, die der § 12 der preussischen Vorschriften für die Untersuchung von Wunden angibt (siehe Anlage III). Gleichartige Verletzungen beschreibt man am besten, indem man sie gruppenweise zusammenfasst. Das Protokoll wird dann seinen Zweck am besten erfüllen, wenn es dem Leser einen bildhaften Eindruck vermittelt; dabei kann man gleichwohl jede Einzelheit genau beschreiben. Wenn man eine Gefässverletzung vermutet, so tut man am besten, sich von einer peripher oder central gelegenen nicht verletzten Stelle des Gefässes an die Verletzungsstelle so heranzuarbeiten, dass man das Gefäss an einer Stelle öffnet und unter Vorschiebung einer Hohlsonde vorsichtig aufschneidet, bis man an die durch stärkste Suffusion gekennzeichnete Durchlöcherungsstelle gelangt. Am Schluss des Obduktionsprotokolls, vor Abgabe des vorläufigen Gutachtens, stellt man zweckmässig noch einmal kurz den Verlauf des Wundkanals zusammen.

Bei der Stichverletzung überwiegt die Tötung durch fremde Hand die Selbsttötung bei weitem. Einen interessanten Selbstmord durch zahlreiche Scherenstiche in die Brust beschrieb Fraenckel bei einem Manne, der sich in einem Anfall von Angina pectoris getötet hatte.

Bei Stichverletzung in den Kopf kann der Tod durch Verletzung wichtiger Hirnpartien bedingt sein, im übrigen handelt es sich allgemein bei den Stichverletzungen meist um Verblutung, in selteneren Fällen um Luftembolien als Todesursache. Nach zunächst nichttödlichen Stichverletzungen können Wundinfektionen nachträglich zum Tode führen: Meningitis, Pleuropneumonien mit Empyemen, Peritonitis, Erysipel, allgemeine Sepsis oder Septikopyämie, Tetanus. In der Schädelhöhle kann es sekundär durch Hirndruck (zunehmende Blutung), in der Brusthöhle durch

Hämatoperikard, bei Verletzungen des Rückenmarks durch Lähmungszustände und deren Folgen zum Tode kommen.

In eine eingehende Kasuistik der Stichverletzungen können wir hier nicht eintreten. Stichverletzungen einer der Körperhöhlen gehören unter allen Umständen zu den gefährlichsten Verletzungen. Es kann ein Stich in die Brust, der keines der wichtigen Organe verletzt, durch Eröffnung der Mammaria interna, ein relativ oberflächlicher Stich in den Bauch, ohne Eröffnung der Bauchhöhle, durch Verletzung einer Epigastrica den Verblutungstod herbeiführen. In einem Armenhause gerieten zwei Insassen in Streit. Als beide abends im Bett lagen, stach einer den anderen mit dem Messer in die Wade; der garnicht tiefe Schnitt traf eine variköse Vene und liess den Gestochenen verbluten.

Hiebwunden entstehen durch Schlag mit Instrumenten, die mit einer Schneide versehen sind (Säbel, Rapier, Beilschneide usw.). Hier entstehen neben den eigentlichen Hiebwunden manchmal Wirkungen, die schon in das Gebiet der stumpfwirkenden Gewalt gehören. Im allgemeinen gleichen Hiebwunden den Schnittwunden, die sie aber an Tiefe und sonstiger Intensität der verletzenden Wirkung übertreffen. Bekannt sind die Zweikampfverletzungen mit den „studentischen“ Waffen. Als Hiebverletzung ist auch die Dekapitation anzusehen. Bei Hiebwunden finden sich namentlich bei etwas tangentialem Auftreffen Ablösungen der Wundränder mit Bildung von Wundtaschen. Die Tasche liegt in der Regel an der der Schlagrichtung gegenüberliegenden Seite, ein seitliches Auftreffen der Waffe vorausgesetzt. Bei Hiebwunden an Knochen achte man auf Schartenspuren, die auf Grund der besonders von Kockel und A. Schulz ausgearbeiteten Technik mit den Scharten eines in Frage kommenden Instrumentes gelegentlich identifiziert werden können.

14. Kapitel.

Stumpfe Gewalt.

Während Schnitt-, Stich- und Hiebverletzungen im wesentlichen durch lineären Angriff wirken, verstehen wir unter stumpfer Gewalt alle diejenigen Kräfte, die auf mehr oder minder grosse Flächen des Körpers einwirken. Eines Beiles Schneide setzt eine Hiebwunde, griff der Beilrücken an, so sprechen wir von stumpfer Gewalt. Stumpf wirken Ueberfahren, Sturz von der Höhe, Schläge mit Hämmern, Steinen usw. Zu den Wirkungen stumpfer Gewalt gehören alle Arten von Quetschungen, von der einfachsten Hautkontusion bis zur vollkommenen Zermalmung aller Organe.

Die äussere Besichtigung kann beim Tod durch stumpfe Gewalt ein vollkommen negatives Ergebnis haben. Wir sahen Körper von Personen, die von Automobilen überfahren waren, ohne Spur einer Hautveränderung, daran mag die Gummibereifung einen entscheidenden Anteil haben. Wir sahen auch bei Fliegerverletzungen (Absturz aus grosser Höhe) gelegentlich keine oder ganz unbedeutende Abschürfungen der Haut. Die Haut ist eben ausserordentlich elastisch, und je kürzere Zeit die stumpfe Gewalt einwirkt, um so geringer werden c. p. die Hautveränderungen sein, während die Organverletzungen etwa in einem direkten Verhältnis zur Grösse der einwirkenden Gewalt stehen.

An der Haut werden durch stumpfe Gewalt Abschürfungen, Quetschungen und Zerreissungen hervorgerufen.

Die Abschürfungen können durch ihre Form Schlüsse auf die Art der einwirkenden Gewalt zulassen (geformte Verletzungen). Beim Ueberfahren sieht man die breiten, streifenförmigen Hautvertrocknungen durch die Einwirkung der Radreifen. Quetschungen erscheinen in Gestalt der bekannten blauroten, durch Bluterguss in das Unterhautgewebe bedingten Färbungen, die stets einzuschneiden sind. Auch die Färbungen können durch ihre Form die Art der Verletzung vermuten lassen; so sieht man nach Misshandlungen durch Stockschläge streifenförmige, blaurote Striemen, nach Rutenhieben reiserartig verzweigte Blutaustritte, nach Peitschenschlägen lange, schmale, blaurote Streifen. Es ist nicht ausgeschlossen, dass durch zahlreiche ausgedehnte Blutaustritte in das Unterhautgewebe gelegentlich direkt ein tödlicher Grad von Ausblutung hervorgerufen werden kann.

Riss- und Platzwunden haben in der Regel unglatte, fetzige Ränder, die vielfach noch durch feine Gewebsbrücken miteinander verbunden sind. Bisweilen aber, wenn die verletzte Hautpartie unmittelbar dem Knochen aufliegt, wie am Schädeldach, zeigen auch die Riss- oder Platzwunden fast glatte Ränder, so dass man glauben kann, eine Schnittwunde vor sich zu haben. Differentialdiagnostisch ist die Ablösung der Wundränder von der Unterlage zu verwerten.

Charakteristisch für die Einwirkung stumpfer Gewalt, namentlich für Ueberfahren, ist die Ablösung der Haut von der darunterliegenden Muskulatur oder vom Knochen, das sogenannte traumatische Décollement. Es bilden sich dann weite Hauttaschen und Buchten, die beim Lebenden eine gefährliche Komplikation für die Wundheilung darstellen.

Besonders geformte Verletzungen der äusseren Bedeckungen sehen wir nach Bisswunden. Als Kuriosität erwähne ich den von Pfleger und mir beobachteten Fall von Bissverletzungen eines Hundes am Kopf und Schädel eines Kindes, denen das Kind unmittelbar erlegen war. Man muss zwischen den blossen Schürfspuren unterscheiden, wie sie öfters von menschlichen Zähnen bewirkt werden, und zwischen den oft tief in die Gewebe eindringenden Verletzungen durch das beissende Gebiss. Für die erstere Art habe ich ein interessantes Beispiel bei einer vor den Toren Berlins ermordeten Prostituierten gesehen. Der Täter hatte in der sexuellen Erregung in die Brüste seines Opfers hineingebissen. Eigentliche, die Haut durchtrennende Bisswunden zeigten nur die Warzen, während die Brüste im übrigen ausserordentlich charakteristische, breitlinige Schürfungen aufwiesen, die nur durch menschliche Zähne hervorgerufen sein konnten und dadurch entstanden waren, dass der Täter die ganzen nicht besonders grossen Brüste seines Opfers in den Mund genommen hatte und mit seinen Zähnen schürfend über die Haut der Brüste hinweggefahren war. Die Anordnung dieser Schürfungen liess deutlich die Zahnabdrücke des Ober- und Unterkiefers erkennen und zeigte einige Merkwürdigkeiten, die auf ein besonders geformtes Gebiss schliessen liessen. Es kamen als Täter zwei Personen in Betracht. Von den Gebissen beider wurden Gipsabdrücke angefertigt, die Gipsabdrücke wurden mit den Spuren an den Brüsten verglichen, und es zeigte sich, dass die Spuren von dem Gebiss des einen Verdächtigen unmöglich herrühren konnten, während zwischen dem Gebiss des anderen und den Schürfungen sich derartig weitgehende Uebereinstimmungen feststellen liessen, dass mit hoher Wahrscheinlichkeit ausgesprochen werden konnte, dass die Spur von dem Gebiss dieses Mannes erzeugt war. Die Kieferradien stimmten mit den Radien der bogenartigen Spuren überein, die Breiten der Schürfungen mit den Breiten der in Betracht kommenden Zahnkanten; wo entsprechend der Zahnstellung Lücken in den Spuren vorhanden sein mussten, waren in der Tat Lücken nachweisbar u. s. f. Neben anderen belastenden Momenten war in dem Ergebnis dieser von mir

in Gemeinschaft mit Pfleger und Williger unternommenen
Untersuchungen ein gewichtiges Verdachtsmaterial gegeben,
so dass eine Verurteilung herbeigeführt werden konnte.

Die Frage, ob Verletzungen am Lebenden oder Toten
entstanden sind, wird nach den früher angegebenen allgemeinen Regeln entschieden. Häufig findet man, z. B.
nach Sturz aus der Höhe, Rupturen iunerer Organe, wie
der Leber, vor, ohne dass wesentliche Blutungen nachzuweisen sind. Ich konstatierte ein derartiges Verhalten
nicht selten bei tödlich abgestürzten Fliegern. Erklärt
wird die geringe Blutung aus zertrümmerten Organen in
solchen Fällen dadurch, dass der Tod sehr schnell durch
Gehirnerschütterung oder Gehirnquetschung eintrat, dass,
mit anderen Worten, alle übrigen Verletzungen zwar noch
intra vitam, aber gewissermassen schon in die Agone
fielen und bei merklich gesenktem Blutdruck von statten
gingen. Bei ausgedehnten Frakturen ist die Fettembolie
der Lungen (Fig. 21) ein sicheres Zeichen vitaler Reaktion.

Selbstmord durch stumpfe Gewalt kommt vor allem
in der Form des Sturzes oder Sprunges aus grosser Höhe
und des Sichüberfahrenlassens vor. Nach Dittrich soll
beim Ueberfahren auf der Eisenbahn Selbstmord durch
quere Abtrennung von Kopf oder Gliedern wahrscheinlich
gemacht werden, da der Selbstmörder sich auf den Schienen
zurechtlegt; der Verunglückte wird auf die Schienen gerissen und erleidet schräg verlaufende, im ganzen jedenfalls
unregelmässig verteilte Verletzungen. Mord durch stumpfe
Gewalt ist bei Schädelverletzungen etwas ganz Gewöhnliches. Selbstmord kommt hier wohl nur in Gestalt eines
Sturzes aus der Höhe vor. Dagegen sehen wir häufig
tödliche Unfallverletzungen des Schädels.

An den weichen Kopfbedeckungen sieht man auch
bei Einwirkung stumpfer Gewalt die schon erwähnten
Platz- und Risswunden, die Schnittwunden so ähnlich sehen.
Ihre Ränder sind vielfach fast glattrandig und manchmal
einseitig, manchmal doppelseitig vom Knochen abgelöst.

Bei tangentialem Auftreffen des verletzenden Instruments entstehen gelegentlich Lappenwunden mit bogenförmiger Begrenzung.

Einwirkung stumpfer Gewalt auf den Schädel kann primär zum Tode führen durch Gehirnerschütterung, Gehirndruck und Gehirnquetschung bzw. -zertrümmerung;

Fig. 21.

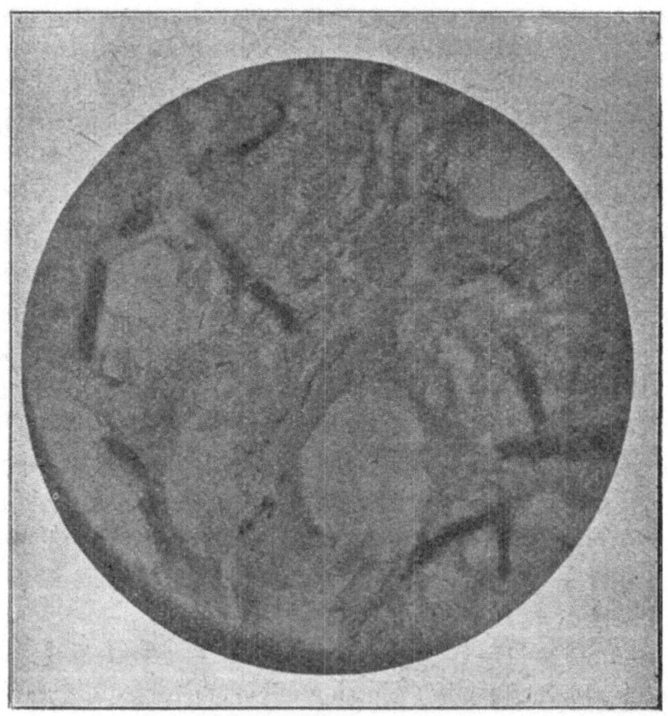

Fettembolie der Lungen.

sekundär durch Meningitis und Spätblutung. Es kommen sichere Fälle von tödlicher Gehirnerschütterung vor, Fälle also, in denen die Sektion der Kopfhöhle nach schwerem Kopftrauma keine dem blossen Auge wahrnehmbaren Veränderungen erkennen lässt. Richter beschreibt einen derartigen Fall bei einem 5 Monate alten Kinde, das aus der Wiege gefallen und mit dem Kopf auf den Boden aufgeschlagen war. Es kommen indessen auch Fälle mit positivem Obduktionsbefunde vor, wo der Befund allein ohne gleichzeitige Annahme einer tödlichen Commotio den Eintritt des Todes nicht hinreichend erklärt. So finden wir gelegentlich als einzigen Befund einen Sprung in der Hinterhauptschuppe ohne Läsionen des Gehirns und seiner Häute.

Tödlicher Gehirndruck entsteht durch langsam zunehmende Blutung in das Schädelinnere, vielfach in Verbindung mit Depressionsfrakturen des Schädeldaches, deren nach innen gedrückte Fragmente den allgemeinen Hirndruck durch umschriebenen Druck noch unterstützen. Eine der häufigsten Blutungsquellen ist die Arteria meningea media. In anderen Fällen erfolgt die traumatische Blutung zwischen Dura und Pia, aus zerrissenen Piavenen. Die festgeronnenen Blutschichten erreichen eine stattliche Dicke, platten die darunter liegenden Hirnwindungen ab und lassen durch ihre nicht mehr ganz frischrote Farbe erkennen, dass sie älteren Datums sind.

Gehirnquetschungen fehlen bei tödlicher stumpfer Gewaltwirkung auf den Schädel fast nie. Meist handelt es sich um kleinere Blutaustritte in die Gehirnsubstanz, die am Ort der Gewalteinwirkung vielfach in der Rinde sitzen. Man erkennt sie als veritable Blutaustritte, im Gegensatz zu den aus den durchschnittenen Gefässen austretenden Blutpunkten, einmal an ihrer leicht bläulichen Färbung, dann an der Unmöglichkeit sie abzuspülen, endlich daran, dass die abspülbaren Blutpunkte sich vergrössern bzw. nach Abspülung erneuern, während die Kontusionen unverändert bleiben. Manchmal sieht man die Kontusionen an der Stelle des sogenannten „Contrecoups", d. h. an der der Gewalteinwirkung entgegengesetzten Gehirnpartie.

In manchen Fällen finden wir fast das ganze Gehirn ausgedehnt zertrümmert oder zerrissen, so nach Ueberfahren, nach Explosionen. Dass dann der Tod sofort oder doch bald eingetreten sein muss, ist klar. Im übrigen lassen sich keine Regeln darüber aufstellen, wie hoch-

gradig eine Hirnverletzung sein muss, um den Tod herbeizuführen. Wer lange genug im Felde tätig war, weiss,
wie manchmal bei schwersten Hirnverletzungen das Leben
erhalten blieb, und wie in anderen anscheinend viel leichteren Fällen, d. h. bei geringeren Verletzungen, der Tod
eintrat. Dass natürlich Verletzungen in der Gegend des
4. Ventrikels oder der Medulla oblongata gefährlicher sind,
als etwa eine Verletzung des Scheitellappens, ist klar.
Auch bezüglich der unmittelbaren Folgen einer Kopf-
verletzung bestehen auffallende Unterschiede im Verhalten
der Verletzten. Wir wissen von Kopfverletzten, die nach
schweren mechanischen Erschütterungen mit Schädelbruch
das Bewusstsein nicht verloren und bewegungsfähig blieben.
Das sogenannte „freie Intervall" bei Hirndruck ist bekannt,
das ist der von Bewusstseinsstörungen freie Zeitraum, der
zwischen der Verletzung und dem Augenblick besteht, in
dem die traumatische Blutung die zur Erzeugung ausgesprochener Druckerscheinungen erforderliche Höhe erreicht hat.

Die Brüche des Schädels, der knöchernen Gehirn-
kapsel, sind auf Biegung oder Berstung der über Gebühr
auf Elastizität beanspruchten Kapsel zurückzuführen.
Berstungsbrüche haben ihren Sitz vorzugsweise an der
Schädelgrundfläche, ihre Bruchlinien verlaufen in der Richtung der einwirkenden Gewalt. Biegungsbrüche, die dem
Schädeldach angehören, zeigen Bruchlinien, die senkrecht
zur einwirkenden Gewalt verlaufen. Die Biegungsbrüche
zeigen ein gesetzmässiges Verhalten, insofern als der Ein-
bruch der Tabula interna stets grösser ist als der der
externa. Das liegt nicht etwa an einer grösserén Sprödig-
keit der inneren Tafel; dies Verhalten ist vielmehr durch
rein mechanische Momente bedingt, deren Erörterung hier
zu weit führen würde. Wir werden derselben Erscheinung
noch bei den Schussverletzungen begegnen. Es kommt nicht
allzu selten vor, dass bei einer Gewalteinwirkung auf das
Schädeldach lediglich die Innentafel eine Fissur davonträgt.

Die Elastizität des Schädels ist so gross, dass Fissuren, die im Moment der Entstehung klafften, sich schnell wieder schliessen, wir finden dann bisweilen Haare zwischen ihren Rändern eingeklemmt, ja es kommt vor, dass wir bei fest geschlossenen Bruchrändern ausserhalb der Schädelkapsel zertrümmerte Gehirnmasse vorfinden.

Bei Gewalteinwirkung mit umschriebener Angriffsfläche (Puppe), z. B. beim Schlag mit einem Hammer, kann die Form der Fraktur die Form der angreifenden Instrumentenfläche wiederholen. Die entstehende Lochfraktur entspricht in ihren Begrenzungslinien denjenigen des benutzten Instrumentes. So passten bei dem erwähnten Fall von Hundebissverletzung des Schädels die Hundezähne genau in die Bisslöcher (geformte Brüche). In der Mehrzahl der Biegungsbrüche liegt die ursprünglich angegriffene und eingedrückte Stelle inmitten eines Systems von radiär und konzentrisch verlaufenden Bruchlinien. Bei mehrfachen Schlägen gegen den Kopf können mehrere derartige Systeme entstehen, deren Anlage ihrerseits den Rückschluss auf mehrere Schläge oder Gewalteinwirkungen gestattet, so dass man gelegentlich so in den Stand gesetzt ist, Sturz- und Schlagwirkung von einander zu unterscheiden.

Besonders ausgedehnte Berstungsbrüche der Basis, die regelmässig von Blutunterlaufungen der Augenlider und häufig von Blutungen aus den Ohren begleitet sind, erlebt man beim Sturz aus der Höhe. Andererseits sah ich bei einem abgestürzten Flieger als einzige, natürlich sofort tödliche Verletzung eine Luxation zwischen Occiput und Atlas mit Kompression des obersten Halsmarkes ohne jede Fraktur.

Schläge gegen den Hals können durch Reizung der sensiblen Kehlkopfnerven plötzlichen Tod hervorrufen (Inhibition laryngéale der Franzosen). Ueberfahren, besonders von der Eisenbahn, kann völlige Dekapitation bewirken. Brüche der Wirbelsäule sind Folgen von Sturz oder Ueberfahren. Vielfach finden wir Kompressionsbrüche von

Wirbelkörpern, ich sah sie öfters nach Sturz auf das Gesäss. Rippenbrüche und Anspiessung der Lungen und Pneumothorax, Brüche des Brustbeins findet man nach Ueberfahren, Brustkorbquetschungen, Sturz (Fliegerverletzungen). Besonders nach Ueberfahren, aber auch nach Verschüttungen begegnet man ausgedehnten Zerreissungen der Lunge, wobei man auch auf zentral sitzende Rupturen achte. Gelegentlich ist das Herz von den grossen Gefässen abgerissen, die Lungen von ihrem Hilus. Manchmal sind die Zerreissungen so ausgedehnt, dass durch einen Zwerchfellriss Bauchorgane in den Brustraum gelangen, so die Milz.

Im Bauch können alle Organe Sitz von Verletzungen durch stumpfe Gewalt sein, am häufigsten sind Leber, Milz und Darm betroffen. Ungeheuere Zerreissungen der Leber sind nichts Seltenes. Kleinere Leberrisse bevorzugen die Ansatzstelle der grossen Bauchfellbänder. Auch zentrale Rupturen kommen in der Leber häufig vor.

Am Magen sah ich während meiner Assistentenzeit im Strassmann'schen Institut Schleimhautrisse infolge von Magenspülungen bzw. Sondierungen; in eigener Praxis beobachtete ich einen Fall von Magenperforation durch das Gastroskop. Magen- und Darmzerreissungen kommen beim Ueberfahren und Verschütten vor. Daneben Zerreissungen des Mesenteriums. Nierenrisse sind gleichfalls etwas sehr gewöhnliches. Blasenverletzungen kommen als Begleit- und Folgeerscheinungen von Beckenbrüchen vor, ebenso Harnröhrenrisse.

An den Gliedmassen werden durch Ueberfahren Schräg- und Spiralbrüche erzeugt; vollkommene Ablatio, ausgedehnte Dekollements sind vielfach die Folgen des Ueberfahrens.

Wo nicht die Verletzung lebenswichtiger Organe oder Verblutung zum Tode führt, denke man an Fettembolie als Todesursache. Die Diagnose „Shock" sei das ultimum refugium; gelegentlich werden wir per exclusionem zu dieser Diagnose geführt, wenn eben eine zureichende anatomische Ursache nicht zu ermitteln ist. Vor allem sind es Schläge oder Stösse vor den Bauch, die eine tödliche Shockwirkung ausüben können.

Sekundär sind es Wundinfektionen aller Art, die zum Tode führen können. Am Gehirn kommt es bisweilen auf der Grundlage von Kontusionen und deren nachträglicher Erweichung zu sogenannten Spätblutungen. Im übrige spielt nach Kopftraumen die eitrige Meningitis eine bedeutende Rolle. Bei jedem Fall von eitriger Meningitis ist der Obduzent verpflichtet, die Nebenhöhlen des Kopfes zu eröffnen, nach den in den Vorschriften gegebenen Weisungen. Eine Otitis media, eine Mastoiditis, Stirnhöhlenkatarrhe können z. B. Keime für eine Meningitis abgeben. Gelegentlich verlaufen Schädelbasisbrüche ohne auffallende Symptome, bis eines Tages eine eitrige Meningitis der bis dahin verborgen gebliebenen Fraktur folgt. Die Meningitis kann sich an jede Schädelverletzung anschliessen, unsere Kopfhaut beherbergt Keime, die Meningitis erzeugen können, in Fülle.

Das wichtige Kapitel des ursächlichen Zusammenhangs zwischen Trauma und inneren Erkrankungen kann hier nur gestreift werden. Man wird im allgemeinen für den Nachweis eines derartigen Zusammenhanges das Vorhandensein sogenannter Brückenerscheinungen verlangen müssen; d. h. zwischen Trauma und ersten Krankheitserscheinungen müssen sichere subjektive und objektive Aeusserungen von Kranksein liegen, die gewissermassen die zeitliche Kontinuität zwischen Trauma und Krankheit herstellen; also etwa blutiger Auswurf zwischen Kontusion des Brustkorbes und den ersten Zeichen einer Lungentuberkulose. Es versteht sich im allgemeinen von selbst, dass das Trauma auf den Sitz der Erkrankung selbst eingewirkt haben muss. Bei schon vorhandener Erkrankung kann ein Trauma befördernd und beschleunigend in der Richtung des tödlichen Ausganges wirken; z. B. Perforation eines Ulcus ventriculi durch Stoss vor den Bauch.

15. Kapitel.

Die Schussverletzungen.

Die gerichtlich-medizinische Lehre von den Schussverletzungen ist dem Wandel der Zeiten und Technik unterworfen. Eine wesentliche Veränderung und Bereicherung erfuhr sie in dem Masse, wie das Nitropulver das Schwarzpulver verdrängte. Eine neue Wandlung macht sie eben jetzt durch, wo wenigstens in Ost- und Mitteleuropa zahlreiche militärische Handfeuerwaffen in mehr oder minder unbefugte Hände gelangt sind und Tötungen mittels dieser Waffen uns Gerichtsärzten alle Tage vorkommen. Die Tötungen aus grösseren Entfernungen, die das weittragende Infanteriegewehr und der Karabiner erlauben, bringen uns jetzt häufig auf diese Weise Erschossene auf den Obduktionstisch.

Das alte Schwarzpulver, das jetzt vorzugsweise noch bei der Revolvermunition Verwendung findet, zeichnet sich durch ausgesprochene Flammenwirkung und durch die reichlichen Rückstände aus (Pulverschmauch und Pulverkörner). Alle drei Zeichen, die Flammenwirkung, Pulverschmauch und Einsprengung von Pulverkörnern, können wir auf der Haut um den Einschuss beobachten, wenn ein Schuss aus einem Revolver vorliegt. Flammenwirkung ist vorhanden, wenn der Schuss aus einer Entfernung von nicht mehr als 20 cm abgegeben wurde, Pulverschmauch bis zu 30 cm und Pulvereinsprengung bis zu etwa 50 bis 60 cm. Je weiter die Distanz zwischen Waffe und getroffenem Körper, um so grösser der Radius des Bezirks der Pulvereinsprengung, er variiert nach Puppe zwischen 1 und 14 cm.

Bei Nitropulvereinschüssen findet sich keine Flammenwirkung, Schmauchwirkung bis zu etwa 5 cm, Pulvereinsprengungen bis zu etwa 25 cm, bei einem maximalen Radius von etwa 4 cm und geringerer Dichtigkeit als beim Schwarzpulver (Puppe).

War die Waffe unmittelbar auf den Körper aufgesetzt, so gehen die Pulverrückstände natürlich in den Schusskanal hinein und können hier nachgewiesen werden; gelegentlich wird bei unmittelbarem Aufsetzen des Revolvers auf die Haut das Gewebe und Blut im Anfang des Schusskanals hellrot gefunden infolge von Entstehung von Kohlenoxydhämoglobin.

Neben diesen Zeichen des Nahschusses finden wir noch andere besondere Charaktere der Einschussöffnung. Zunächst kann infolge der Flammenwirkung eine ausgesprochene Hautverbrennung vorliegen. Für gewöhnlich sieht man als Erfolg der Flammen eine Ansengung der feinen Hauthärchen (vgl. Kapitel 6); man sieht aber auch ausgesprochene Hautverbrennungen an der Einschussstelle; so fand ich bei einem Mädchen, das von seinem Geliebten durch Revolverschuss ins Herz getötet war, eine Verbrennung zweiten bis dritten Grades um die Einschussöffnung. Solche Verbrennungen werden dann besonders vorkommen, wenn die Flamme des Revolverschusses zunächst Kleidungsstücke, wie etwa das Hemd, entzündet.

Mit diesen Verbrennungen hat aber nichts zu tun der früher sogenannte „Brandsaum“, der die Einschussöffnung als rundlicher braunroter bis schwärzlich-brauner harter Saum umgibt. Dieser Saum ist eher als Kontusionsring zu bezeichnen. Er ist das Produkt einer durch das auftreffende Geschoss bedingten Schindung der Haut mit nachfolgender allmählicher Eintrocknung.

Diesen Kontusionsring vermisst man bei Schüssen aus grösserer Entfernung, besonders aus Infanteriegewehren und Karabinern oft vollkommen. Hier sieht man an den Einschussöffnungen öfter eine leichte trichterförmige Abschrä-

gung der Ränder der Einschussöffnung mit geringen strei-
figen Hautschindungen. Bei Schüssen, die zunächst Kleidungsstücke durchsetzt haben, kann man alle beschriebenen
Charaktere der Einschussöffnungen vermissen. In solchen
Fällen, wo also das Kleidungsstück gewissermassen als
Filter gewirkt hat, empfiehlt sich die genaue Besichtigung
und Untersuchung der Kleiderverletzungen. Hier finden
sich unter Umständen Brandwirkungen, Pulverkörner, Blei-
spuren (Lochte), Fettspuren des eingefetteten Revolver-
geschosses. Wichtig ist auch zu ermitteln, in welcher
Richtung die Gewebsfasern der Kleidungsstücke herausgerissen sind.

Die Einschussöffnung ist in der Regel ein kleines
rundliches Loch, kleiner manchmal, als dem Kaliber des
Geschosses entspricht. Seine Ränder sind gewöhnlich
trocken, nicht ganz glatt, manchmal ausgesprochen rissig.
Statt dieser runden Oeffnung sieht man auch Einschuss-
löcher, die wie Riss- und Platzwunden aussehen, besonders
bei unmittelbarstem Nahschuss (Aufsetzen der Waffen-
mündung auf die Haut).

Die Ausschussöffnung kann grösser sein als die Einschussöffnung, sie ist es regelmässig am glatten Knochen,
so dass bei den trichterförmig sich erweiternden Schusslöchern platter Knochen, wie beim Schädeldach, das kleinere
Loch den Eintritt, das grössere den Austritt des Geschosses
mit absoluter Sicherheit anzeigt (Figg. 22 und 23). Dieses
streng gesetzmässige Verhalten, das ja auch für andere
Lochbrüche des Schädels Geltung besitzt, war uns kürzlich
von grösstem Wert in einem Falle, in dem die Ausschussöffnung am Schädel geradezu eine Einschussstelle vortäuschen konnte, wie man denn überhaupt bei Schüssen
aus Militärwaffen gelegentlich eine Ausschussöffnung vorfindet, die durch die Blutunterlaufung ihrer Ränder und
eine teilweise Eintrocknung derselben alle Charaktere einer
Einschussöffnung zu haben scheint.

Fig. 22.

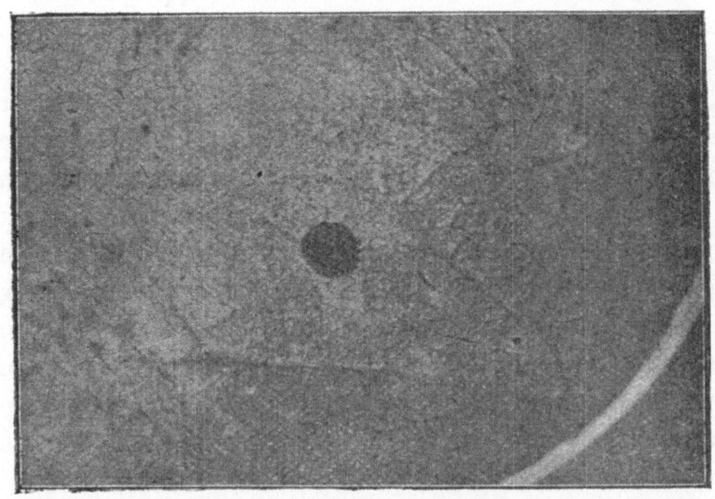

Schussverletzung des Schädeldachs.
Eintritt des Geschosses in die Tabula interna an der Ausschussstelle.

Fig. 23.

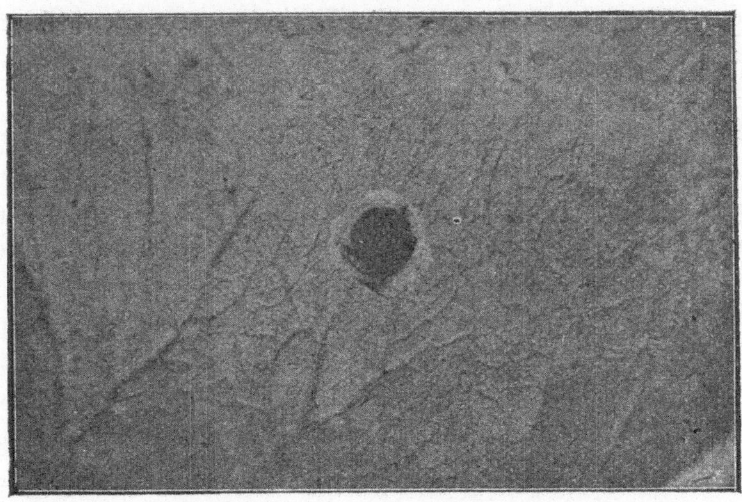

Schussverletzung des Schädeldachs.
Austritt des Geschosses an der Tabula interna an der Einschussstelle.
(Trichterförmige Erweiterung an der der Eintrittsstelle des Geschosses
abgewendeten Seite.)

Durch das Projektil können Knochensplitter und Kleidungsstücke in den Schusskanal verschleppt werden; so sah ich im Felde, wie ein Infanteriegeschoss, das bis in den Wirbelkanal eingedrungen war, einen Fetzen des blauen Hemdenstoffes wie eine Handschuhfingerkuppe vor sich hergetrieben hatte. Strassmann und ich fanden solche Gewebsfetzen bis zur Ausschussöffnung vorgetrieben.

Ist das Geschoss im Körper geblieben (Steckschuss), so ist es Aufgabe des Obduzenten, es aufzufinden. Man tut am besten, das Geschoss dem Gericht zu übergeben und die weitere Untersuchung des Projektils dem Schiesssachverständigen zu überlassen. In Gemeinschaft mit ihm sind in wichtigen Fällen mit der benutzten oder in Frage kommenden Waffe und .dem benutzen Pulver Schiessversuche anzustellen.

Bei Schrotschüssen ist der Körper oft mit Einschussöffnungen wie übersät. Einzelne Schrotkörner sind unter der Haut fühlbar, andere tief eingedrungen. Je grösser die Entfernung des Schützen, um so grösser die Streuung der Körner. Puppe fand allerdings bei einem durch Schrotschuss aus der Flinte getöteten Manne ein einziges Einschussloch, der Schuss war aus 60 cm Entfernung erfolgt, das Loch 3 : 4,8 cm gross. In einem Falle von Mord durch Schrotschuss haben Fraenckel und ich bei einer schon hochgradig verwesten Leiche, mehrere Jahre nach dem Tode, die Schrotkörner und deren Sitz mit Hülfe von Röntgenstrahlen nachgewiesen.

Gelegentlich kann man auch an den inneren Organen Ein- und Ausschussöffnung mit einiger Sicherheit unterscheiden. Zunächst findet man mit einer gewissen Regelmässigkeit an den inneren Organen die Ausschussöffnung etwas weiter als die Einschussöffnung; Gewebsfetzen, die aus einem Schussloch nach aussen heraushängen, zeigen die Austrittsstelle des Geschosses an.

Bei Schädelschüssen sehen wir die klassischen Unterschiede zwischen Ein- und Ausschuss am deutlichsten, an der Eintrittsstelle des Geschosses liegt die grössere Oeffnung in der Tabula interna, an der Austrittsstelle an der Tabula externa (Figg. 22 und 23). Infolge hydrodynamischer Pressung kommen neben den Schusslöchern fast regelmässig grossartige Sprengwirkungen zustande, die am Schädel ein ganzes System von Sprüngen erzeugen können; die Sprünge verlaufen teils radiär, teils zirkulär zu einer die beiden Schusslinien verbindenden Linie. Nicht selten ist das ganze Schädeldach in eine Anzahl von Stücken auseinander gesprengt, das Gehirn selbst in allen Teilen wüst zerrissen, der Schädelgrund von klaffenden Sprüngen durchzogen. In anderen Fällen wiederum findet man einen rundlichen Einschuss vor, ein fetziges Loch in der Dura, einen blind endigenden Kanal im Gehirn, ausgefüllt mit Knochensplittern und zertrümmerten Hirnmassen, an seinem Ende das Geschoss. Ein seltenes Präparat, von einem ähnlichen Falle herrührend, birgt die Sammlung der Unterrichtsanstalt für Staatsarzneikunde in Berlin, hier hatte die Kugel nicht mehr die Kraft gehabt, die Schädelhöhle zu verlassen, wohl war sie noch am Ende ihrer Bahn an das Schädeldach geprallt und hatte hier an der Innenseite keine Spur, dagegen an der Aussenseite einen feinen Sprung hinterlassen.

Schädel- und Gehirnschüsse sind keineswegs unbedingt tödlich, machen auch keineswegs immer sofortige Bewegungs- und Bewusstlosigkeit; wir wissen das aus vielfältiger feldärztlicher Erfahrung und haben daraus für die forensische Friedenspraxis zu lernen.

Halsschüsse können durch Verletzung der grossen Halsgefässe zur Verblutung führen. In einem anderen schon erwähnten Falle führte ein Halsschuss zum Hämatom der aryepiglottischen Falten und dadurch zur Erstickung.

Brustschüsse sind unbedingt tödlich, wenn sie die grossen Brustgefässe durchbohren, dagegen wissen wir, dass Herzschüsse heilen können. Interessant sind jene seltenen Fälle, in denen ein Projektil die Herzwand verwundete, ohne den Herzbeutel zu durchsetzen, hier wurde der Herzbeutel wie ein Handschuhfinger über dem Geschoss vorgetrieben, ohne selbst zu zerreissen. Herzschüsse führen meist durch Erzeugung eines Hämatoperikards zum Tode. Auch Lungenschüsse können in Heilung übergehen, in seltenen Fällen sah ich im Felde nach Hämatothorax mit nachfolgender Infektion schon im ersten Beginn der Temperatursteigerungen eine Peritonitis diaphragmatica derselben Seite mit schnellstem tödlichem Ausgange.

Bauchschüsse können durch Verblutung oder Peritonitis tödlich endigen, Rückenmarksschüsse durch die hervorgerufenen Lähmungen und deren Folgen.

Solange sich noch Handgranaten und ähnliche Geschosse, die durch ihre Sprengstücke wirken, im Besitz unbefugter Personen befinden, werden wir auch damit rechnen müssen, dass uns Fälle von tödlichen Verletzungen durch Sprengstücke vorkommen. Die Zerreissungen, die sie an den inneren Organen verursachen, sind weit erheblicher, als die Wirkungen der Mantelgeschosse; man kann manchmal kaum noch von Schusskanälen, sondern nur noch von einer Zerfetzungsbahn reden.

Wir haben in allen Fällen von Schussverletzungen zu erörtern: aus welcher Entfernung, aus welcher Richtung kam der Schuss, war eine bestimmte Waffe und ein bestimmtes Geschoss geeignet, die Verletzung herbeizuführen; stammte der Schuss von eigener oder fremder Hand, gelegentlich noch: lag Selbstmord oder Unfall vor?

Es ist also nach den eingangs erwähnten Grundsätzen die Frage des Nah- oder Fernschusses zu prüfen. Lage von Ein- und Ausschussöffnung zu einander, sowie der Verlauf des Schusskanals (horizontal oder schräg, Verlauf von unten nach oben, von rechts nach links usw.) zeigen die Richtung an, aus der der Schuss gekommen ist. Das aufgefundene Projektil lehrt uns die Waffe kennen, bei Nahschuss zeigt uns die Einschussöffnung, sei es an den Kleidern, sei es an der Haut, die Art des verwendeten Pulvers. Sonst müssen wir an der Hand der Ein- und Ausschussöffnung versuchen, das verwendete Kaliber und die Durchschlagskraft des Geschosses abzulesen. Schiessversuche sind, wie schon erwähnt, vielfach erforderlich.

Die Frage, ob Mord oder Selbstmord vorliegt, ist bei sicheren Fernschüssen natürlich leicht zu beantworten. Der Selbstmörder wählt für den tödlichen Schuss zwar mit Vorliebe die rechte Schläfe (als Rechtshänder), die Stirn, den Mund oder die Herzgegend, er schiesst aber gelegentlich auch in weiter rückwärts gelegene Schädelstellen, ja selbst in den Hinterkopf oder Nacken. Andererseits schiesst der Mörder, der sein Opfer überrascht, gelegentlich auch einmal in die Schläfe; ich sah das in zwei Fällen bei typischem Nahschuss und sicherer Tötung durch fremde Hand. Der Selbstmörder wird seine Brust vor Abgabe des Schusses entblössen, er tut das aber nicht immer. Festhalten der Waffe in der totenstarren Hand, Pulverschmauch oder Rostflecken an der Hand sprechen für Selbstmord. Gelegentlich sieht man bei unzweifelhaftem Selbstmord zwei Schüsse in die Brust, oder einen in die Brust und den zweiten, tödlichen, in den Kopf.

An der Leiche wird auf die Verteilung des aus den Schusslöchern geflossenen Blutes zu achten sein. Jedenfalls aber hüte man sich, eine Ansicht zu äussern, ehe nicht die ganze Obduktion beendet ist; vor allem kann man sich zunächst darüber täuschen, was als Einschuss, was als Ausschuss anzusehen ist. In zweifelhaften Fällen schneide man Ein- und Ausschussöffnung zur weiteren mikroskopischen und chemischen Untersuchung aus (trockene Aufbewahrung in weithalsigem Glase, dessen Boden zweckmässig mit einer leicht mit Glyzerin getränkten Watteschicht bedeckt wird). Man hüte sich, Schusslöcher mit Flüssigkeiten zu behandeln, so lange man über ihre Natur nicht ganz klar ist. Man kann leicht einen Schmauch verwischen.

Im Protokoll ist der Schusskanal möglichst im Zusammenhang zu beschreiben. Beim Steckschuss muss das Projektil unter allen Umständen gefunden werden.

Die Untersuchung auf Pulvereinsprengung bietet keine Schwierigkeiten, man sieht schon bei schwacher Vergrösserung die schwarzen amorphen Körner und Schollen. Bezüglich der Flammenwirkung an den Haaren ist das Notwendige in Kapitel 6 gesagt. Puppe hat auf tangentiale Verletzungen des Haarschaftes bei Nahschüssen mit rauchschwachem Pulver aufmerksam gemacht.

Der Nachweis von Blei- und Quecksilberspuren, letzteren bei Flobertschüssen, sowie Fettspuren an Kleidern dürfte im allgemeinen Sache des Chemikers sein. Der Gerichtsarzt wird für gewöhnlich auf derartige Untersuchungen nicht eingerichtet sein. Gegebenen Falles kann er auch die Universitätsinstitute für gerichtliche Medizin für die Vornahme solcher Untersuchungen in Vorschlag bringen.

16. Kapitel.

Die Vergiftungen.

Das preussische „Regulativ" schreibt beim Verdacht
einer Vergiftung vom Munde aus (§ 21) vor, die Innere
Besichtigung mit der Bauchhöhle beginnen zu lassen. Es
sieht aber Ausnahmen vor, z. B. in Fällen von Blausäure-
oder Zyankalivergiftung, von Vergiftungen durch narkotische Substanzen, wo die Sektion wie üblich mit der
Kopfhöhle beginnen soll. Vorschriften sind dazu da, um
befolgt zu werden, und die preussischen Vorschriften
schaffen, auch für Vergiftungsfälle, eine brauchbare Unterlage für die Sektionstechnik; der Erfahrene aber, der
weiss, in wie vielen Fällen statt der von der Behörde
vermuteten Vergiftung eine natürliche Todesursache und
zwar recht häufig in der Kopfhöhle gefunden wird, möge
gelegentlich, auch beim „Verdacht" der Vergiftung, mit
der Kopfhöhle beginnen, er verdirbt dadurch sicher nichts,
und er hat für die körperliche Anstrengung des Schädel-
aufsägens (der „ländliche" Gerichtsarzt muss das selbst
besorgen) noch seine körperliche Kraft frisch beisammen.
Beim Diktieren des Protokolls reihe man die Halsorgane
an der üblichen Stelle ein, sonst erscheinen sie, wenn das
Diktat der Technik folgt, plötzlich unter den Organen des
Abschnittes „Bauchhöhle". Richter nimmt den Dünndarm für sich, den Dickdarm für sich und den Magen im
Zusammenhang mit den Brustorganen, also auch mit der
Speiseröhre, heraus. Indessen bietet nach meiner Erfah-
rung die Befolgung der preussischen Vorschriften keine
Schwierigkeiten.

Aufbewahrt werden für die chemische Untersuchung:

In einem Glasgefäss A: Blut des Herzens und der grossen Gefässe.

In einem Glasgefäss B: Stücke beider Lungen, des Herzens, der Milz und des Gehirns.

In einem Glasgefäss C: Magen nebst Inhalt, Speiseröhre, Dünndarm und Dickdarm nebst Inhalt.

In einem Glasgefäss C1: Dickdarm nebst Inhalt bei Vorhandensein sehr reichlicher Kotmassen.

In einem Glasgefäss D: Beide Nieren.

In einem Glasgefäss D1 und D2: Linke und rechte Niere getrennt, wenn man mit der Möglichkeit postmortaler. Gifteinfuhr (postmortaler Diffussion) rechnen muss.

In einem Glasgefäss E: Der mittels Katheter entleerte Urin.

In einem Glasgefäss F: Leber mit Gallenblase (mindestens ein möglichst grosses Stück der Leber).

In einem Glasgefäss G: Eventuell das ganze Gehirn für sich bei Vergiftungen durch narkotische Substanzen.

In einem Glasgefäss H: Uterus und Scheide und Anhänge, wenn der Verdacht der Gifteinfuhr von der Scheide aus besteht (z. B. Karbol, Arsen).

Im Falle von Exhumierungen, die ja gerade bei Vergiftungsverdacht so oft vorkommen, sind ausser den Leichenteilen zur chemischen Untersuchung zurückzustellen:

1. Erde in 3 Proben:
    a) von der Grabsohle,
    b) von den Grabwänden,
    c) entferntere Friedhofserde.

2. Je ein Stück Sargholz vom Deckel und vom Boden.

3. Sargbeschläge.

4. Von jeglicher Art des Sarginhaltes je eine Probe.

Alle diese Proben sind in sauberen trockenen Beuteln aufzubewahren und wie die Gläser zu bezeichnen und zu versiegeln. Die Gläser werden mit Pergamentpapier verschlossen und tragen die oben erwähnte Buchstabenbezeichnung, daneben das Datum der Obduktion und den Namen der Leiche nebst dem gerichtlichen Aktenzeichen.

Beim Verdacht der Trichinenerkrankung soll man Zwerchfell-, Hals- und Brustmuskeln zur mikroskopischen Untersuchung zurücklegen.

Die äussere Besichtigung in Vergiftungsfällen kann unter Umständen wertvolle Ergebnisse haben. Hellrote Farbe der Totenflecke (wie das Rot einer Schminke) (Richter) weist auf Kohlenoxydvergiftung, graubläuliche Farbe auf Vergiftung mit chlorsaurem Kali. Ausgesprochene Gelbfärbung der Haut und Bindehäute lässt an eine Phosphorvergiftung denken. An den Lippen sieht man Aetzstreifen, pergamentharte streifenförmige Stellen, über die ätzende Substanzen von den Mundwinkeln herabgelaufen sind, von bräunlicher bis braungelblicher Farbe, z. B. bei der Lysolvergiftung. Gelbe Schorfe macht Salpetersäure. Man hüte sich, harmlose Vertrocknungen, wie sie z. B. durch Insektenbenagung zustande kommen, mit Aetzschorfen zu verwechseln. Auch die ganz gewöhnliche Lippensaumvertrocknung an der Leiche sollte nicht Anlass geben, eine Verätzung fälschlich anzunehmen. Die Nagestellen sind meist flache Grübchen oder flache Rinnen, an denen der Oberhautdefekt deutlich hervortritt, sie stehen getrennt und im Stadium der Vertrocknung sind sie nie so hart, wie die charakteristischen Aetzstreifen, die sich kontinuierlich vom Mund zum Kinn hinunterziehen.

Besonders interessante Giftwirkungen auf die Haut hat uns der Gaskampf des vergangenen Krieges kennen gelehrt; ich erinnere insbesondere an die verbrennungs- und verbrühungsähnlichen Wirkungen des Gelbkreuzstoffes, dem zugleich eine ausgesprochen nekrotisierende Wirkung anhaftete. In solchen Fällen wären auch die Hornhäute auf Aetzwirkung anzuschauen.

Die innere Besichtigung kann in Fällen tatsächlicher Vergiftung ein vollkommen negatives Ergebnis zeitigen. So hinterlassen wohl die gesamten Alkaloidvergiftungen keinen charakteristischen Leichenbefund. Hier kommt alles auf das Ergebnis der chemischen Untersuchung und auf die Begleiterscheinungen, auf den Krankheitsverlauf an. In anderen Fällen lässt uns die innere Besichtigung schon vor dem Chemiker den Gifttod und die Giftart erkennen, so in Fällen von Zyankali- und Karbol-, Lysol-, Laugen-, Säurevergiftungen. Man soll aber selbst bei zuverlässig positivem Befunde die Asservierung der Organe zur chemischen Untersuchung nie unterlassen. Die Untersuchung auf Gifte ist nun einmal Sache des Chemikers; wir wünschen nicht, dass er uns mit Blut- und ähnlichen Untersuchungen in unser Fach hineinpfuscht, also überlassen wir ihm seine Domäne. Dazu soll man nicht vergessen, dass zwar ein qualitativer Giftnachweis einfach und gelegentlich auch uns gestattet ist (siehe das nächste Kapitel), dass aber daneben vor allem der quantitative Giftnachweis für den Beweis des Gifttodes so gut wie nie zu entbehren ist, und dieser quantitative Nachweis gehört unbedingt in das Laboratorium des erfahrenen Chemikers. Eine Ausnahme bildet das Kohlenoxyd, dessen Nachweis dem Gerichtsarzt zusteht.

Hat die Obduktion statt der vermuteten Vergiftung eine zureichende natürliche Todesursache ergeben, so sprechen wir das in unserem vorläufigen Gutachten aus, unter dem Hinzufügen, dass sich Anhaltspunkte für das Vorliegen einer Vergiftung aus dem Obduktionsbefunde nicht ergeben haben. Ergibt die Obduktion Befunde, die die Annahme einer bestimmten Vergiftung nahelegen, so bezeichnen wir im Gutachten das oder die Gifte, die in Frage kommen, um dem Chemiker einen Fingerzeig zu geben, in welcher Richtung sich seine Untersuchung zu bewegen hat. In Fällen eines vollkommen negativen anatomischen Befundes werden wir sagen, dass sich eine bestimmte Todesursache nicht gefunden hat, dass gleichwohl die Möglichkeit einer Vergiftung nicht ausgeschlossen ist, und dass wir uns bis nach Ermittlung des chemischen Befundes und der Begleitumstände des Todes ein begründetes Gutachten vorbehalten. Ein solches abschliessendes Gutachten wird man sich übrigens in jedem Falle von Vergiftung vorbehalten, da unter allen Umständen das Ergebnis der quantitativen Analyse und die dem Tode vorangegangenen Krankheitserscheinungen und sonstigen Begleitumstände kritisch zu würdigen sind. Die bei Vergiftungen vorgefundenen Organveränderungen sind, selbst bei positivem Befunde, selten so charakteristisch, dass wir die Einwirkung eines ganz bestimmten Giftes aus der Anatomie des Falles ablesen können; solche geradezu pathognomonischen Befunde eignen der Kohlenoxyd-, der Zyankalivergiftung; in anderen Fällen sehen wir Veränderungen, die einer bestimmten Gruppe von Giften zukommen (Aetzwirkung der Säuren, der Laugen); in wieder anderen Fällen können klinisch wie anatomisch die Bilder von Krankheiten und Vergiftungen einander höchst ähnlich werden, so ähnelt die akute Form der Arsenvergiftung der Cholera, die Phosphorvergiftung kann Anlass zur Verwechslung mit akuter gelber Leberatrophie geben, die Darmveränderungen bei Sublimatvergiftung können an Dysenterie erinnern.

In ungeklärten Fällen, die den Verdacht der Vergiftung hervorrufen, um dann mit negativem chemischen Ergebnis auszugehen, erinnere man sich der bakteriellen Darmerkrankungen (Botulismus, Paratyphus usw.).

Im folgenden sollen ganz kurz einige der am häufigsten vorkommenden Vergiftungen erörtert werden. Die Methoden des qualitativen Nachweises dieser forensisch wichtigsten Gifte findet man im nächsten Kapitel.

Arsenvergiftung: Die akute Form ähnelt dem Bilde der asiatischen Cholera: Uebelkeit, Erbrechen, Durchfälle, Tenesmen, Anurie, Kollaps. Die paralytische Form verläuft, im Gegensatz zu dieser gastrointestinalen, unter dem Bilde zerebraler Störungen: Lähmungs- und Schwächezustände, Schwindel, Krämpfe, Koma. In chronischen und subchronischen Fällen bestehen Gastritis, Darmkatarrh,

Hauterkrankungen: Exantheme, trockene Dermatitis; sensible und motorische Störungen mit Lähmungen, schwere Kachexien. Man denke stets an die Möglichkeit, dass der Verstorbene, sei es auf Grund ärztlicher Verordnung, sei es auf Grund von örtlichen Gebräuchen (Arsenikesser), Arsenik zu nehmen gewohnt war. Wichtig ist in solchen Fällen der Nachweis grosser Mengen des Giftes in den „zweiten Wegen" (Leber, Nieren).

An der Haut sieht man gelegentlich ausserordentliche Trockenheit und Schlaffheit, Zeichen anderer Haut- und Nagelerkrankungen, natürlich nur bei chronischen Formen der Vergiftung.

Der innere Befund kann bei der akuten gastrointestinalen Form mit dem Darmbild der asiatischen Cholera übereinstimmen, differentialdiagnostisch nur durch die chemische Untersuchung sicher zu stellen. In oberflächlichen Substanzverlusten der Magenschleimhaut finden sich die Oktaeder der arsenigen Säure unter dem Mikroskop. Schweinfurter Grün ist an der Färbung im Magen und Darm leicht zu erkennen. Subseröse Blutaustritte, parenchymatöse Degeneration der Leber und Nieren fehlen bei längerer Dauer der Vergiftung nie; auch das Myokard zeigt in solchen Fällen das Bild der Trübung.

Der gerichtliche Mediziner muss mit der Tatsache vertraut sein, dass trotz gesetzlichen Verbots eine Reihe von Gebrauchsgegenständen (Geschirre, Tapeten, Farben) arsenhaltig sein können; es können so bei Lebzeiten in einen Körper dauernd kleinste Arsenmengen durch Haut und Atmung gelangen, an die nicht nur bei auffallenden, unerklärlichen, chronischen Krankheitserscheinungen, sondern auch beim chemischen Nachweis p. m. zu denken ist. Arsen kann in der Kirchhofserde, in den Sargbeschlägen, in Kleidern enthalten sein, daher bei Exhumierungen die im allgemeinen Teil genannten Stücke mit auf Arsen zu untersuchen sind. Auch die zum Arsennachweis benutzten chemischen Agentien sind auf Arsenfreiheit zu prüfen. Es kommt auf den quantitativen Arsennachweis und darauf an, wie das gefundene Arsen sich auf die ersten und zweiten Wege (Magen-Darm und Leber-Nieren) verteilt.

Eine charakteristische Arsenmumifikation als pathognomonisches Zeichen der Arsenvergiftung existiert wohl nicht.

Zur Vergiftung dienen vorzugsweise arsenige Säure und Schweinfurter Grün. Mord durch arsenige Säure kommt häufig vor. Die grossen Giftmischerinnen, wie die Gesche Gottfried, die Zwanziger, bedienten sich ihrer. Schweinfurter Grün wird wohl nur zum Selbstmord genommen. Auripigment und Realgar sind an sich ungiftig.

Phosphorvergiftung: Gelegentlich ganz akuter Verlauf innerhalb der ersten 24 Stunden. Erbrechen von Massen, die im Dunkeln leuchten und knoblauchartig riechen. Bei langsamerem Verlauf Uebelkeit, Erbrechen, Durchfälle, Ikterus, Eiweissausscheidung (Phosphornekrose der Unterkiefer bei gewerblicher Vergiftung). Die chronisch verlaufenden Fälle können der akuten gelben Leberatrophie klinisch sehr ähnlich sein. Gelegentlich treten trügerische Remissionen ein.

Bei der äussseren Besichtigung tritt vielfach ein Ikterus hervor. In den wenigen von mir obduzierten Fällen fehlte er nie; ebensowenig ausgedehnte subseröse Blutungen, die ich besonders gross unter dem wandständigen Bauchfell sah. Bei Ikterus ist natürlich auch ein „innerer" Ikterus vorhanden, die Magenschleimhaut ist gelb und dick, zeigt vielfach submuköse Blutaustritte. Der Herzmuskel ist gelb, schlaff, trübe, die Leber gross, teigig, stumpfrandig, die Nieren sind gross, hell, Rinde breit und trübe. Ich sah die Phosphorvergiftung nur bei schwangeren bzw. frisch abortierten Mädchen. In solchen Fällen wäre auch der Uterus zur chemischen Untersuchung aufzubewahren.

Der innere Befund wird um so ausgeprägter sein, je länger die Vergiftungserscheinungen andauerten. In den Fällen von protrahiertem Verlauf wird die Leber schliesslich klein, atrophisch, so dass auch das anatomische Bild dem der akuten gelben Leberatrophie erheblich angenähert wird.

Die chemische Untersuchung hat in den akut verlaufenden Fällen, namentlich wenn man erbrochene Massen untersuchen kann, die besten Aussichten. Im übrigen kommt das Gift durch den Darm zum Abgang oder zur Oxydation im Körper, dann bekommen wir schliesslich Phosphorsäure, die ja zu den chemischen Bestandteilen des Körpers gehört. Die Vorstufe der Phosphorsäure, die phosphorige Säure, kann nach Dusart-Blondlot nachgewiesen werden.

Giftig ist nur der gelbe Phosphor. Gelegentlich sind Vergiftungen durch Phosphorlebertran bei Kindern vorgekommen.

Blausäure- und Zyankaliumvergiftung: Der Verlauf dieser Vergiftung ist ausserordentlich stürmisch. In wenigen Minuten kann alles zu Ende sein. Die Vergifteten stürzen gelegentlich mit einem Aufschrei zu Boden, krampfartige Erscheinungen können dem schnell folgenden Tod vorausgehen. Nach nicht tödlichen Dosen erfolgt schnellste Erholung.

Blausäurevergiftung hinterlässt ausser dem Bittermandelgeruch keinen wesentlichen anatomischen Befund. Der Geruch ist am reinsten in der Schädelhöhle zu erkennen. Nach Herausnahme des Gehirns decke man Schädeldach und weiche Kopfdecken wieder auf die leere Kapsel; lüftet man dann nach einiger Zeit, so entströmen direkt Wellen des Geruchs.

Die hellroten Totenflecke sind nicht konstant genug, um als unwandelbares Charakteristikum gelten zu können. Man denke daran, dass auch Feuchtigkeit und Kälte die Totenflecke hellrot machen können.

Bei der Zyankalivergiftung begegnet man dem wesentlichen Befund im Magen. Die Schleimhaut ist gequollen, seifig, mit zähem Schleim bedeckt. Die Falten treten als rote Wülste hervor, sie zeigen dem befühlenden Finger die glitschige Beschaffenheit der Schleimhaut besonders deutlich. Man achte besonders auf die Füllung der Gefässe, da alle anderen Befunde auch durch postmortale Einbringung des Giftes in den Magen entstehen können. Selbst am ausgeschnittenen Magen konnte ich die charakteristischen Befunde noch erzeugen.

Oft ist der Geruch im Magen stechend, das rührt von Ammoniakbildung her und kommt vor, wenn das Zyankalium durch kohlensaures Kalium stark verunreinigt war, dann ist dem sonst roten Ton der Magenschleimhaut und des Mageninhaltes ein brauner Farbton beigemengt.

Zyankaliumvergiftung beruht vorwiegend auf Selbstmord.

Säuren- und Laugenvergiftungen: Die Vergiftungen beruhen meist auf Selbstmord oder Versehen. Bei Kindern kann es sich um Mord handeln. Auch Fahrlässigkeit kann eine Rolle spielen.

Charakteristisch sind die Aetzwirkungen an der Haut, besonders an Mund und Kinn, an Zunge, Rachen, Kehlkopf, Speiseröhre, Magen und Darm. Durch die Magenwand hindurch kann p. m. durch Diffusion eine Anätzung der Unterfläche der Leber, der Milz, der linken Niere stattfinden. Man hüte sich, eine postmortale Gastromalazie, mit Zerreisslichkeit der Magenwand, zu verwechseln mit einer durch Aetzung bewirkten Perforation. Die Aetzspuren der Laugen sind ausgesprochen seifig, schmierig wie bei Zyankaliumvergiftung. Schwefelsäure macht schwärzliche, Salpetersäure gelbliche Verätzung, Karbolsäureätzungen sind weiss. Bei Oxalsäurevergiftung suche man, besonders in den Nieren, nach Kristallen von oxalsaurem Kalk, im Mageninhalt sind sie nicht beweisend. Sublimatätzungen und, bei längerem Verlauf der Vergiftung, Sublimatulcera findet man im Dickdarm auf den Faltenkämmen; in seltenen Fällen sah ich auch nach grossen Kalomeldosen ähnliche Wirkungen. In den Nieren sieht man nach Oxalsäure- und Sublimatvergiftung Kalkinfarkte.

Nach Laugenvergiftungen können schwerste Stenosen des Oesophagus zustande kommen. Gelegentlich stösst sich in überlebenden Fällen die nekrotische Schleimhaut röhrenförmig ab. Karbol und Lysol wirken, abgesehen von ihrer örtlichen Aetzwirkung, auch molekular. Nach schweren äusseren Aetzungen durch Karbolsäure sind Todesfälle vorgekommen. Klinisch ähneln die Vergiftungserscheinungen durch Karbol und Lysol gelegentlich dem Bilde des akuten Rausches.

Chlorsaures Kalium bildet Methämoglobin. Die Totenflecke zeigen bräunlichen Farbenton; von den inneren Organen zeigen die Nieren besonders deutliche Braunfärbung.

Nitrobenzol ist gleichfalls ein Methämoglobin bildendes Gift (Bittermandelgeruch).

Bleisalze erzeugen Erbrechen, Koliken, Parästhesien, Lähmungen; anatomisch: Stomatitis, Bleisaum, Nephritis.

Kupfersalzvergiftungen sind durch Grünfärbung der Schorfe ausgezeichnet.

Die Vergiftung durch **Alkaloide** hinterlässt keinen charakteristischen anatomischen Befund. So ist, abgesehen vom Befunde des Chemikers, nichts so wichtig wie die Krankheitsgeschichte, um Aufklärung in Fällen von Alkaloidvergiftungen zu gewinnen. Irrig ist die Annahme, dass die Pupillen an der Leiche nach Morphium noch Enge, nach Atropin oder Kokain noch besondere Weite zeigen. Auch die Irismuskulatur folgt nach dem Tode lediglich dem Gesetz der Totenstarre, zugleich hängt die Pupillenweite von dem Grade der Eintrocknung des ganzen Auges ab. In Fällen von Morphiumvergiftung sei man an der Leiche achtsam auf die Residuen eines Morphiummissbrauches, alte Einstichstellen, die oft knotig verdickt sind, Spuren von multiplen Abszessen nach Vereiterung von Stichkanälen. — Die Strychninvergiftung mit ihren Starrkrampferscheinungen kann die Erörterung einer Differentialdiagnose zwischen ihr und dem Tetanus erfordern.

In den letzten Jahren sind mir wiederholt Fälle von Vergiftungen durch Schlafmittel vorgekommen; die meisten waren durch grosse Dosen des **Veronals** (3—5 g), ein Fall durch 10 g Nirvanol herbeigeführt worden; vielfach sind solche Vergiftungen durch eine irrtümliche oder fahrlässige Ueberschreitung der Maximaldosis seitens des Publikums zustande gekommen. Leider gibt es immer noch Schlafmittel, die im Handverkauf zu haben sind.

Die **Fleisch-, Wurst-, Fisch-, Austern-** und ähnliche durch Nahrungsmittel bedingten Vergiftungen haben eine bakterielle Quelle, für die wir demnach das Untersuchungsmaterial bereitzustellen haben. Neben dem Magen-Darmkanal, von dem unaufgeschnittene, unterbundene Stücke zu asservieren sind, ist vor allem die Zurückstellung von Blut, Milz, Galle erforderlich. In vielen Fällen spielen neben dem Bacillus botulinus die Erreger des Paratyphus eine Rolle. Bei allen diesen Vergiftungen ist zu berücksichtigen, dass stets mehr als eine Person die gleiche Speise genossen haben, dass also eine Giftwirkung sich an mehreren Personen bemerkbar gemacht haben muss, wenn auch in verschiedenen Graden.

Bei Vergiftungen durch **pflanzliche** Stoffe, wie Blätter, Wurzeln, Pilze, ist eine botanische Untersuchung anzuregen. Richter macht darauf aufmerksam, dass eine Pilzvergiftung gelegentlich ein der Phosphorvergiftung ähnliches anatomisches Bild erzeugen kann.

Unter den **Gasvergiftungen** interessiert vor allem die **Kohlenoxydvergiftung**. Sie kommt vor als Leuchtgas-, Kohlendunst- und Rauchvergiftung[1]). Die klinischen Vergiftungserscheinungen beginnen meist mit Kopfschmerzen, dann folgen Schwindelgefühl, Erbrechen, schliesslich Be-

---

1) **Anmerkung:** Kohlenoxyd verbindet sich mit dem Hämoglobin zu Kohlenoxydhämoglobin. Sind etwa 60 pCt. des Oxyhämoglobins durch Kohlenoxydhämoglobin ersetzt, so tritt der Tod ein. Leuchtgas enthält etwa 5 bis 15 pCt., Kohlendunst bis zu 5 pCt., Wassergas bis zu 50 pCt. Kohlenoxyd.

wusstlosigkeit, Dyspnoe, Krämpfe. Nach rechtzeitiger Entfernung aus der Kohlenoxydatmosphäre und erfolgreicher Therapie (Sauerstoffzufuhr) bleiben gelegentlich Erinnerungsstörungen rückläufiger Art (retrograde Amnesie) zurück; auch eigenartige Erregungs- und Verwirrtheitszustände sind hier und da die Folgen der Vergiftung. Als Spätfolgen können Verblödungszustände auftreten. Manchmal findet man nach Kohlenoxydvergiftung Zucker im Urin. Der Leichenbefund ist unverkennbar: Hellrote Totenflecke, hellrote eosinartige Färbung des Gehirns, hellroter Farbenton im Blut. Muskulatur, Herz, Lungen, kurz alle inneren Organe beteiligen sich an diesen hellroten Farbentönen. Sterben die Vergifteten in einer Rauchatmosphäre, so finden sich Russpartikel auf der Haut des Gesichtes, in den Nasenöffnungen, am Munde, im Rachen, im Kehlkopf, in der Luftröhre und bis in die Bronchien hinein.

Wenn der Tod nicht in der CO-Atmosphäre erfolgt und die Person die Einatmung des Giftes einige Zeit überlebt, so kann das Kohlenoxyd aus dem Blut verschwinden und damit der ganze charakteristische Befund. Wir finden statt dessen wohl als Folge des die Vergiftung begleitenden Erbrechens eine Apirations- (Schluck-) Pneumonie. Erweichungsherde in den grossen Gehirnknoten sind die Folgen von kleinen Blutungen, die gelegentlich bei der CO-Vergiftung auftreten und für die seelischen Nachkrankheiten von Bedeutung sind.

Nicht immer findet sich die CO-Quelle in dem Raum, in dem der Vergiftete aufgefunden wird. Wir obduzierten vor Jahren ein junges Ehepaar, das in der Hochzeitsnacht verstarb und am nächsten Morgen tot aufgefunden wurde. Man dachte an gemeinschaftlichen Selbstmord. Die Obduktion ergab eine CO-Vergiftung. Die Quelle derselben war ein undichtes Gasrohr in einem Nebenraume, von dort war das Gas durch eine kleine Wandlücke in den Schlafraum eingedrungen. Wenn Leuchtgas durch Erdschichten durchgeht, kann es seinen charakteristischen Geruch verlieren und gleichwohl giftig wirken, so dass aus einem defekten Strassengasrohr in eine Kellerwohnung sehr wohl vergiftendes Gas unbemerkt eindringen kann. Sonst sind offene brennende Kokskörbe, Oefen ohne genügenden Abzug die Quellen der Vergiftung.

Befanden sich mehrere Personen in der CO-Atmosphäre, so ist es nichts Ungewöhnliches, dass die eine oder andere Person überlebt, sei es, dass sie etwa näher einer ventilierenden Tür oder einem Fenster lag, oder dass sie über vollwertigere Organe verfügte, als die Verstorbene.

Die **Kohlensäure**vergiftung begegnet uns seltener. Bekannt ist, dass bei der Schwere des Gases am Boden lagernde Personen mehr gefährdet sind, als stehende oder hochliegende (Hundsgrotte).

Bei **Schwefelwasserstoff**vergiftungen sieht man gelegentlich eine frühzeitige auffällige Grünfärbung der Haut, schwarzes, teerartiges Blut, schnelle stinkende Fäulnis (Schwefelmethämoglobin) und eine graugrünliche Färbung des noch festen Gehirns.

Phosgen ($COCl_2$), als Kampfgas bekannt geworden, schädigt vor allem die Lungen, die ausserordentlich voluminös und schwer gefunden werden. Die Alveolen sind mit einem Exsudat voll angefüllt; das Blut ist eingedickt. Gelegentlich findet man daneben katarrhalische Zustände im Magen und Darmkanal.

Die **Chloroform**vergiftung hinterlässt keinen charakteristischen anatomischen Befund, ebensowenig die akute **Alkohol**vergiftung; die letztere ist indessen bisweilen an einem unverkennbaren Alkoholgeruch im Magen zu vermuten; eine Hyperämie der Magenschleimhaut und stärkste Füllung der feinsten Gefässe wird die Vermutung unterstützen. Sicherheit gibt die chemische Untersuchung. Im Felde obduzierte ich einen Mann, der nach dem Genuss von $1\frac{1}{2}$ Liter Rum in tiefster Bewusstlosigkeit verstorben war. Die Obduktion ergab unverkennbaren Rumgeruch im

Magen, starke Füllung der feinsten Gefässe der im ganzen geröteten Magenschleimhaut; sonst normalen Befund an allen Organen. Die chemische Untersuchung bestätigte die Diagnose. Hier wie überall ist die Vorgeschichte, vor allem die Kenntnis der genossenen Alkoholmenge und der Zeit, innerhalb deren sie getrunken wurde, von entscheidender Bedeutung.

Der **Methylalkohol,** der vor einigen Jahren in Berlin fast eine Hekatombe an Opfern forderte, ruft unter anderem Krämpfe, Erbrechen, Lähmungen, Delirien hervor. Anatomisch findet man eine intensive Hyperämie des Gehirns und seiner Häute, besonders die Piagefässe zeigen sich bis in die feinsten Verzweigungen voll gefüllt. Am Magen-Darmkanal fällt die oft bis fingerdick gehende Zusammenziehung des Dünndarms auf, daneben sieht man die Zeichen des frischen Katarrhs, der akuten Hyperämie. In nicht tödlichen Fällen ist Erblindung eine der schwersten Folgeerscheinungen der Methylalkoholvergiftung.

17. Kapitel.

Der qualitative Nachweis der forensisch wichtigsten Gifte.

———

Der Gerichtsarzt soll in der Regel selbst keine Giftanalyse vornehmen, sie ist Sache des Chemikers. Der Gerichtsarzt sei aber wenigstens mit den, auch ausserhalb eines grossen Laboratoriums ohne grosse Mühe auszuführenden Methoden des **qualitativen** Nachweises der gewöhnlichen Gifte vertraut. Der Fall ist überdies wohl denkbar, in dem in den Taschen oder in der Nähe eines tot aufgefundenen Menschen eine Substanz angetroffen wird, die als das totbringende Gift in Frage kommt. Es wird dem Gerichtsarzt nicht verwehrt werden können, eine Probe des Stoffes zu entnehmen und, um eine vorläufige Klarheit über die Natur desselben und damit auch über die Todesursache zu gewinnen, eine der nachstehend angeführten qualitativen Giftproben anzustellen. Dass der Nachweis von Giften wie der des Kohlenoxyds im Blut Sache und Pflicht des Gerichtsarztes ist, bedarf wohl kaum der besonderen Erwähnung; ebenso wird ihm obliegen, bei Oxalsäurevergiftung in den Nieren nach Kristallen von oxalsaurem Kalk zu forschen. Das möge genügen, um zu erweisen, dass in einem „gerichtlich-medizinischen Praktikum" ein kurzer Abriss des qualitativen Giftnachweises nicht unangebracht ist.

Arsen.

1. Arsenverbindungen mit Zyankalium in Substanz zu gleichen Teilen in Glühröhrchen, die aus Natriumglas

bestehen und etwa 10 cm lang und 5—6 mm weit sind, erhitzt, lassen an den kälteren Stellen des Röhrchens einen glänzenden Spiegel von metallischem Arsen entstehen.

2. Der Nachweis mittels des Marsh'schen Apparates:

Aus reinem arsenfreien Zink und reiner, verdünnter Schwefelsäure (1 : 5) wird Wasserstoff entwickelt. Sobald der entwickelte Wasserstoff frei von Luft ist, was daran erkannt wird, dass er ohne Knall verbrennt (Prüfung durch Auffangen des Wasserstoffes in einem trockenen Reagens-

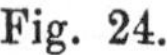

Fig. 24.

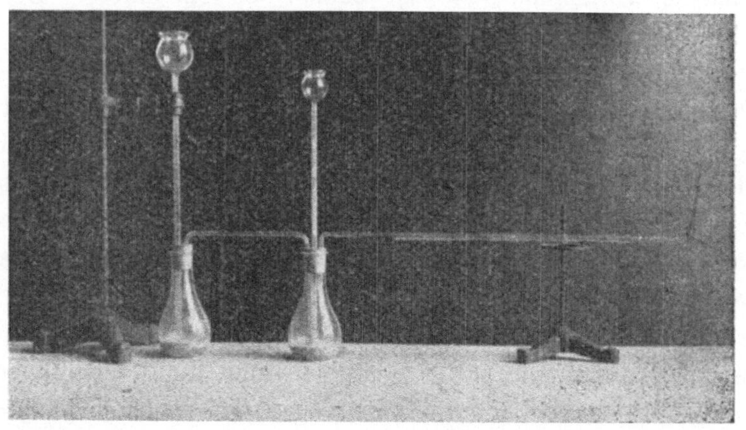

Apparat zur Demonstration des Arsennachweises.

glas und Entzünden an der Flamme eines Spiritusbrenners), so wird die arsenhaltige Flüssigkeit zugesetzt und dann der ausströmende Wasserstoff entzündet. Es entwickelt sich nunmehr Arsenwasserstoff. Die anfänglich gelblich brennende Flamme wird bläulich-weiss. Hält man in diese Flamme ein weisses Porzellanschälchen, so entsteht ein schwarzbrauner Spiegel durch Niederschlag metallischen Arsens. Dieser Spiegel unterscheidet sich vom Antimonspiegel dadurch, dass er im Gegensatz zu dem letzteren in Liquor Natrii hypochlorosi löslich ist.

Für demonstrative Zwecke pflegt man den Nachweis im Marsh'schen Apparat folgendermassen einzurichten (Fig. 24). Im ersten Kölbchen wird aus Zink und 20proz. Schwefelsäure Wasserstoff entwickelt. Sobald aus der Spitze des Kapillarrohrs reiner Wasserstoff entweicht, wird auch im zweiten Kölbchen, in welchem dem Zink eine kleine Quanität arseniger Säure beigemischt ist, durch Zugiessen von Schwefelsäure Wasserstoff entwickelt. Erwärmt man nun die Kaliröhre durch eine untergestellte Spiritusflamme, so schlägt sich an der nächsten verengten Stelle metallisches Arsen als Spiegel nieder. Darnach kann man dann die Arsenwasserstoff-Flamme durch Entzünden an der Spitze des Kapillarrohrs demonstrieren. In praktischen Fällen lässt man den Gasstrom noch durch eine Trockenröhre (mit Chlorcalcium gefüllte Röhre) gehen.

3. Der biologische Arsennachweis. Das Penicillium brevicaule hat die Eigenschaft, aus arsenhaltigem Material flüchtige, nach Knoblauch riechende Arsenverbindungen abzuspalten. Das Penicillium brevicaule wird auf sterilisiertem Brotbrei oder Kartoffeln gezüchtet. Zum Nachweis des Arsens wird die arsenhaltige Substanz (die getrockneten und dann pulverisierten Organe) mit Brotbrei im Erlenmeyer'schen Kölbchen gemischt. Auf dies zuvor sterilisierte Gemisch wird das Penicillum brevicaule überimpft. Nach einigen Tagen erscheint dann der weisse Pilzrasen, zugleich wird der Knoblauchgeruch wahrnehmbar, der sich bei luftdichtem Verschluss der Kölbchen jahrelang hält.

Phosphor.

1. Scheerer'sche Vorprobe: Die phosphorhaltige Masse wird in einem Erlenmeyer'schen Kölbchen erhitzt. In den verschliessenden Korken wird ein mit Argentum nitricum- und ein mit Plumbum aceticum-Lösung getränkter Papierstreifen eingeklemmt. Schwärzt sich der Argentumstreifen allein, so muss man weiter nach Phosphor suchen.

Schwärzt er sich nicht, so ist Phosphor nicht vorhanden. Schwärzt sich ausser dem Argentumstreifen auch der Bleisalzstreifen, so kann die Schwärzung durch Schwefelwasserstoff bedingt sein.

2. Die empfindlichste Phosphorprobe stellt der Phosphornachweis nach Mitscherlich dar. Die zu untersuchende Substanz wird in einen gefüllten Kolben mit Wasser gebracht. Das Wasser ist mit Weinsäure anzusäuern bis zur sauren Reaktion. Durch den Korken führt man ein zweimal gebogenes Glasrohr in ein Liebig'sches Kühlrohr hinein. Bringt man nun den Inhalt des Kolbens langsam zum Kochen, so steigen bei Anwesenheit von Phosphor die im Dunklen leuchtenden Phosphordämpfe aus dem Kolben in das Glasrohr und gelangen in den Liebig'schen Kühler, in dem sie sich gewöhnlich zu langen leuchtenden Bändern ausziehen. Schon mit dem Beginn des Kochens sieht man, wie von der Oberfläche des Kolbeninhaltes die kleinen leuchtenden Bläschen in den freien Kolbenraum aufsteigen.

3. Aus Phosphoriger Säure wird nach Dussart-Blondlot Phosphorwasserstoff entwickelt. Phosphorwasserstoff verbrennt mit grüner Flamme.

Kohlenoxyd.

1. **Spektroskopischer Nachweis:** Das Spektrum des Kohlenoxydhämoglobins unterscheidet sich beim Gebrauch des Browning'schen Spektroskops nicht auffällig von demjenigen des Oxyhämoglobins; ihm kommen gleichfalls zwei starke Bänder zwischen den Frauenhofer'schen Linien D und E zu. Setzt man aber zum Kohlenoxydblut Schwefelammonium hinzu (etwa 10—20 Tropfen zum halbgefüllten Reagenzglas), so bleiben die beiden Bänder bestehen, während in der normalen Kontrollblutlösung das breite Band des Hämoglobins entsteht. In praktischen Fällen, in denen eine vollkommene Umwandlung des Oxyhämoglobins in Kohlenoxydhämoglobin für gewöhnlich nicht

stattfindet, lässt sich allerdings meistens ein schwacher Schatten zwischen den beiden Streifen erkennen. Dieser Schatten entspricht dem zu Hämoglobin reduzierten, neben dem Kohlenoxyd im Blut noch vorhanden gewesenen Oxyhämoglobin. Für die spektroskopische Untersuchung stellt man sich durch Verdünnung mit Wasser schwach rötlich gefärbte Blutlösungen her. Hat man zur Reduktion Schwefelammonium benutzt und betrachtet man etwa 5 bis 10 Minuten später die normale und die kohlenoxydhaltige Blutlösung in hoher Schicht gegen einen weissen Grund, so erscheint das normale Blut schmutzig dunkelrot, das kohlenoxydhaltige hellrot. Die untere Grenze für den spektroskopischen CO-Nachweis liegt etwa bei 25 proz. CO-Gehalt des Blutes.

2. Chemische Kohlenoxydproben:

a) Probe von Hoppe-Seyler. Zusatz der gleichen oder doppelten Menge von Natronlauge zu dem zu untersuchenden Blut: kohlenoxydhaltiges Blut bleibt rot, gewöhnliches Blut wird schmutzigbraun.

b) Kochprobe. Bei sehr hohem Kohlenoxydgehalt genügt einfaches Kochen des zur Hälfte mit Wasser verdünnten Blutes: Kohlenoxydblut gibt einen rötlichen, gewöhnliches Blut einen schwarz- oder graubräunlichen Niederschlag.

c) Die modifizierte Probe von Kunkel. Das mit Wasser (1 Teil Blut auf 4 Teile Wasser) verdünnte Blut wird mit der gleichen Menge einer 3 proz. Tanninlösung vermischt: Kohlenoxydblut bleibt hellrot, gewöhnliches Blut wird bräunlich. Die Farbenunterschiede treten erst nach einiger Zeit, oft erst nach Stunden ganz deutlich hervor.

d) Probe von Wachholz-Sieradzki. Bei dieser Probe bedarf es keines Kontrollblutes. Sie wird folgendermassen angestellt (Wachholz in Schmidtmann's Handbuch, Bd. I, S. 876): Je 2 ccm des zu untersuchenden Blutes werden in gesonderten Gläsern mit je 8 ccm reinen Wassers verdünnt und dann mit je 20 Tropfen einer Ferrizyankaliumlösung (1 : 9) vorsichtig vermischt. Das eine der Gläser lässt man verkorkt stehen; den Inhalt des anderen schüttelt man 10 Minuten lang, unter öfterem Umgiessen in ein Schälchen, kräftig mit Luft (nach neueren Mitteilungen von Wachholz genügt ein ebenso langes Umgiessen von einem Abdampfschälchen in ein anderes). Nun gibt man zu beiden Portionen 3—5 Tropfen Schwefelammonium und mischt dann beide mit je 10 ccm einer konzentrierten (10—20 proz.) Tanninlösung unter kurzem aber kräftigem Schütteln. Dann wird die mit Luft geschüttelte, d. i. von Kohlenoxyd befreite Portion sofort zu einer „dunkelolivengrünlichen" geronnenen Masse. Die nicht mit Luft geschüttelte, also kohlenoxydhaltige Portion wird schön rot. Untere Empfindlichkeitsgrenze der Probe: 5 pCt. CO.

e) Probe von Rubner. Das Blut wird mit der 4 bis 5fachen Menge von Bleiessig versetzt: Kohlenoxydblut bleibt rot, gewöhnliches Blut wird bräunlich bis braungrau.

f) Probe von Katayama. In Reagenzgläser, die etwas mehr als bis zur Hälfte mit Wasser gefüllt sind, kommen je 5 Tropfen des zu untersuchenden und des Kontrollblutes und je 5 Tropfen Schwefelammonium. Dann gibt man 30 proz. Essigsäure hinzu, bis im Kontrollblut (gewöhnliches Blut) eine schmutzig-olivengrüne Färbung sichtbar wird. Kohlenoxydblut bleibt schön rot.

g) Probe von Horoszkiewicz-Marx. 2 ccm des zu untersuchenden Blutes werden mit 4 ccm einer 8 proz. wässrigen Lösung von Chininum hydrochloricum (das Chinin löst sich nur in heissem Wasser) vermischt und einmal zum gelinden Aufkochen gebracht. Dann folgt Zusatz von 2 bis 3 Tropfen ganz frischen Schwefelammoniums und sofortiges kräftiges Umschütteln. Kohlenoxydblut wird sofort leuchtend rot, gewöhnliches Blut graubraun bis braun. Die Probe wird am zweckmässigsten in kleinen, etwa 10 cm langen Reagenzröhrchen von der halben Weite der gewöhnlichen grossen Reagenzgläser vorgenommen.

Nach dem Aufkochen kann man die Röhrchen etwas abkühlen lassen (die Abkühlung darf aber nicht durch Uebergiessen der Röhrchen mit kaltem Wasser beschleunigt werden); nach dem Zusatz des Schwefelammoniums ist jedenfalls sofort zu schütteln. Die Probe ist unbegrenzt haltbar und eignet sich daher besonders für solche Fälle, in denen man ein dauerhaftes Corpus delicti für eine spätere Demonstration zu besitzen wünscht. Untere Empfindlichkeitsgrenze der Probe: etwa 8 pCt. CO.

h) Probe von Liebmann. Kohlenoxydhaltiges Blut behält nach Zusatz konzentrierter und verdünnter Formaldehydlösungen seine rote Farbe, gewöhnliches Blut wird schmutzig-braun.

i) Probe von Fodor. Kohlenoxyd lässt auf Palladiumchlorürlösungen ein Häutchen von metallischem Palladium entstehen. Beste quantitative Methode für die Kohlenoxydbestimmung.

Zyankalium (Blausäure).

1. Vorprobe: Streifen von Filtrierpapier werden mit frischer alkoholischer Guajakharzlösung und nach dem Trocknen mit einer sehr dünnen (schwach blauen) Kupfersulfatlösung getränkt. Legt man diese Streifen bei Verdacht der Blausäure- oder Zyankaliumvergiftung in die mit dem Schädeldach zugedeckte Schädelkapsel oder in eine mit dem verdächtigen Mageninhalt gefüllte, verdeckte Glasschüssel, so färben sie sich im positiven Falle (durch Blausäuredämpfe) tief blau. Färben sie sich nicht, so ist Blausäurevergiftung (Zyankalivergiftung) nicht anzunehmen. Die Bläuung der Streifen kann auch durch andere Stoffe, wie Chlor, Brom, Ozon, Ammoniak, bewirkt werden.

2. Findet man im Magen bei der Zyankaliumvergiftung die charakteristischen irritativen Erscheinungen (Schwellung, Rötung, Extravasation), so lässt sich zumeist in den geröteten Stellen, vielfach auch im Blute der Magengefässe, endlich im Mageninhalt spektroskopisch Zyan-

hämatin nachweisen. In der Magenschleimhaut wird Zyanhämatin nachgewiesen, indem man das verdächtige Stück Magenschleimhaut mit der Schere abträgt, zwischen zwei Objektträgern quetscht und so vor das Spektroskop bringt. Man wird dann das blasse Band des Zyanhämatins oft nur mit Mühe entdecken. Nun lässt man zu dem Präparat 1—2 Tropfen Schwefelammonium zufliessen. Bringt man die Objektträger nun wieder vor das Spektroskop, so erkennt man an Stelle des vorherigen blassen Streifens die beiden Streifen des Zyanhämochromogens (vgl. Kapitel 1). Man muss sich nur vor Verwechselungen mit dem alkalischen Hämatin bzw. dem Hämochromogen hüten, da dieser Körper sich unter dem Einfluss des meist dem zur Vergiftung benutzten Zyankalium beigemischten kohlensauren Kaliums und Ammoniaks an zahlreichen Stellen der Magenschleimhaut bildet.

Oxalsäure.

Der Nachweis der Kristalle von oxalsaurem Kalk gelingt in den verätzten Partien der Speiseröhre und des Magens leicht durch einfaches Abstreichen mit der Messerklinge. Der Abstrich wird erst bei schwacher, dann bei starker Vergrösserung, am besten nach Zusatz eines Tropfens 2 proz. Kalilauge, mikroskopisch untersucht.

Der Nachweis derselben Kristalle in den Harnkanälen gelingt in Doppelmesser- oder Gefriermikrotomschnitten am besten, wenn man die organische Substanz durch Zusatz einiger Tropfen 2 proz. Kalilauge zum Präparat allmählich zum Verschwinden bringt.

Karbol.

1. Lösungen von Karbolsäure geben mit Eisenchloridlösungen eine blauviolette Färbung.

2. Lösungen von Karbolsäure färben sich beim Erwärmen mit Millon's Reagens (Auflösung von Quecksilber

in rauchender Salpetersäure = Salpetrigsäurehaltige Lösung von Merkurinitrat) rot.

Sublimat.

1. Sublimatkristalle färben sich in Jodkaliumlösung rot.

2. Lösungen von Sublimat ergeben mit Jodkalium einen gelben Niederschlag, der alsbald rot wird.

Einige Alkaloidreaktionen.

Morphin: 1. Morphinlösungen färben sich mit einigen Tropfen Eisenchlorid blau.

2. Morphinsalz in Substanz löst sich in Marquis' Reagens (3 ccm konzentrierte reine Schwefelsäure mit 2 Tropfen der käuflichen Formaldehydlösung gemischt; das Reagens ist stets frisch herzustellen) mit pfirsichroter Farbe, die allmählich ins Violette, endlich nach längerem Stehen ins Grauschwarze übergeht.

Strychnin: Man löst einige Körnchen Kaliumbichromat in wenigen Tropfen konzentrierter Schwefelsäure auf. Bringt man in diese Lösung Strychninkristalle und reibt sie mit einem Glasstabe hin und her, so entstehen intensiv blauviolette Streifen, die sehr bald rot und zuletzt schmutzig-grün werden.

Man nimmt die genannten Alkaloid-Farbenreaktionen am vorteilhaftesten in Uhrgläsern vor, die auf weissem Untergrund stehen.

Nachweis der Alkaloide durch den Tierversuch.

Für den Strychnin-Nachweis eignet sich am besten: Impfung unter die Haut der weissen Maus oder des Frosches (Tod in charakteristischer Streckstellung).

Atropin-Nachweis durch Einbringen der Substanz in das Auge einer Katze (Mydriasis).

Die tödlichen Dosen der Gifte für Erwachsene.

Alkohol . . . . . . 6—7 ccm pro Kilo Körpergewicht.
Aetzkali . . . . . . 5 proz. Lösung (Strassmann).

Arsen (Acidum arseni-cosum)	0,1—0,2 g.
Atropin	0,06—0,08 g.
Bittermandelöl . . .	17 Tropfen.
Blausäure	0,06 g.
Zyankalium	0,18 g.
Chlorsaures Kalium .	15—30 g.
Kohlenoxyd	0,5 pCt. (oder 5 pCt. Leuchtgas oder 10 pCt. Kohlendunst).
Karbolsäure	8—15 g.
Lysol	10—20 g.
Morphium	0,2 g.
Oxalsäure	3—30 g.
Phosphor	0,1 g.
Strychnin	0,03—0,1 g.
Sublimat	0,18—0,2 g.

18. Kapitel.

Der Kindesmord.

Der § 217 unseres Strafgesetzbuches bedroht eine
Mutter, welche ihr uneheliches Kind in oder gleich nach
der Geburt vorsätzlich tötet, mit Zuchthaus nicht unter
drei Jahren. Sind mildernde Umstände vorhanden, so tritt
Gefängnisstrafe nicht unter zwei Jahren ein. Der Gesetz-
geber wollte allgemeine Milde gegen die Mutter walten
lassen, die ihr uneheliches Kind tötet, weil er an die
mannigfaltige seelische Bedrängnis dachte, unter der eine
ausserehelich Geschwängerte niederzukommen pflegt. Nah-
rungssorgen für das kommende Kind lassen den Gedanken
an die Tötung aufkommen; die Geburtsschmerzen, das
Gefühl der Verlassenheit in der einsamen Stunde der
Niederkunft wirken affektverstärkend; fast allerorten gilt
dazu dem Volke die Mutterschaft der Ledigen als eine
Schande, die ledige Mutter selbst fühlt sich, nicht durch
den ausserehelichen Geschlechtsverkehr, wohl aber durch
dessen Folgen, entehrt. Sie verheimlicht die Schwangerschaft, sie muss heimlich gebären, sie wendet sich gegen
das eben geborene Kind, das durch seinen ersten Schrei,
durch sein blosses Dasein die Mutter der Verachtung, der
Not, der sozialen Vernichtung preizugeben droht.

In einem von mir beobachteten Falle tötete ein
Mädchen ihr uneheliches Kind bald nach der Geburt, obwohl sie alle Wäsche, Kleider für ihr Kind vorbereitet,
eine Pflegestelle in Aussicht hatte. Sie war im Dienst
und fürchtete Entdeckung durch ihre Herrschaft, der sie

ihren Zustand verheimlicht hatte. Es lag keine Bewusstlosigkeit, keine krankhafte Störung der Geistestätigkeit vor. Es war, als ob der erste verräterische Schrei des neugeborenen Kindes plötzlich alle mütterlichen Instinkte und Gefühle in ihr Gegenteil verkehrt und die Mutter zur Tat hingerissen hätte. Die Geschworenen sprachen das durchaus geständige und nichts beschönigende Mädchen frei.

Ein anderes Mädchen, dessen Kind ich obduzierte, gestand, ihrem Kinde, um sein Schreien zu verhüten, einen Finger tief in den Mund gesteckt zu haben. Dabei hatte sie den Mundboden des Kindes durchbohrt und Kehlkopf, Luft- und Speiseröhre teilweise abgerissen. Das Kind starb an Erstickung; das Mädchen wurde wegen fahrlässiger Tötung verurteilt.

Diese Kasuistik der ihr Kind beim ersten Schrei tötenden Mütter ist reichhaltig. Die Mädchen werden in ihrem „Ehrennotstand" zur Kindesmörderin.

Fast ebenso zahlreich sind die uns vorkommenden Fälle, in denen von unerfahrenen Erstgebärenden die ersten Wehen verkannt werden. Sie werden als Stuhldrang gedeutet. In ländlichen Verhältnissen greifen die Mädchen zum Eimer und gebären nun in beschleunigter Geburt ihr Kind in den Eimer, in dem es dann ertrinkt oder erstickt. Es liegt hier sicher oft genug eine böse Nebenabsicht (Dolus eventualis) zugrunde, ebenso oft aber wird die Unerfahrenheit der Mutter dem Neugeborenen gefährlich.

All diese heimlichen Geburten verlaufen so gut wie ausnahmslos ausserordentlich schnell; eine Geburt, die Kunsthilfe erfordert, kann eben nicht heimlich vor sich gehen. Der Blutverlust ist meist kein ergiebiger. So werden die oft von den beschuldigten Mädchen erhobenen Behauptungen, sie seien während oder nach der Geburt des Kindes ohnmächtig geworden und wüssten nicht, was inzwischen mit ihrem Kinde geschehen sei, mit einiger Vorsicht zu prüfen sein. Es ist selbstverständlich zuzugeben, dass eine heimliche, etwa noch im verwirrenden

Dunkel der Nacht vor sich gehende Geburt etwas anderes
ist, als eine im geordneten Kreissbett ablaufende normale
Entbindung. Starke Affekte der Furcht und Verzweiflung
begleiten die körperlichen Schmerzempfindungen, und so
soll die Möglichkeit einer schliesslichen Ohnmacht nicht
in Abrede gestellt werden. Immerhin wird sie bei einer
gesunden Erstgebärenden selten sein, sicher seltener, als
sie behauptet wird. Und eine gewaltsame vorsätzliche
Kindestötung dürfte durch eine Ohnmacht ausgeschlossen
werden, so dass etwa die Ausrede der Ohnmacht bei einer
zweifellosen Erwürgung des Kindes der Mutter nicht zu
glauben ist. Eher liesse sich eine zufällige Erstickung
des Kindes während der Ohnmacht der Mutter denken.

Ganz allgemein trägt ja der § 217 schon den Affekten.
dem Ehrennotstand der unehelich Gebärenden Rechnung.
Sie zu exkulpieren wird eben darum nur dann möglich
sein, wenn, wie bei jeder anderen Straftat, das Bestehen
von Bewusstlosigkeit oder krankhafter Geistesstörung zur
Zeit der Tat nachweisbar ist. Dieser Nachweis wird
selten zu führen sein, wenn es sich bei der Gebärenden
nicht von vornherein um eine pathologische Persönlichkeit
handelt. So liess in einem unserer Fälle nach der Tat
der schnelle Verfall der Mutter in Geisteskrankheit mit
grosser Wahrscheinlichkeit auf einen pathologischen Affekt
bei der Tötung des Kindes schliessen. Die Tötung war
durch Herausreissen der Zunge begangen.

Im übrigen wird die Tötung von Neugeborenen am
häufigsten durch Erwürgen oder Erdrosseln bewirkt. In
Fällen von Erwürgen wird von der Beschuldigten gelegentlich eingewendet, die am Halse vorgefundenen Finger-
und Nägelspuren seien entstanden, als sie das Kind während
der Geburt aus der Vulva am Kopf herauszuziehen versucht habe. Solche Selbsthilfe kommt in der Tat vor.
Die Nägelspuren sitzen dann in der Nähe des Mundes,
auf den Wangen, am Kieferrande, während die Nagelspuren
an den tieferen Halspartien gegen Selbsthilfe und für

Würgeversuche sprechen. Das gilt natürlich von den Kopfendlagen. Folgt der Kopf nach, so kann bei der Selbsthilfe natürlich jeder Punkt des Halses Stelle des Angriffes bei der unstrafbaren Selbsthilfe sein. Gelegentlich werden die Angaben der Mutter durch die Stellung der Nägelabdrücke am Halse zu kontrollieren und eventuell zu widerlegen oder zu unterstützen sein (Richtung der Konkavität der Eindrücke).

Vollste Berücksichtigung verdienen die durch den Geburtsvorgang selbst gesetzten Verletzungen. Blutaustritte zwischen Dura und Pia infolge eines erschwerten Geburtsvorganges sehen wir in vielen Fällen. Selbst Blutungen in die Sternocleidomastoidei sind bei spontan verlaufenden Geburten beobachtet. Neuerdings hat Lesser über Weichteilverletzungen vorzeitig Geborener durch den Geburtsakt berichtet. Er fand Haut- und Unterhautblutungen fast an allen Körperregionen, Muskelblutungen, Blutungen auf dem Periost des Unterkiefers. Spontan entstandene Nebennierenblutungen hat Dörner, Leberhämatome Schultze beschrieben. Ausgedehnte Blutungen, besonders die Blutungen in die Schädelhöhle, können natürlich sehr wohl den Tod des Neugeborenen zur Folge haben.

Auch Fissuren der Kopfknochen können durch den eigentlichen Geburtsvorgang, z. B. durch den Kopfdurchgang durch einen engen Muttermund, erzeugt werden. Die Fissuren bevorzugen die Scheitelbeine, sie ziehen hier durch die Höcker und verlaufen zur Pfeilnaht. Häufiger sind die Fissuren bei der Sturzgeburt (Fig. 25), wenn das Kind mit dem Kopf auf den Boden aufschlägt. Bei Sturzgeburt in leere Abtrittsgruben kann der Schädel direkt in Trümmer gehen. Wird von der Mutter eine Sturzgeburt behauptet, so würden die Beckenmasse der Mutter, der Schädelumfang des Kindes und die Grösse des Caput succedaneum zu berücksichtigen sein. Eine sehr kleine Kopfgeschwulst oder ihr Fehlen bei sonst normalem Schädelumfang sprechen für einen beschleunigten Geburtsvorgang

und machen eine Sturzgeburt wahrscheinlich. Fehlende
Dammrisse sprechen nicht gegen Sturzgeburt. Die Nabelschnur zerreisst bei der Sturzgeburt fast regelmässig,
manchmal an mehreren Stellen. Eine unterbundene Nabelschnur kann somit gegen Sturzgeburt sprechen. Infolge

Fig. 25.

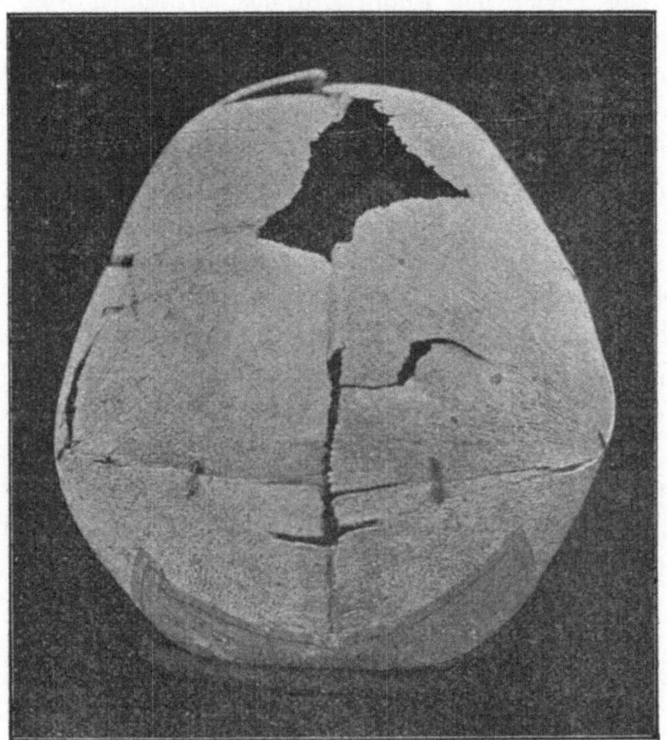

Schädeldachbrüche beim Neugeborenen durch Sturzgeburt.

der Verwechslung der Wehen mit Stuhldrang erfolgt die
Sturzgeburt vielfach in den Abort oder in einen Eimer
mit Schmutzwasser, so dass das Kind ertrinkt bzw. erstickt.

Umfangreiche Schädelbrüche, bei denen zugleich die
ganze Kopfschwarte blutunterlaufen ist, sprechen für eine
gewaltsame Tötung. In einem solchen Falle sah ich, als

ein ausserordentlich seltenes Vorkommnis, einen Schädel-basisbruch bei einem Neugeborenen.

Verwechslungen von Ossifikationsdefekten, Worms-schen Knochen mit Schädelbrüchen werden einem erfahrenen Obduzenten nicht vorkommen; es genügt, sich dieser Defekte zu erinnern, um sie ohne weiteres als solche zu erkennen.

Neben dem Erwürgen, Erdrosseln, der Tötung durch Schläge gegen den Kopf wird das Ertränken von Neugeborenen viel geübt, wo Wasserläufe in der Nähe sind. Wir sehen solche Leichen mit Steinen, Plätteisen beschwert. In anderen Fällen war das Kind zuerst erdrosselt, dann ins Wasser gebracht. Bei frischen Leichen wird die starke Blähung der Lungen gelegentlich charakteristisch für den Tod durch Ertrinken sein.

Zerstückelung von Leichen Neugeborener nach vorheriger Tötung ist nichts Seltenes. Es versteht sich von selbst, dass eine ledige Mutter oft auch ein totgeborenes Kind, um der Schande der Entdeckung zu entgehen, zerstückelt, um es besser beseitigen zu können. Ebenso wird die Verbrennung des Neugeborenen oft genug vorgenommen. Hier wird das etwa noch vorhandene Blut auf Kohlenoxyd zu untersuchen sein, um zu entscheiden, ob das Kind noch lebend in die Flamme gekommen ist.

Die milderen Bestimmungen des § 217 gehen nur auf die Tötung in oder gleich nach der Geburt; der Zustand des Neugeborenseins ist also zu erweisen. Zu seinen Kriterien rechnen wir alle diejenigen Merkmale, die dem eben aus dem Mutterleibe geborenen Kindskörper eigen sind: Bedecktsein mit Blut und käsiger Schmiere. Die Mutter, die ihr Kind gesäubert und gebadet hat, zeigt, dass sie den ersten schweren Affekt der heimlich Gebärenden überwunden hat. Im Magen dürfen sich Zeichen von Nahrungsaufnahme nicht finden; diese Bedingung entspricht, wie einzusehen ist, der gleichen eben gemachten Erwägung. Beim noch nicht genährten Neugeborenen finden wir neben Luft etwas glasigen graurötlichen Schleim im Magen. Auch eine sorgfältige Abnabelung kann gelegentlich die ruhige Gemütslage der Mutter verraten. Gewöhnlich finden wir die Nabelschnur zerrissen, selten durchschnitten, so gut wie nie unterbunden bei der heimlich erfolgten Geburt.

Die Vorschriften des § 90 der Strafprozessordnung verpflichten den Obduzenten, auf den Reifegrad, die Lebensfähigkeit und das Gelebthaben des Neugeborenen zu achten. Reif ist ein Kind, wenn seine Masse es als ein voll ausgetragenes erkennen lassen. Wir bestimmen Länge, Gewicht, Kopfumfang und durchmesser, Schulter- und Hüftmasse (vgl. S. 21). Die reife Frucht besitzt in den unteren Femurepiphysen einen deutlich ausgebildeten Knochenkern. Die Nägel an Fingern und Zehen sind hart und überragen, wenigstens an den Fingern, die Kuppen.

Es kann aber nicht nur das reife Kind getötet werden. Kindestötung ist an einem Kinde möglich, das an der unteren Grenze der Lebensfähigkeit steht, wenn anders es zweifellos gelebt hat. Im allgemeinen wird die 30. Schwangerschaftswoche als Grenze der Lebensfähigkeit angesehen, das würde der ersten Hälfte des achten Schwangerschaftsmonats und einer Länge der Frucht von etwa 37,5 cm entsprechen. Man kann aber oft genug Ausnahmen von dieser Regel konstatieren; so sah ich eine 31 cm lange Frucht 3 Stunden am Leben bleiben; das Kind machte ergiebige Atembewegungen und schrie, wenn auch nicht kräftig, so doch deutlich. Die Frucht entstammte etwa der 25. Schwangerschaftswoche.

Es ist natürlich, dass hochgradige Missbildungen (Acranier, Acardiaci, Atresien, Ectopia cordis) die Fähigkeit des Kindes, sein Leben ausserhalb des Mutterleibes selbständig fortzusetzen, ausschliessen. Immerhin ist auch in solchen Fällen eine kurze Lebensdauer beobachtet worden, so dass eine Tötung solcher Kinder durchaus möglich ist. Dabei ist es verständlich, dass der Strafrichter die Tötung eines lebensunfähigen Neugeborenen milder zu bestrafen geneigt sein wird, als diejenige eines reifen lebensfähigen Kindes. War das tot aufgefundene oder getötete Kind zwar lebensfähig, aber unreif, so dürfen wir der Angabe der Mutter vertrauen, dass sie den Geburtstermin noch nicht gekommen glaubte und daher nicht in der Lage war, rechtzeitig die erforderlichen Vorkehrungen für die Besorgung des Kindes zu treffen. Zu den gewöhnlichen Affekten würde dann noch ein gewisser Ueberraschungs- und Schreckaffekt hinzukommen.

Die erste Frage, die in Fällen von Kindesmord beantwortet werden muss, ist die, ob das Kind gelebt hat; „was nicht lebt, kann nicht getötet werden". Alle übrigen Lebensproben, welche jene Frage entscheiden sollen, treten weit hinter die Lungenprobe zurück. Keine gleicht ihr an ehrwürdigem Alter, keine nur annähernd an Einfachheit und Zuverlässigkeit.

Ein einfaches physikalisches Experiment, das keines anderen Apparates bedarf, als eines „geräumigen, mit reinem, kaltem Wasser gefüllten Gefässes", kann augenblicklich die Frage nach dem stattgefundenen Leben beantworten. Lungen, die geatmet haben, schwimmen; fötale Lungen sinken unter.

Nun gibt es eine Reihe von Einflüssen, die dieses klare und einfache Verhältnis zwischen lufthaltigen und luftleeren Lungen so sehr verschieben können, dass ein sicheres Urteilen unmöglich wird.

Als feststehend ist heute die besonders durch Ungar's Experimente erhärtete Tatsache zu betrachten, dass Lungen, die geatmet haben, bei langsam eintretender Atemlähmung, während das Herz noch fortschlägt, wieder luftleer werden können, wobei die Alveolenluft durch das weiter zirkulierende Blut absorbiert wird. Mit Strassmann müssen wir auch an die Möglichkeit denken, dass besonders an der kostalen Lungenoberfläche durch die umgebende Pleuraflüssigkeit Luft absorbiert wird.

Die Bedeutung der Schultze'schen Schwingungen für ein Lufthaltigwerden fötaler Lungen ist überschätzt worden. Einmal werden diese Schwingungen nicht gerade von Müttern vorgenommen, die unehelich und heimlich gebären; wo die Schwingungen gemacht werden, handelt es sich um Geburten, die unter der Aufsicht sachverständiger Personen vor sich gehen, so dass dem Gerichtsarzt von der Vornahme der Schwingungen Kenntnis werden kann. Ueberdies ist darauf hingewiesen worden, dass durch die Schultze'schen Schwingungen in der Regel nur ein teilweises und ungleichmässiges Lufthaltigwerden hervorgerufen wird.

Es sei hier kurz angemerkt, dass in die Lungen eines Neugeborenen auch dann Luft gelangen kann, wenn bei Eindringen von Luft in den Genitalkanal während der Geburt das Kind nach dem Blasensprung vorzeitig Atembewegungen macht.

All diese Momente treten an Bedeutung weit hinter den Einfluss der Fäulnis zurück. Dass Fäulnis die Lungen schwimmfähig machen kann, ist unzweifelhaft und war schon Albrecht von Haller bekannt. Die Lungen können sicherlich ebenso schwimmfähig werden, wie die Fäulnis etwa eine Leber, ein Herz schwimmen macht.

Wie soll der Gerichtsarzt den Unterschied treffen? Das grossblasige subpleurale Fäulnisemphysem ist unverkennbar. Zeigt die durch Atmung lufthaltig gewordene Lunge die feine gleichmässige Zeichnung der bläschenförmigen, luftgefüllten Alveolen, so wechseln die subpleuralen Fäulnisblasen an Grösse, welche zumeist diejenige der Alveolen um ein Vielfaches übertrifft. Anstechen der Blasen lässt die Luft entweichen, so dass unter Umständen dadurch eine vorherige Schwimmfähigkeit beseitigt werden kann. Fäulnisblasen im Lungengewebe können durch Anstechen und Kompression weggedrückt werden. Eine Gasentwicklung innerhalb der Alveolen findet bei der

Fäulnis nicht statt. Der Sitz der Blasen ist das interstitielle Gewebe. Neben den Fäulnisblasen ist bei nicht zu weit vorgeschrittener Fäulnis die nicht wegzudrückende Füllung der Alveolen mit Atemluft zu konstatieren, so zwar, dass, wie Strassmann hervorhebt, vor dem Endstadium der Fäulnis die Lunge eine Reihe von Veränderungen durchmacht, in denen trotz bestehender Fäulnis noch sehr wohl eine Entscheidung getroffen werden kann, ob das Kind geatmet hat oder nicht.

Im Jahre 1895 traten Bordas und Descoust mit der Lehre hervor, dass Lungen, die nicht geatmet hätten, durch Fäulnis niemals schwimmfähig werden könnten, so dass eine hochgradige, Schwimmfähigkeit erzeugende Gasentwicklung in faulen Lungen die stattgehabte Atmung beweisen könnte. Es ist nie in Abrede gestellt worden, dass aus guten Gründen Lungen, die geatmet haben, schneller und intensiver faulen als atelektatische Lungen. Die Frage ist nur die, ob dieses unterschiedliche Verhalten so stark und regelmässig hervortritt, dass das von Bordas und Descoust aufgestellte Gesetz daraus abgeleitet werden kann.

In Deutschland hat die Lehre in Ungar und Leubuscher eifrige Verfechter gefunden. Beide haben eine experimentelle Begründung ihrer Anschauungen versucht. Wenn Ungar entgegengehalten wird, dass schliesslich doch Lungen in der gleichen Weise durch Fäulnis schwimmfähig werden müssten, wie jedes andere Organ, so setzt er dem entgegen, dass das reiche, elastische Gewebe der Lungen einer reichlichen Entwicklung von Gasblasen hinderlich sei. Ich wies schon darauf hin, dass man längst in der Praxis Erfahrungen über Lungenfäulnis gesammelt hatte, Erfahrungen, die indessen nicht zu so weitgehenden und weittragenden Schlüssen berechtigten, wie sie von den genannten Autoren vertreten werden.

Wir müssen unbedingt daran festhalten, dass auch Lungen, die nicht geatmet haben, durch Fäulnis schwimm-

fähig werden können. Vielleicht trifft Molitoris das
Richtige, wenn er annimmt, dass bei der natürlichen
Fäulnis fötaler Lungen das Blut Träger und Nährboden
der gasbildenden Anaerobier ist, deren Aufnahme möglicherweise vom Nabelschnurrest aus geschieht. Weiter
liesse sich daraus folgern, dass der Grad der Fäulnis
der Lungen in einem direkten Verhältnis zu ihrem Blutgehalt steht.

Gegen die Anschauungen von Bordas und Descoust
sprechen sich auch zwei französische Autoren aus, Balt-
hazard und Lebrun, deren Arbeit im übrigen neue Aussichten für die Lungenprobe zu eröffnen scheint. Die
Genannten wollen neben der hydrostatischen eine histologische Lungenprobe angestellt wissen für diejenigen Fälle,
in denen zur Entscheidung steht, ob eine Lungenfäulnis
sich in einer fötalen Lunge entwickelt hat oder in einer
Lunge, die geatmet hatte. Sie wollen gefunden haben,
dass in der fötalen Lunge die Fäulnisgase sich im inter-
stitiellen Gewebe der Lunge entwickeln und das respira-
torische Gewebe komprimieren. Dagegen finde die Bildung
der Fäulnisgase in Lungen, die geatmet haben, in den
Alveolen statt, es komme zur Zerreissung der Alvcolar-
septa und zur Verdrängung und Kompression des Stütz-
gewebes. Diese Verhältnisse sollen durch die histologische
Untersuchung im einzelnen deutlich zu erkennen und für
die beiden Fälle sicher zu unterscheiden sein. Natürlich
muss diese histologische Methode da versagen, wo eine
weit vorgeschrittene Fäulnis die Lungen ganz oder teilweise in eine schmierige, halbflüssige, unkenntliche Masse
verwandelt hat. Bei solcher Fäulnis wird eben auch die
beste Methode nichts mehr leisten können. Wesentlicher
für eine „mikroskopische Lungenprobe" ist das Verhalten
der sich nach dem ersten Atemzuge in der Lunge bildenden
Hohlräume und der Alveolarepithelien, die alsbald an
Stelle der im Fötalzustande vorhandenen kubischen Gestalt
die Form von platten Epithelien annehmen.

Mit dem Eindringen der Atemluft in die fötale Lunge verändert sich naturgemäss zugleich das spezifische Gewicht der Lunge. War es vorher grösser als 1, so wird es nunmehr kleiner als 1. Auch diese Tatsache ist zur Ermittelung stattgehabter Atmung verwertet worden; es ist indessen leicht einzusehen, dass auch bei diesem Verhalten die Fäulnis ebenso störend einwirken kann, wie bei der Schwimmprobe.

Placzek hat unter Verwertung der physiologischen Tatsache, dass im Brustfellraum, solange die Lunge nicht geatmet hat, ein Druck = 0 vorhanden ist, und dass sich mit dem Beginn der Atmung, d. h. mit der Lufterfüllung der Lungen, ein negativer Druck im Brustraum etablieren muss, versucht, durch Luftdruckmessung die stattgehabte Atmung zu diagnostizieren. Er führt einen Troikart in die Pleurahöhle ein und verbindet das freie Ende der Kanüle mit einem Quecksilbermanometer. Die Placzek'sche Methode hat sich in die forensische Praxis nicht einbürgern können; sie stört zwar, wenn sie vorsichtig ausgeführt wird, die Schwimmprobe nicht, macht sie aber auch nicht überflüssig. Vor allem treffen alle Einwendungen, welche die Schwimmprobe treffen, auch die Placzek'sche Probe, worauf schon Wachholz hingewiesen hat. Dabei ist die Placzek'sche Probe immerhin umständlicher und, wie Wachholz betont, wegen der Möglichkeit einer Lungenverletzung bei nicht ganz vorsichtiger Einführung des Troikarts nicht unbedenklich.

Stumpf hat eine quantitative Lungenprobe angegeben, die den Gerichtsarzt in den Stand setzen soll, den Luftgehalt kindlicher Lungen zahlenmässig zu bestimmen. Die Technik des Verfahrens ist ausserordentlich einfach; man hängt in der Nähe der Bifurkation an die in Zusammenhang befindlichen Lungen einen kleinen Behälter, der mit Gewichten belastet werden kann, bringt das Ganze in ein mit Wasser gefülltes Gefäss und belastet, bis die Lungen beginnen unterzusinken. Aus dem angehängten Gewicht ist die Tragfähigkeit der Lungen und daraus ihr Luftgehalt zahlenmässig zu bestimmen. Die Methode von Stumpf ist für die Praxis, in der es nicht darauf ankommt, zu sagen, wie viel Luft ein Kind eingeatmet hat, sondern ob es geatmet hat, nicht von wesentlicher Bedeutung. Eine Auskunft darüber, ob die Tragfähigkeit der Lungen durch Atemluft (atmosphärische Luft) oder durch andere gasförmige Substanzen bedingt ist, kann uns auch die Stumpf'sche Methode nicht geben. Es ist aber anzuerkennen, dass unter Umständen die quantitative Lungenprobe eine erwünschte und höchst einfach zu beschaffende Ergänzung experimenteller Untersuchungen über den Luftgehalt der Lungen abgeben kann.

Neben der Lungenprobe kommt als Atemprobe noch die Breslau'sche Magen-Darmprobe in Betracht. Die preussischen Vorschriften für das Verfahren der Gerichtsärzte bei den gerichtlichen Untersuchungen menschlicher Leichen vom Jahre 1905 führen die Magen-Darmprobe mit den Worten an, dass sie bei negativem oder zweifelhaftem Resultat der Lungenprobe ergänzend herangezogen werden kann.

Wenn das Kind mit dem Beginn seines extrauterinen Lebens atmet, so kommt es auch, wie man annimmt, gleichzeitig zum Verschlucken von Luft, die den Magen und die oberen Darmabschnitte erfüllt und schwimmfähig macht. Ob nicht ein Verschlucken von Luft stattfindet, sondern, wie Ungar annimmt, vielmehr eine Aspiration von Luft in die Speiseröhre infolge der bei der Inspiration entstehenden negativen Schwankung im Brustraum, kann hier dahingestellt bleiben.

Findet sich bei frischen lufthaltigen Lungen der Magen und der Darm leer, so besagt dieser Befund nichts gegen stattgehabte Atmung. Wohl ist es in den schon erwähnten Fällen, in denen die Lungen aus irgend einem Grunde wieder luftleer geworden sind, möglich, auf Grund einer vorgefundenen Schwimmfähigkeit des Magen-Darmkanals anzunehmen, dass das Kind gelebt hat. Vor allem ist es denkbar, dass infolge eines Verschlusses der eigentlichen Luftwege, etwa durch Fruchtwasserbestandteile, eine Atmung nicht stattfinden konnte, wohl aber ein Eindringen von Luft in den Magen-Darmkanal möglich war. Derartige Fälle sind beobachtet und sie können, wie Strassmann betont, nach der erwähnten Theorie Ungar's wohl erklärt werden.

Wie die Lungenprobe, so steht auch die Magen-Darmprobe stark unter dem Einfluss der Fäulnis. Es bilden sich grosse, meist nicht zusammenhängende Fäulnisblasen, die den Magen wie den Darm schwimmfähig machen können. Ungar hat darauf hingewiesen, dass eine gleichmässige zusammenhängende Luftfüllung des Magens und der oberen Darmabschnitte gegen Fäulnis und für ein Verschlucken von Atemluft spricht. Eine Aufblähung grösserer Dickdarmabschnitte kann mehrstündiges Gelebthaben beweisen.

Bezüglich der Technik der Lungenprobe möchte ich dringend empfehlen, von einem Versuch, gashaltige Lungen oder Lungenstücke durch Fingerdruck luftleer zu machen, abzusehen. Man kann Luft und Fäulnisblasen auf fauligen Lungen in gleicher Weise entfernen, so dass diese „mechanische Lungenprobe" gar nichts beweist. Im übrigen ist die Lungenprobe mit der Schwimmprobe allein natürlich nicht beendet; von mindestens der gleichen Wichtigkeit ist die genaue Beschreibung der Lungen nach Farbe, Grösse, Konsistenz, Oberfläche, Schnittfläche, die Prüfung der Luftröhrenäste.

Für die Technik lasse ich hier einige Anweisungen folgen:

Die Untersuchung der Wollhaare wurde im Kapitel „Haaruntersuchung" besprochen.

Für die Untersuchung auf das Vorhandensein von Vernix caseosa auf der Haut der Neugeborenen genügt ein Abstreichen mit der Kante des Skalpells. Die abgestreiften Massen werden in Wasser auf dem Objektträger untersucht. Man sieht dann die grossen kernlosen polygonalen Vernixzellen (verhornte Epithelien), oft noch in natürlichen Verbänden aneinandergelagert.

Für den Nachweis aspirierter Vernixzellen in den Lungen Neugeborener empfiehlt sich die von Strassmann angegebene Färbung der Lungenschnitte in verdünnter Fuchsin- oder Gentianaviolettlösung (5 Minuten) mit nachheriger Entfärbung in Alkohol (15 Minuten). Dabei behalten die verhornten Epidermiszellen allein den Farbstoff. Eventuell kann man dann noch eine Kontrastfärbung, etwa mit Lithionkarmin, anschliessen.

Der Nachweis der mit den Fruchtwasserbestandteilen aspirierten Talgdrüsen gelingt sehr gut nach der Methode von Hochheim: Einlegung der Lungenstückchen in eine Lösung, bestehend aus 90 ccm Müller'scher Flüssigkeit und 10 ccm 40 proz. Formalins für die Dauer von 24 bis 36 Stunden. Die mit dem Gefriermikrotom hergestellten Schnitte werden kurz in saurem Hämatoxylin Ehrlich's gefärbt, in Salzsäurealkohol differenziert, in Wasser gebläut. Dann folgt 10 Minuten dauernde Färbung in konzentrierter alkoholischer (80 proz.) Sudanlösung, kurze Abspülung in einmal zu wechselndem 50 proz. Alkohol, Abspülen in destilliertem Wasser und Einschliessen in Glyzerin. Die Talgmassen der aspirierten Fruchtwasserbestandteile, gegebenen Falles auch aspirierte Milch, erscheinen leuchtend rot.

Untersuchung auf das Vorhandensein einer Pupillarmembran[1]): Der herausgenommene Bulbus wird in seinem Aequator halbiert. Die vordere Hälfte legt man in einen

---

1) Die Pupillarmembran ist mit der vollendeten 30. Woche meist ganz verschwunden.

mit Wasser gefüllten Teller so, dass die Hornhaut dem Boden aufliegt. Mit zwei Nadeln oder feinen Pinzetten, von denen die eine die Sklera, die andere den Ziliarkörper fasst, wird nun die Iris mit der Pupillarmembran von der Unterlage abgelöst. Man kann dann auf einem Objektträger in Wasser bei 30—50 facher Vergrösserung die Membran mit ihren feinen Gefässschlingen erkennen. Sehr hübsche Bilder der Pupillarmembran bekommt man durch Färbung mit Eosin. Das Eosin färbt die in den arkadenförmig gegen das Zentrum strebenden Gefässschlingen liegenden Blutkörperchen und lässt so die Gefässschlingen deutlicher werden.

Die Untersuchung des Mekoniums oder das Suchen nach Mekoniumbestandteilen z. B. in aspirierten Massen erstreckt sich auf den Nachweis der Mekoniumkörperchen. Diese Körperchen sind grüngefärbte, kuglige oder elliptische Gebilde, die vielfach als mit Gallenfarbstoff gefärbte Epithelzellen (Darm- oder Epidermiszellen) anzusprechen sind. Daneben enthält das Mekonium an bemerkenswerten Bestandteilen Wollhaare, Fetttropfen, Cholestearinkristalle und Schollen von Gallenfarbstoff.

Vertrocknete Nabelschnurreste sind in Wasser aufzuweichen, um die Beschaffenheit des freien Trennungsrandes (ob glatt oder fetzig, geschnitten oder gerissen) zu ermitteln.

Die Prüfung der Durchgängigkeit des Botalli'schen Ganges nimmt man zweckmässig zunächst in situ vor, indem man nach Eröffnung der rechten Kammer mit der Schere, unter Schonung des Papillarmuskels, sogleich von der Kammer aus in die Arteria pulmonalis vordringt, hier findet man nächst der Teilungsstelle der A. pulmonalis den Eingang in den Botalli'schen Gang. Nach der Herausnahme der Brustorgane kann man dann von der Einmündungsstelle des Ganges in den Aortenbogen den Gang auch von der anderen Seite sondieren.

Für die Herausnahme der Halsorgane empfiehlt sich die Fortführung des Hautschnittes vom Halse über das Kinn bis zur Mittellinie der Unterlippe. Dann werden die Weichteile bis zu den Kieferwinkeln abpräpariert, das Mittelstück des Unterkiefers wird durch Scherenschlag reseziert und nun als Handhabe zum Herausschneiden der Halsorgane benutzt.

An die Untersuchung des Knochenkerns in der unteren Oberschenkelepiphyse schliesst man zweckmässig die Untersuchung auf Osteochondritis epiphysaria syphilitica an, indem man von den transversalen Knorpelschnittflächen Längsschnitte bis in die Diaphyse führt. Neben der Osteochondritis beweisen Pemphigus, Psoriasis der Hohlhand und Fusssohle, weisse Knoten in den Lungen die angeborene Syphilis.

Für die Fassung des vorläufigen Gutachtens empfiehlt sich unter Punkt I den Zustand des Neugeborenseins, der Reife und der Lebensfähigkeit zu erörtern; also etwa:

I. Dieses Kind war neugeboren, entstammte dem Ende des 9. Schwangerschaftsmonats, war somit nicht reif, seinem Zustande nach aber lebensfähig.

Dann folgt das Ergebnis der Prüfung auf stattgehabtes Leben und Atmung:

II. Das Kind hat geatmet und somit selbständig gelebt.

Es schliesst sich das Gutachten über die Todesursache an, also etwa:

III. Eine gewaltsame Todesursache hat sich nicht feststellen lassen, die Befunde in den Luftröhrenästen (Einatmung von Fruchtwasserbestandteilen) un in der Kopfhöhle (Bluterguss zwischen harte und weiche Hirnhaut) sprechen für die Annahme, dass das Kind an den Folgen des Geburtsvorganges gestorben ist.

Wenn die Atemproben negativ ausfallen, so ist das kein Beweis, dass das Kind nicht doch noch nach der

Geburt gelebt hat. Wir können nur in einem derartigen Falle nicht beweisen, dass das Kind nach der Geburt selbständig gelebt hat; dementsprechend werden wir auch sagen: es habe sich nicht erweisen lassen, dass das Kind nach der Geburt gelebt habe. Finden wir aber zugleich Spuren von Verletzungen, die dem Kinde ihrer Natur nach erst ausserhalb des mütterlichen Schosses beigebracht sein können, und zeigen diese Spuren alle Zeichen einer vitalen Reaktion, so haben wir eben in diesen Verletzungen schon ein Kriterium für ein Leben nach der Geburt.

19. Kapitel.

Die Fruchtabtreibung.

————

Es ist keine Uebertreibung, wenn man die Fruchtabtreibung als den gefährlichsten Feind des Bestandes aller Kulturvölker bezeichnet. Die Ziffern des provozierten Abortes steigen von Jahr zu Jahr. Man kann von einer Abortepidemie sprechen, die von den grossen Städten auch längst auf die ländlichen Bezirke übergegriffen hat. Auf dem Gebiete der Lohnabtreibung macht sich das allergefährlichste Pfuschertum breit und bereitet, neben den Verlusten an Bevölkerungszuwachs, noch zahlreichen Frauen und Mädchen dauerndes Siechtum. In Deutschland kommen jährlich etwa $^1/_4$ Million provozierter Aborte vor.

Zunächst eine Frage allgemeiner Natur, eine Standesfrage. Soll der Arzt, der zur Behandlung einer strafbaren Abtreibung gerufen wird, der Strafbehörde Anzeige erstatten? Verpflichtet ist der Arzt zur Anzeige nach dem Gesetze nicht. Meist ist er zu dieser Anzeige nicht einmal berechtigt. Aber es lassen sich doch Fälle denken, in denen der Arzt zur Anzeige zum mindesten befugt ist. Mir ist ein Fall vorgekommen, in welchem der behandelnde Arzt Anzeige erstattet hat. Zu einem Frauenarzt kommt ein Mädchen, an dem eine Waschfrau einen Abtreibungsversuch mit Erfolg vorgenommen hat. Dem erwünschten Erfolg schliesst sich, wie so oft, der unerwünschte Nebenerfolg einer foudroyanten Sepsis an. Dem Arzt offenbart das sterbende Mädchen Namen und Adresse der hilfreichen Waschfrau. Nach dem Tode des Mädchens hielt es der Arzt für seine Pflicht zu denunzieren. Vor Gericht wird

der Arzt vom Verteidiger wegen Verletzung des Berufs-
geheimnisses angegriffen. Ich glaube, der Arzt hat seine
Pflicht getan; ich wenigstens halte es für Pflicht, einer
gefährlichen Abtreiberin das Handwerk zu legen, wenn es
so, wie in diesem Falle, dem Opfer der Abtreiberin nicht
mehr schaden kann; ich halte es, wenn das Opfer die
Abtreibung mit dem Leben bezahlt hat, für einen Akt
sozialhygienischer Prophylaxe, die Abtreiberin der ver-
dienten Strafe zuzuführen. In Ausnahmefällen könnte
allerdings auch nach dem Tode des Opfers das Schweigen
Pflicht sein, wenn etwa das Andenken der Verstorbenen
oder die Ehre eines Namens unbedingt respektiert werden
müssten.

Die Abtreiberin — seltener sind es Männer, die aus
der Abtreibung ein Geschäft machen — empfiehlt sich
ihrem Publikum zumeist unter dem Aushängeschild der
Massage oder der Verabreichung heilkräftiger Kräuterbäder,
in Fällen von „Blutstockung", bei Frauenleiden, Erkäl-
tungen. Die ehemalige Hebamme verheisst Rat und Hilfe
in „diskreten" Angelegenheiten. Die Waschfrau, auch
diese fühlt sich zum Abortiererhandwerk berufen, lässt
sich von Mund zu Mund ihrer Kundschaft empfehlen, und
die Kartenlegerin endlich, die auch mitunter abtreibt, lässt
ihre kleinen Kärtchen auf der Strasse verteilen.

So verschieden nun die Berufsklassen sind, welche
den Kontingentierungsbereich der Abtreiberinnen bilden, so
ist doch die Technik dieser Frauen eine im ganzen durchaus
gleichförmige. Die Abtreiberin geht in der Regel „a minori
ad majus" vor: Zunächst gibt sie der ihre Hilfe Suchenden
einen Tee, ein Fläschchen mit indifferenten Tropfen, irgend
ein relativ harmloses Pulver. Das sind dann die sogenannten inneren Abtreibungsmittel, unter denen es nicht
ein einziges wirksames gibt, keins, das nur einigermassen
den Erfolg verbürgt. Abzusehen ist dabei von den
schwereren Giften, wie Phosphor, Arsenik, Sublimat, die
oft genug als Abortivmittel genommen wurden und werden,

die aber meist Mutter und Frucht zugleich töten. Nur
die Schwedinnen scheinen im Gebrauch und in der Dosie-
rung des Phosphors zu Abtreibungszwecken geschickter
und erfolgreicher zu sein, da sie, ohne selbst dem Gift zu
erliegen, oft genug ihr Ziel erreichen sollen.

Da das innere Mittel nicht zum Ziele führt, dringt die
Schwangere auf wirksamere Hilfe. Nun werden entweder
heisse Bäder, Hocken über einem Eimer mit Wasser,
Scheidenduschen verordnet oder die energische Abtreiberin
schreitet gleich zu dem heroischen Mittel der intrauterinen
Einspritzung. Diese Einspritzungen wurden früher fast
regelmässig mit grossen Zinnspritzen, wie sie einst als
Klystierspritzen zum klassischen Inventar der Hebammen
der guten alten Zeit gehörten, vorgenommen. Neuerdings
ist dieses „ehrwürdige“ Instrument durch Gummispritzen
verdrängt worden, die in der Mitte einen Ballon tragen
und am wasseraufnehmenden Ende mit einem Ventil
armiert sind. Mit diesen Spritzen lässt sich ein enormer
Druck erzielen. Als Injektionsflüssigkeit dient fast regelmässig eine Seifenlösung.

Wenn uns vor Gericht die Frage vorgelegt wird, ob
ein bestimmtes, von der Abtreiberin angewandtes Mittel
geeignet war, den Abgang der Frucht herbeizuführen, so
werden wir ein „inneres“ Mittel in der Regel als unge-
eignet, zum mindesten als unzuverlässig zu beurteilen
haben. Damit ist nicht ausgeschlossen, dass ein solches
Mittel, wie z. B. irgend ein Drastikum, gelegentlich einmal
gleichwohl zum Abort führen kann[1]). Zuverlässig wirksame
Abortivmittel sind lediglich die mechanischen Mittel, Ei-
hautstich, Injektion in den Uterus, Sondierung. Unter
Umständen wird man auch die Bauchmassage, die in
Schweden (Bauchdrücker) öfters, aber auch gelegentlich
bei uns geübt wird, als ein durchaus geeignetes Abtrei-

---

1) **Anmerkung:** Gebräuchliche Abortiva sind: Mutterkorn,
Sadebaum, Sennesblätter, Safran, Koloquinten, Aloë, Gewürze wie
Senf und Pfeffer, Tees von allen Sorten, Kanthariden.

bungsmittel zu bezeichnen haben. Eine routinierte Abtreiberin sagte mir, dass sie „ihren" Schwangeren stets bis zuletzt den Bauch massiere, damit sie eine „leichtere Geburt" hätten. Gelegentlich sah ich auch nach Einlegen gestielter Pessare Abort eintreten. Einfache Scheidenausspülungen dürften für gewöhnlich nur dann geeignet sein, einen Abort herbeizuführen, wenn die Spülflüssigkeit eine Temperatur von mindestens 40⁰ hat und direkt gegen den Muttermund geschleudert wird.

Ist der Abort eingetreten, so tritt an den Sachverständigen die Frage heran, ob der Eingriff der Abtreiberin den Abort herbeigeführt hat. Die Beantwortung dieser Frage erfordert zunächst die Berücksichtigung der Art des Eingriffes: war er an und für sich geeignet, einen Abort herbeizuführen? Hier gelten für die Beurteilung die oben erwähnten Gesichtspunkte. Sodann ist der zeitliche Zusammenhang des Fruchtabganges mit dem Eingriff in Rechnung zu stellen. Im allgemeinen schwankt der Zeitraum zwischen einem wirksamen Eingriff und dem Fruchtabgang zwischen 12—24 Stunden und fast ebenso vielen Tagen. Liegt ein mehrtägiger Zwischenraum zwischen Eingriff und Abort, so wird man den ursächlichen Zusammenhang dann vor allem bejahen können, wenn durch wehenartige Leibschmerzen, geringe Blutungen und ähnliche im Intervall hervortretende Symptome gewissermassen eine Kontinuität der Ereignisse hergestellt ist.

Häufig entlässt die Abtreiberin, wenigstens in Berlin, ihre Klientin nach beendeter Verrichtung mit der wenig höflichen Aufforderung, sie möge nun „die Treppe hinunterfallen". In diesem Worte ist ein zwiefacher Wunsch enthalten, einmal, die Schwangere möge irgend ein äusseres Ereignis, einen Fall, ein sogenanntes „Verheben" (Heben schwerer Lasten) herbeiführen, um den Fruchtabgang zu beschleunigen, dann aber: die Schwangere möge zum wenigsten, wenn der Abort eintritt, ein derartiges zufälliges Vorkommnis Dritten gegenüber für den Fruchtabgang ver-

antwortlich machen. So erleben wir in der Tat vielfach
vor Gericht, dass einem zufälligen Ereignis von der
Art eines der eben erwähnten von den Schwangeren die
Schuld gegeben wird. In einem von mir begutachteten
Falle hatte sich eine Geschwängerte nach vielen vergeb-
lichen Abtreibungsversuchen an einen berüchtigten Abtreiber
gewandt. Um die Mittagszeit machte er eine Einspritzung
in die Gebärmutter. In der Frühe des anderen Tages
traten Blutungen ein, welche den Fruchtabgang einleiteten.
Wenige Stunden später ging die Frucht ab. Das Mädchen
war nun gegen 7 Uhr abends, also etwa 7 Stunden nach
der Einspritzung und etwa 9—10 Stunden vor dem Beginn
der Blutungen, auf einen Stuhl gestiegen, um ein Buch
von einem Schrank herabzuholen. Der Verteidiger machte
geltend, dass man doch diese starke körperliche Bewegung
ebensowohl und vielleicht mit grösserem Rechte für den
Abort verantwortlich machen könnte, als die Einspritzung,
da doch erfahrungsgemäss solche starken plötzlichen Bewegungen auch bei anderen Schwangeren oft genug Frühgeburt bewirkt hätten. Ich wies für diesen Fall eine
derartige Möglichkeit natürlich zurück und gab dem Verteidiger in meiner Erwiderung zu bedenken, dass eben in
den anderen gewöhnlichen Fällen eine intrauterine Injektion
nicht vorausgegangen sei, und dass er ebensogut sagen
könne, dass ein Pulverfass, in das man einen Funken
hineinwerfe und das bald darauf einen leichten Stoss er-
halte, von dem Stoss und nicht von dem Funken explo-
diere. Folgt einem als wirksam erachteten Eingriff der
Fruchtabgang und widerspricht dem ursächlichen Zusammenhang nicht ein längeres freies Intervall, so wird
man in der Regel den Eingriff für den Abort verantwortlich
machen müssen. Ich habe bei all diesen Ausführungen
natürlich nur solche Fälle im Auge, in denen wir es mit
Schwangeren zu tun haben, die nicht durch eine besondere
Erkrankung, wie z. B. Syphilis, zum Abortieren veranlagt
sind. Es versteht sich von selbst, dass konstitutionelle

Anomalien oder Organerkrankungen, die nach allgemeinen Erfahrungen eine Neigung zur Frühgeburt bedingen, bei der gerichtsärztlichen Beurteilung von Abtreibungen berücksichtigt werden.

In der gerichtlichen Medizin gilt die These, dass ein Abort, dem eine schwere, schnell tödlich verlaufende Sepsis folgt, in der Regel krimineller Natur ist. In der Tat finden wir bei der Obduktion in Fällen kriminellen Aborts als Todesursache vielfach eine eitrige Peritonitis, die von einer beim Abtreibungsversuch gesetzten Verletzung und Infektion herrührt. Neben nicht perforierenden Verletzungen der Scheide und des Gebärmutterhalses, die vielfach durch ihre Rinnenform das verletzende Instrument erschliessen lassen, kommen bisweilen geradezu wüste Perforationen des Scheidengewölbes und der Gebärmutterwand durch ungeschickte und rohe Abtreibungsversuche zustande; diese Verletzungen sitzen vielfach am Knickungswinkel in der hinteren Zervixwand, weil die Pfuscherin die normale Anteflexio des Uteruskörpers nicht kennt. Auch Verletzungen der Harnröhre und Harnblase sind beobachtet worden. In anderen Fällen fanden wir eine schmutzig-grüngelbliche Färbung der Plazentarstelle als Ausgangspunkt schnell verlaufender Sepsis. Man muss sich natürlich hüten, die Spuren eines vom Arzt vorgenommenen Kürettements als Zeichen von Abtreibungsverletzungen anzusehen. Gelegentlich wird man, abgesehen von der Tatsache der Unterbrechung einer Schwangerschaft, an den inneren Geschlechtsteilen keine Spuren oder Residuen von Abtreibungshandlungen vorfinden, trotzdem eine stürmische Sepsis zum Tode geführt hat. Hier werden wir unser Gutachten im wesentlichen auf der Klinik und sonstigen Vorgeschichte des Falles aufbauen müssen.

Neben den Todesfällen durch Sepsis interessieren vor allem die plötzlichen Todesfälle während des eigentlichen Abtreibungsversuches. Die Schwangere bleibt unter den Händen der Abtreiberin. Wir hatten wiederholt Gelegen-

heit zur Untersuchung solcher Fälle. In einem von mir
obduzierten und begutachteten Falle war eine junge Frau
in der Wohnung der Abtreiberin gestorben. Der herbei-
gerufene Arzt fand die vollkommen nackte Leiche in einem
engen, überheizten Zimmer zwischen einem Ruhebett und
einer gefüllten Badewanne am Boden liegend. Die beschuldigte Person, eine „Masseuse", behauptete, die Frau
sei zu ihr gekommen, „um sich mit ihr zu unterhalten".
Während der Unterhaltung habe die Frau plötzlich über
Unwohlsein geklagt und sei, während sie, die Beschuldigte,
ihr ein Glas Wasser holen wollte, plötzlich zur Seite gefallen; sie habe die ihr ohnmächtig Scheinende entkleidet
und sie massiert, habe sie aber nicht zum Bewusstsein
bringen können. Wir fanden bei der Obduktion ein am
unteren Pol von der Uteruswand losgelöstes Ei von
6 Monaten, zwischen dem unverletzten Ei und der Uteruswand etwa 30 ccm einer klaren, leicht blutig gefärbten
Flüssigkeit und vor allem an der hinteren Scheidenwand
rinnenförmige, mit Blut frisch belegte Schleimhautver-
letzungen, denen ebenso beschaffene Rinnen in der Schleimhaut der Zervix nach Lage und Gestalt vollkommen ent-
sprachen. Damit war das Rätsel dieses plötzlichen Todes
gelöst. Die schwangere Frau, deren übrige Organe keinerlei
Anhaltspunkte für die Erklärung des plötzlichen Todes
boten, war während des Abtreibungsversuches der Abtreiberin unter den Händen verstorben.

Fast stets ist, abgesehen von seltenen Fällen von
Shock, die Todesursache in solchen Fällen, wie auch in
dem eben angeführten, in einer Luftembolie zu suchen.
Auch der folgende Fall ist ein Tod durch Luftembolie:
Eine junge schwangere Frau wird von ihrem heimkehrenden
Ehemann tot in ihrer Stube aufgefunden. Sie liegt auf
dem Boden, neben ihr eine Spritze und eine Flasche mit
einer schäumenden, seifigen Flüssigkeit. Andere Personen
konnten Zutritt zu der Verstorbenen nicht erlangt haben.
Die Obduktion ergab Ablösung eines vollkommen unver-

sehrten Eies (aus dem 5. Monat) von der Uteruswand;
zwischen Ei und Uteruswand etwa 50 ccm einer seifigen,
bräunlichen, mit graubraunen Bröckeln vermischten Flüssigkeit. Aus dem rechten, unter Wasser aufgeschnittenen
Ventrikel stiegen zahlreiche Luftblasen an die Wasseroberfläche. Die Leiche war vollkommen frisch. Die braune
Flüssigkeit ergab nach Zusatz von Schwefelammonium das
Spektrum des Hämochromogens. Die braune Farbe rührte
von der Umwandlung des Blutes in alkalisches Hämatin
her. Damit war die Alkalinatur der Injektionsflüssigkeit
erwiesen. Es handelte sich um eine Schmierseifenlösung.

Dieser Fall war auch insofern ausserordentlich lehr-
reich, als er zeigte, dass eine Schwangere sich selbst sehr
wohl eine intrauterine Injektion machen kann, und zwar
ohne sich irgendwie zu verletzen. Verletzungen konnten
an der Scheide und am Uterus nicht festgestellt werden.

Oefters sahen wir tödliche Ausblutung nach provo-
ziertem Abort. Einen merkwürdigen Todesfall nach Abtreibung durch intrauterine Injektion beobachtete ich vor
einigen Jahren. Da war als Injektionsflüssigkeit anscheinend
sehr heisses Wasser benutzt worden. Die ganze Gebär-
mutterschleimhaut sah wie verätzt aus, und wir mussten
annehmen, dass ein von dieser Verätzung (Verbrühung) aus
gesetzter Shock den plötzlich erfolgten Tod des sonst gesunden Mädchens bedingt hatte.

Es ist keine Seltenheit, dass nicht schwangere Frauen
und Mädchen, im Glauben, schwanger zu sein, Abtreibungshandlungen an sich vornehmen lassen und dass sie gelegentlich an deren Folgen zugrunde gehen.

Die Fälle, in denen Schwangere nach Einnehmen
„innerer Abtreibungsmittel" den Abtreibungsversuch mit
dem Tode bezahlten, sind gegenüber den Todesfällen nach
mechanischer Fruchtabtreibung relativ selten. In der Regel
ist es der Phosphor, dem die Schwangere erliegt. Eine
Phosphorvergiftung bei einer schwangeren Person ist an
und für sich schon fast ein Beweis einer kriminellen Ab-

treibung bzw. eines Abtreibungsversuches. Es kommt dabei häufig genug zum Fruchttod und Fruchtabgang, aber die unglückliche Mutter folgt ihrer Frucht in der Regel bald nach. Neben dem Phosphor ist das Sublimat eins der für Abtreibungszwecke gebräuchlicheren Gifte. Für beide Gifte ist der Uebergang derselben in den Fötus chemisch wie anatomisch erwiesen. Bei Phosphoreinnahme wird der Abort indes weniger durch Schädigung des Plazentargewebes und des Fötus, als vorzüglich durch grosse Blutungen zwischen Uterus und Ei in die Wege geleitet.

Die Diagnose der Schwangerschaft und des Abortes an der Leiche ist durch das Vorhandensein eines Eies und, nach dessen Abgang, durch den Nachweis der Plazentarstelle natürlich einfach. Im übrigen kann bei Frauen, die erst längere Zeit nach dem erfolgten Fruchtabgang zugrunde gehen, wenn nicht sichere klinische Beobachtungen vorliegen, die Diagnose vorausgegangener Schwangerschaft zu den schwierigsten, ja unlösbaren Aufgaben des Gerichtsarztes gehören. Wir wissen noch sehr wenig über die besondere Anatomie des rezent schwanger gewesenen Uterus bei nicht mehr nachweisbarer Plazentarstelle. Das Vorkommen von Deziduazellen in Gruppen in der Schleimhaut kann neben anderen für charakteristisch geltenden anatomischen Schwangerschaftszeichen (erweiterte und geschlängelte Gefässe und Opitz'sche Drüsenveränderung) ein wertvolles diagnostisches Moment sein. Nicht zu vergessen ist endlich das Suchen nach dem Corpus luteum. Den äusserlich an der Leiche sichtbaren Zeichen der Schwangerschaft kommt geringer Wert zu.

An lebenden Frauen unterscheidet sich die Untersuchung auf Schwangerschaft und Abort nicht von der üblichen, in nicht kriminellen Fällen gebräuchlichen Technik. Wesentlich ist in jedem Falle das Forschen nach den Abgängen und deren Untersuchung. In den meisten forensischen Fällen bekommen wir die Personen allerdings erst dann zur Untersuchung, wenn der Uterus längst zurückgebildet ist und die Abgänge beseitigt sind. Der Ausspruch des non liquet ist das übliche bei solchen vom Gericht von uns erforderten Untersuchungen an der lebenden Person. Wir resümieren das Ergebnis einer derartigen Untersuchung dahin, dass der erhobene Befund weder für noch gegen die Annahme einer stattgehabten Frühgeburt spricht, es müsste denn sein, dass ein Hymen mit sehr enger Oeffnung mit Sicherheit vorausgegangene Frühgeburt ausschliesst; ein erhaltener Hymen spricht im übrigen durchaus nicht gegen einen in den ersten Monaten der Schwangerschaft stattgehabten Abort.

Auf einen Punkt möchte ich dann noch verweisen, der in den gerichtlichen Verhandlungen bei kriminellem Abort fast ausnahmslos zur Sprache kommt. Selbst die geständige Frau, die sich ihre Frucht hat abtreiben lassen oder des Versuchs sich schuldig gemacht hat, gibt gewöhnlich an, sie habe nicht gesehen und nicht gefühlt, was die Abtreiberin mit ihr vorgenommen habe. Diese Angaben sind fast durchgehends glaubwürdig; denn einmal bemüht sich die Abtreiberin, um späteren belastenden Aussagen des Opfers aus dem Wege zu gehen, das benutzte Instrument verborgen zu halten und einzuführen, so dass die Schwangere in der Tat nichts gesehen hat. Dann aber ist das Lokalisationsvermögen für Empfindungen in der Scheide und an der Zervix ausserordentlich gering, so dass die Schwangere so gut wie nie mit Gewissheit angeben kann, ob und wieweit die Abtreiberin mit ihrem Instrument eingedrungen ist, ob sie ihre Einspritzung gemacht hat, ob Flüssigkeit in den Uterus eingedrungen ist.

Die äussere Besichtigung in Fällen von Abtreibung zeigt nicht selten eine gelbliche Hautfärbung als Folgeerscheinung einer schweren Sepsis. Ausgesprochener Ikterus lässt an Phosphorvergiftung denken. Bei eitriger Peritonitis scheint die Leichenfäulnis besonders schnell fortzuschreiten.

Bei der inneren Besichtigung werden wir schon nach Eröffnung der Bauchhöhle den Stand des Uterusfundus feststellen. Eine etwaige Peritonitis wird natürlich schon an dieser Stelle des Protokolls erwähnt. Will man das peritonitische Exsudat bakteriologisch untersuchen, so bestreicht man die Bauchhaut vor der Anlegung des ersten Schnittes mit Jodtinktur und operiert im ferneren mit sterilisierten Instrumenten.

Auf die Herausnahme der Geschlechtsteile ist besondere Sorgfalt zu verwenden. Am zweckmässigsten reseziert man das Mittelstück der Symphyse. Darnach kann man das ganze Genitale nebst Blase und Mastdarm unter Kontrolle der Augen herausschälen (vgl. Kapitel 2).

20. Kapitel.

Sexuelle Fragen vor dem Straf- und Zivilrichter.

Bei Sittlichkeitsdelikten werden wir in erster Linie die Frage zu beantworten haben, ob an einer weiblichen Person der Beischlaf vollzogen worden ist. Die Untersuchung des Hymens, der Scheidenklappe, ist für die Beantwortung dieser Frage entscheidend. Die Untersuchung ist möglichst auf dem gynäkologischen Untersuchungsstuhl bei guter Beleuchtung vorzunehmen. Man bringt die zu untersuchende Person in die Stellung, als ob man ein Spekulum einführen wollte (angezogene und weit gespreizte Schenkel). Dann hält man mit den Fingern der linken Hand die grossen Labien auseinander, während man mit der rechten Hand vorsichtig den Knopf einer Sonde hinter die Scheidenklappe bringt und sie durch Herumführen der Sonde Stück um Stück entfaltet.

Die Untersuchung hat aber nicht allein auf den Hymen zu achten. Es empfiehlt sich vielmehr, in jedem Falle eine vollständige körperliche Besichtigung vorzunehmen, sonst können wichtige Befunde, wie etwa syphilitische Hautausschläge, übersehen werden. Zu einem Sexualstatus gehört selbstverständlich auch die Prüfung der sekundären Attribute, also der Brüste; man wird die Untersuchung auf den allgemeinen Kräftezustand erstrecken, die Bauchdecken, den Grad der Behaarung der Schamgegend, die Beschaffenheit der Haut der Oberschenkel (Kratzeffekte, anderweitige Abschürfungen) untersuchen und beschreiben.

Die äusseren Genitalien sind zu schildern: Polsterung und Behaarung der grossen Schamlippen, die Beschaffen-

heit der kleinen Schamlippen; manchmal ragen sie lappen-
artig zwischen den grossen Labien hervor, erscheinen stark
verlängert (Zupfen durch onanistische Spielereien). Man
achtet auf die Färbung der Haut und Schleimhaut, auf
Ausflüsse, die getrennt nach Scheiden- und Harnröhren-
sekret zu untersuchen sind.

Als Leitsatz für die Hymenuntersuchung präge man
sich das Wort ein, dass jedes Weib seinen besonderen
Hymen hat. Das will sagen: es gibt zwar besondere
Hymenaltypen, aber innerhalb dieser Typen kommen un-
endliche Variationen vor. Man muss sich dessen bewusst
sein, um nicht Randeinkerbungen des Hymens ohne weiteres
für Einrisse zu halten. Glattrandige Scheidenklappen mit
einem kreisrunden Introitus sind nach meinen Erfahrungen
selten. Die häufigste Form ist der leicht gelappte oder
gekerbte Hymen. Nach der Konsistenz können wir häutige
und fleischige, nach der Form gewimperte, gelappte, ge-
teilte, ringförmige, bürzelförmige u. s. f. unterscheiden.
Und auch in diesen Unterarten herrscht wiederum eine
überraschende Variabilität der Formen. Auch in der
Grösse der Hymenalöffnung kommen ausserordentliche
Schwankungen vor. Man sieht Hymenalöffnungen, die ohne
jede Verletzung des Hymens die Einführung eines steifen
Penis gestatten, in anderen Fällen ist selbst bei Erwachsenen die Hymenalöffnung so klein, dass sie kaum für
einen Finger passierbar wäre. Im übrigen soll man die
Weite der Hymenalöffnung nur durch Besichtigung, niemals durch Einführen des Fingers, geschweige eines Spekulums feststellen, um nicht selbst eine „Defloration“
herbeizuführen.

Was sonst die Variationen der Hymenform betrifft,
so sei an den Hymen septus erinnert; bei dieser Form
ist die Hymenalöffnung durch ein Septum in zwei mehr
minder gleiche Oeffnungen geteilt; gelegentlich findet
der Koitus nur in einer der Hälften statt, bei Erhalten-
bleiben des Septums.

Einen ganz frischen Hymenriss sah ich bei einer Hysterika, die im Krankenhause während eines Stuporzustandes von einem Krankenwärter missbraucht war. Ich sah den Riss wenige Stunden nach dem Koitus, der Riss verlief (einseitig) durch den rechten hinteren Abschnitt des leicht gelappten fleischigen Hymens. Die Rissränder waren leicht gezackt, blutig suffundiert und mit geronnenem Blut bedeckt, Betttuch und Schamhaare waren blutig. Die Tat war bald entdeckt worden, man fand die Kranke, ein stattliches Mädchen, Ende der zwanziger Jahre, mit hochrotem Gesicht, noch halb entblösst in ihrem Bette, die Krankenhausärzte konnten im Scheideneingang noch Spermatozoen nachweisen. Sie liessen den verdächtigen Wärter urinieren, zentrifugierten den Urin und fanden im Sediment Spermatozoen; das Geständnis kam hinzu, so dass der Fall vollständig geklärt schien. Der Wärter wurde zu 4 Jahren Zuchthaus verurteilt.

Hat man es mit Hymenrissen älteren Datums zu tun, so kann die Entscheidung der Frage: Riss oder natürliche Kerbe? sehr schwierig sein. Eine narbige Umrandung der Trennungsränder ist selten. Sicher liegt ein Riss vor, wenn die Kerbe bis an die Scheidenschleimhaut reicht, so dass eine Stelle der Scheidenwand ganz des Hymenalsaums ermangelt. Relativ leicht ist dann die Entscheidung noch in solchen Fällen, wo inmitten sonst leichter Kerben plötzlich eine oder zwei symmetrisch gelegene, auffallend tiefe Einkerbungen zu Gesicht kommen. In vielen Fällen aber müssen wir sagen, dass die Beschaffenheit der Scheidenklappe und deren Oeffnung einen stattgehabten Beischlaf weder beweist noch widerlegt. Natürlich kann man, wenn man nicht Fälle wie den oben erwähnten vor sich hat, nie sagen, dass ein Hymenriss durch Beischlaf bewirkt wurde, man kann einen Hymen auch mit den Fingern, man kann ihn durch Instrumente verletzen. Auch ein Fallen auf spitze Gegenstände wird gelegentlich wohl imstande sein, einen Riss des Hymens zu bewirken. Zerreissung des Hymens durch Onanieren ist sicher wohl noch nicht konstatiert worden. Die grössten „physiologischen" Zerstörungen des Hymens bewirkt die Geburt, sie lässt vom Hymen bekanntlich nur die schmalen Leisten der Carunculae myrtiformes stehen.

Kommen uns frische Fälle bald nach dem fraglichen Beischlaf auf den Untersuchungsstuhl oder haben wir auf dem Obduktionstisch einen Fall von Tötung nach Beischlaf vor uns, so werden wir den Scheidenschleim auf das Vorhandensein von Spermatozoen zu untersuchen haben. Der frische Schleim wird dann ohne Zusatz mikroskopiert.

Die Untersuchung auf das Vorhandensein eines gonorrhoischen Ausflusses hat den Nachweis der Gonokokken zum Ziel. Bei weiblichen Personen wird mit der geglühten Platinöse aus der Scheide und der Urethra getrennt je eine Probe des Ausflusses entnommen. Bei erwachsenen weiblichen Personen, bei denen die Einführung eines Spekulums statthaft ist, wird man auch Zervikalsekret zu erhalten suchen. Beim Manne wird die Sekretentnahme Schwierigkeiten nicht begegnen.

Die Proben werden auf sauberen Deckgläschen — getrennt — ausgestrichen, und zwar muss man von jeder Probe mindestens zwei Deckglaspräparate anfertigen. Man lässt die Präparate lufttrocken werden, zieht sie langsam dreimal durch die Flamme des Bunsen- oder Spiritusbrenners und färbt dann etwa $^1/_2$ Minute mit Löffler's Methylenblau. Findet man die bekannten semmelförmigen Diplokokken in Eiterzellen eingeschlossen (Oel-Immersion!), so färbt man nunmehr die übrig gebliebenen Präparate nach der Gram'schen Methode:

1. Lufttrocken werden lassen und dreimal durch die Flamme ziehen.
2. Färben in Anilinwassergentianaviolett[1]) ($1^1/_2$ Min.).

----

1) 5 g Anilinöl werden mit 100 g Wasser kräftig geschüttelt; zu der filtrierten Mischung wird so viel alkoholische Gentianaviolettlösung zugesetzt, bis auf der Oberfläche der Flüssigkeit (im Uhrglase) ein metallisch schimmerndes Häutchen sichtbar wird.

3. Differenzieren in Lugol'scher Lösung ($\frac{1}{2}$ bis
   1 Minute) (Lugol'sche Lösung = Jod 1,0, Jodkali 2,0, Wasser 300,0).
4. Entfärben in absolutem Alkohol, bis das Präparat
   hellgrau aussieht.
5. Abspülen in Wasser, trocknen und einschliessen
   in Kanadabalsam.

Gonokokken **entfärben** sich bei diesem Verfahren. Ergibt die Anwendung beider Färbemethoden die genannten charakteristischen Resultate, so ist die Diagnose „Gonorrhoe" auch ohne Anstellung der für die Praxis immerhin schwierigen Züchtungsmethoden gesichert.

Für den Gerichtsarzt kann gelegentlich auch die Conjunctivitis blennorrhoica s. gonorrhoica Anlass zur Gonokokkenuntersuchung geben. Ferner, vor allem, eine tödlich endende Peritonitis im Puerperium. Für den letzteren Fall empfehle ich die Desinfektion der Bauchdecken mit Jodtinktur und die Eröffnung der Bauchhöhle mit geglühtem Skalpell und sofortige Sekretentnahme. Ein Gonokokkenbefund wird in solchem Falle geeignet sein, eine der Fahrlässigkeit beschuldigte Medizinalperson zu entlasten.

In einer grossen Zahl von Fällen sind es kleine Mädchen, die uns zur Untersuchung zugeführt werden. In der Vorgeschichte ist fast regelmässig von Beischlaf und Beischlafsversuchen die Rede, die an den Kindern vorgenommen sein sollen. Gleichwohl ist der Befund in dieser Richtung so gut wie immer negativ. Fast stets handelt es sich um unzüchtige Berührungen, die natürlich sehr wohl mit dem Penis vorgenommen sein können, aber keinerlei Spuren hinterlassen, es sei denn, dass der Täter das Kind gleichzeitig infiziert habe. Es kommen indessen auch brüske Beischlafsversuche vor, die bei dem Missverhältnis zwischen erigiertem Gliede und kindlichem Genitale zu grossen Zerreissungen bis in den Mastdarm hinein führen können.

Verletzungen der Scheide kommen übrigens auch beim Beischlaf zwischen Erwachsenen vor. Brouardel weiss von einem Fall, in dem sich eine junge Frau aus einer Bluterfamilie in der Hochzeitsnacht aus dem Deflorationsriss verblutete.

Gelegentlich werden wir gefragt, ob sich bei einer männlichen Person Anzeichen für einen Coitus in anum finden. Die hierfür angegebene trichterförmige Einsenkung der Analöffnung und das Verstrichensein der Radiärfalten um den After stellen keine verlässlichen Zeichen dar.

In einem Falle von sogenanntem Masochismus untersuchte ich einen jungen Menschen, dessen Gesäss über und über von Spuren frischer und älterer Striemen bedeckt war. Er war wegen erheblicher Unterschlagungen inhaftiert und hatte die Unterschlagungen angeblich begangen, um eine Reise nach Paris zu ermöglichen. Dort hatte er ein Bordell kennen gelernt, in dem nach seiner Schilderung so meisterhaft geprügelt wurde, dass das Verlangen, in dieses Bordell zurückzukehren, so dringend in ihm wurde, dass er zu der Unterschlagung schritt.

Einer Bissverletzung der Brüste bei „Lustmord", die ich zusammen mit Pfleger beobachtete, habe ich im Kapitel „Stumpfe Gewalt" bereits gedacht. Der Täter hatte ausserdem aus einer kleinen Schamlippe ein Stück herausgebissen. Fraenckel hat das Präparat in Lochte's Handbuch abgebildet.

Die Untersuchung von Zwittern kommt uns nur selten vor. Man frage nach etwaigen Pollutionen, Menses, nach der Richtung der geschlechtlichen Neigung, der Vorliebe für bestimmte Kleidung (männliche—weibliche). Dann achte man auf die allgemeine Statur, Muskulatur, Schulter- und Hüftbreite, Taille, Brüste, Behaarung, typisches Genu valgum des Weibes, Höhe oder Tiefe der Stimme, Bartanflug. Bei der Untersuchung der äusseren Genitalien sind Glied oder Scheide genau zu beschreiben, möglichst unter Beifügung einer Photographie. Vor allem aber ist der Nachweis von Keimdrüsen (Hoden oder Ovarien) zu versuchen; Untersuchung per vaginam und anum.

Im allgemeinen wird die Berücksichtigung aller Merkmale, nicht nur der rein körperlichen, sondern vor allem auch der psychischen (Gewohnheit, Neigung, bisherige Selbstauffassung) hinreichen, dem Sachverständigen ein für die Praxis brauchbares Urteil zu ermöglichen. In eine „operative" Diagnose durch Laparotomie oder Probeexstirpationen wird die untersuchte Person nicht immer willigen wollen. In schwierigen Fällen rate ich zur Zuziehung eines Spezialsachverständigen auf dem Gebiete des Hermaphroditismus.

Die Beischlafs- und Zeugungsfähigkeit beschäftigt uns in Ehe- und Alimentationsangelegenheiten. Ich habe wiederholt Ehefrauen untersucht, die nach ein- und mehrjähriger Ehe noch einen unverletzten Hymen mit engem Eingang zeigten, so dass von einer vollendeten Immissio penis nicht die Rede sein konnte. Die Beischlafsunfähigkeit des Mannes kann durch hohes Alter, Erschöpfungszustände, Hemmungsvorstellungen, durch konstitutionelle Erkrankungen, wie Diabetes, bedingt sein. Bei behaupteter Beischlafsunfähigkeit ist nach einem der erwähnten Zustände zu fahnden. Eine objektive Prüfungsmöglichkeit für Impotentia coeundi gibt es natürlich nicht. Auch Missbildungen, Verstümmelungen, Kleinheit des erektionsfähigen Abschnittes des Gliedes bei grossen Hernien, Narbenbildungen können Erektion und Immissio hindern.

Beim Weibe kann angeborener oder erworbener Scheidenmangel, Scheidenatresie, ausgedehnter Prolaps und Ueberempfindlichkeit am Scheideneingang, Vaginismus den Beischlaf hindern. Ich sah eine junge Frau, die wegen ihres Vaginismus nach $1^1/_2$ jähriger Ehe noch virginell war. Sie schrie schon bei digitaler Berührung des Hymenalringes auf. Der Sachverständige kann in solchen Fällen eine gynäkologische Behandlung vorschlagen und sich eventuell ein Gutachten bis nach Abschluss der Behandlung vorbehalten.

Die Zeugungsunfähigkeit des Mannes wird, neben der Begattungsunfähigkeit, bedingt von der Unmöglichkeit, befruchtende Spermatozoen zu liefern. Schwere Erkrankungen des Hodens, besonders des Nebenhodens und der Ausführungsgänge (Tuberkulose, Tripperepididymitis), hohes Alter, Erschöpfungszustände können Azoospermie bedingen. Entscheidend ist die, eventuell zu wiederholende, Untersuchung des frischen Ejakulates.

Beim Weibe kann die Fortpflanzungsunfähigkeit bedingt sein durch Erkrankungen der Ovarien, Verschluss der Tuben z. B. durch gonorrhoische Salpingitis, Atresia orificii uteri.

Die Erkennung der Schwangerschaft erfolgt nach den Regeln der Geburtshilfe. Dabei ist auf die subjektiven Angaben der Untersuchten möglichst wenig Wert zu legen. Entscheidend sind nur die objektiv feststellbaren körperlichen Zeichen. Fortbestehen kann die Menstruation während der ersten Monate der Schwangerschaft, so dass eine Verkennung der Schwangerschaft seitens der Mutter sehr wohl möglich ist. In der zweiten Hälfte der Schwangerschaft dürfte ein Verkennen wohl nur bei gänzlich unerfahrenen Mädchen, bei Minderjährigen vorkommen. Dagegen habe ich erlebt, dass eine Schwangerschaft für einen Tumor angesehen wurde.

In Alimentationsprozessen interessiert uns gemäss §§ 1591, 1593, 1517 des Bürgerlichen Gesetzbuches (siehe Anhang) die Frage, ob es den „Umständen nach offenbar unmöglich ist“, dass die Mutter das Kind während der gesetzlichen Empfängniszeit, vom 181. bis 302. Tage vor dem Geburtstage des Kindes, empfangen hat. Wir haben also vor allem zu ermitteln, welchem Fruchtalter die Eigenschaften des Kindes am Tage seiner Geburt entsprechen. Als Unterlagen dienen uns die Aussagen und Tagebücher der Hebammen und sonstiger bei der Geburt anwesender Personen. Neben diesen Angaben ist der von der Mutter des Kindes behauptete Empfängnistermin, die letzte Menstruation mit zu berücksichtigen.

Wenn die Dauer der Schwangerschaft im Mittel 270 bis 280 Tage beträgt, gerechnet vom ersten Tage der letzten Menstruation, so kommen doch erhebliche Schwankungen vor, so zwar, dass ein reifes oder nahezu reifes Kind gelegentlich schon nach 220 Tagen geboren werden kann, während andererseits Schwangerschaftsdauer bis weit über 300 Tage beobachtet worden ist. Man berücksichtigt im einzelnen Falle die Länge, das Gewicht des Neugeborenen, die Beschaffenheit der Haut, Haare, Nägel, die Kopfmaasse und beurteilt nach der Gesamtheit dieser Qualitäten den Reifegrad des Kindes. Eine „offenbare Unmöglichkeit" im Sinne der genannten Paragraphen lässt sich nur bei ganz krassem Missverhältnis zwischen den Eigenschaften des Kindes und dem behaupteten Beischlafstermin aussprechen. Wenn das Kind z. B. bei der Geburt 50 cm lang war und 3000 g wog, so kann es nicht sechs Kalendermonate vorher empfangen worden sein.

Die Diagnose überstandener Schwangerschaft bestimmt sich nach den Regeln der Geburtshilfe; das einzige untrügliche Zeichen ist die Querspaltung des Muttermundes, die man sich im Spekulum sichtbar zu machen hat. Daneben können beweisend angeführt werden: Carunculae myrtiformes, Narben von Dammrissen, schlaffe mit Striae bedeckte Bauchdecken, schlaffe Brüste mit grossen Warzen und breiten dunkelbraunen warzigen Warzenhöfen.

Bezüglich der Abderhalden'schen Reaktion für die Diagnose der bestehenden oder frisch überstandenen Schwangerschaft verweise ich auf Zoeppritz' Artikel in Lochte's Handbuch.

21. Kapitel.

Kunstfehler.

Die Beurteilung von Kunstfehlern stellt an unser theoretisches Wissen und unsere praktische Erfahrung nicht gewöhnliche Forderungen. Es lassen sich für diesen Teil unserer Gutachtertätigkeit nur Regeln allgemeinster Art aufstellen. Im Grunde kann sich natürlich nur derjenige eines Kunstfehlers schuldig machen, der die Kunst und ihre Regeln, gegen die er verstösst, erlernt hat. Darüber hinaus aber haben wir es vielfach mit der Beurteilung von Fehlern zu tun, die von eigentlich nicht Sachverständigen begangen werden, von Personen, die ohne Approbation, unbefugt, sich mit der Behandlung kranker Menschen gewerbsmässig oder auch nur gelegentlich befassen.

Der Kunstfehler an sich ist nicht strafbar, mit Ausnahme der Verstösse gegen das Reichsimpfgesetz. Nur die Folgen eines Kunstfehlers, Beeinträchtigungen der Gesundheit oder ein Todeserfolg, durch Fahrlässigkeit herbeigeführt, kann Gegenstand strafrechtlicher Verfolgung werden.

Wir führen den Begriff der Fahrlässigkeit in unsere Betrachtungen ein. Die Kunstfehler, soweit sie strafbar werden, fallen unter die Begriffe der fahrlässigen Körperverletzung und der fahrlässigen Tötung. Ohne uns auf die Definition der Fahrlässigkeit näher einlassen zu wollen, so dürfen wir sagen, dass, ganz allgemein, derjenige fahrlässig handelt, der, anerkannten Regeln und Einsichten entgegen, Handlungen oder Unterlassungen begeht, deren nachteilige Folgen er voraussehen konnte oder musste.

Nächst dem Nachweis einer Kunstwidrigkeit des Handelns oder Unterlassens liegt uns die Beweisführung dafür ob, dass der entstandene Schaden tatsächlich als Folge des Kunstfehlers anzusehen ist. Nehmen wir an, eine Hebamme werde beschuldigt, ein Wochenbettfieber verschuldet zu haben, so werden wir aufzeigen müssen, dass die infektiösen Keime durch Handlungen oder Unterlassungen der Hebamme in das Genitale der Schwangeren, Kreissenden oder Wöchnerin eingebracht worden sind. Der Nachweis des ursächlichen Zusammenhangs zwischen Kunstfehler und Gesundheitsschädigung steht im Mittelpunkt unseres Zeugnisses.

Für die Beurteilung der Frage, ob ein Kunstfehler vorliegt, werden wir häufig die Zuziehung eines Facharztes oder die Einholung eines kollegialen Gutachtens fordern müssen. Für solche Fälle gilt ganz besonders der Satz, dass sich der Gutachter der Grenzen seines Wissens und seiner Erfahrung bewusst sei.

In den zahlreichen Fällen, die unserer Begutachtung unterliegen, ist der Sachverhalt nur in ganz wenigen Fällen so klar und einfach, das wir zur Annahme eines Kunstfehlers und einer durch ihr bedingten Verletzung oder Tötung kommen. In der überwiegenden Mehrheit der Fälle handelt es sich um Anzeigen, die sich bald als halt- und grundlos erweisen. Für den Laien ist das Post hoc ergo propter hoc leicht eine ausgemachte Sache; er findet sich schnell genug bereit, den unglücklichen Ausgang eines Krankheitsfalles einem fehlerhaften Handeln der Medizinalperson zuzuschreiben.

In Fällen von unsachgemässer Behandlung werden wir vielfach vor die Frage gestellt, ob bei sachgemässer Behandlung eine Heilung zu erreichen, ein tödlicher Ausgang zu vermeiden gewesen wäre. Man sei bei Beantwortung dieser Frage vorsichtig und begnüge sich mit dem Ausspruch einer mehr oder weniger hohen „Wahrscheinlichkeit", denn einmal lehrt die Erfahrung, dass die Natur durchaus nicht immer den von uns wohlweislich berechneten Weg geht, dann aber sehen wir, dass auch die kunstgerechteste Behandlung nicht immer zum gewünschten Ziele führt.

Am sichersten lassen sich noch die schweren Unterlassungsfehler erfassen. Wenn, wie wir es erlebt haben, ein Arzt eine abortierende Frau in seiner Wohnung langsam verbluten lässt, obwohl er sie innerhalb weniger Minuten einem Krankenhause hätte zuführen können, so handelte er schuldhaft. Schuldig macht sich die Hebamme, die von einer fiebernden Wöchnerin, ohne Zwischendesinfektion, an das Bett einer Kreissenden geht.

Das Handeln eines Arztes, der in der Grossstadt eine Operation unternimmt, deren Technik er nicht beherrscht, ist anders zu beurteilen wie das eines Kollegen, der das Gleiche aus zwingender Not in ländlichen Verhältnissen wagen muss. In eben dem Sinne müssen auch die äusseren Verhältnisse berücksichtigt werden, wenn es sich um Todesfälle in der Narkose handelt. Die klassische Forderung, dass zur Vornahme einer Narkose ein zweiter Arzt zuzuziehen sei, ist nicht immer und überall zu erfüllen; selbst eine in der Krankenpflege geübte Person wird nicht überall zu haben sein.

Im übrigen gilt für die Beurteilung von Todesfällen in der Narkose der Satz, dass mit absoluter Sicherheit wohl der Tod in der Narkose, selten aber der Tod durch die Narkose, d. h. durch das narkotische Mittel erweislich ist. Dass der Tod in der Narkose erfolgt ist, bedarf zudem keines Beweises. In der Mehrzahl der Fälle werden wir auch über Art und Menge des Narkotikums unterrichtet sein. Der Nachweis des Giftes in der Leiche erscheint dabei fast bedeutungslos. Wesentlicher ist die Prüfung des verwandten Narkotikums auf chemische Reinheit; wesentlich ist die Feststellung, ob vor der Narkose alle zur Wiederherstellung sistierender Atmung erforderlichen Mittel bereit gestellt wurden. Es wird zu erörtern sein, ob die allgemeine Narkose erforderlich war, ob etwa der operative Eingriff nicht bis zur Herstellung für die Narkose günstigerer Umstände verschoben werden konnte, ob das dem Einzelfall angemessene Narkotikum gewählt wurde. Man erinnere sich der plötzlichen Todesfälle in den ersten Zügen der beginnenden Narkose; man denke daran, dass nicht jede Herzveränderung klinisch nachweisbar ist. Nur bei groben Unterlassungen, wie etwa Nichtbeachtung von lose sitzenden und in der Narkose zur Aspiration führenden Gebissteilen oder anderen Fremdkörpern, bei Unterlassung einer Herzuntersuchung bei schweren, leicht erkennbaren Herzerkrankungen, bei Unterlassung der üblichen zur Wiederherstellung der Atmung dienenden Technik (Oeffnen und Reinigen des Mundes, Hervorholen der Zunge, künstliche Atmung) würde die Frage der Schuld zu bejahen sein.

Bei der Beurteilung kurpfuscherischen Handelns wird meist die Frage beantwortet werden müssen, ob rechtzeitige Beiziehung ärztlicher Hilfe die Heilung bewirken, den Tod abwenden konnte. So wünschenswert es ist, Kurpfuschern das Handwerk zu legen, so vorsichtig sei man im Urteil; ist man seiner Sache nicht ganz gewiss, so entschliesse man sich ruhig zu einem „non liquet". Es ist kein Gewinn für die gute ärztliche Sache, einem Kurpfuscher durch einen Freispruch vor Gericht zu einer Gloriole und indirekten öffentlichen Approbation zu verhelfen. Um es noch einmal nachdrücklich zu betonen: Der Nachweis des ursächlichen Zusammenhangs zwischen Handlung oder Unterlassung und dem eingetretenen Erfolg muss das A und O unseres Gutachtens sein; für dieses Gutachten aber haben wir mit unserem Eide einzutreten.

Gesetzliche Bestimmungen und Vorschriften.

I. Zusammenstellung der den Gerichtsarzt besonders angehenden Paragraphen des Strafgesetzbuches, des Bürgerlichen Gesetzbuches, der Straf- und Zivilprozessordnung für das Deutsche Reich.

1. Strafgesetzbuch.

Zurechnungsfähigkeit.

§ 51. Eine strafbare Handlung ist nicht vorhanden, wenn der Täter zur Zeit der Begehung der Handlung sich in einem Zustande von Bewusstlosigkeit oder krankhafter Störung der Geistestätigkeit befand, durch welchen seine freie Willensbestimmung ausgeschlossen war.

§ 55. Wer bei Begehung der Handlung das zwölfte Lebensjahr nicht vollendet hat, kann wegen derselben nicht strafrechtlich verfolgt werden.

Gegen denselben können jedoch nach Massgabe der landesgesetzlichen Vorschriften die zur Besserung und Beaufsichtigung geeigneten Massregeln getroffen werden. Die Unterbringung in eine Familie, Erziehungsanstalt oder Besserungsanstalt kann nur erfolgen, nachdem durch Beschluss des Vormundschaftsgerichtes die Begehung der Handlung festgestellt und die Unterbringung für zulässig erklärt ist.

§ 56. Ein Angeschuldigter, welcher zu einer Zeit, als er das zwölfte, aber nicht das achtzehnte Lebensjahr vollendet hatte, eine strafbare Handlung begangen hat, ist freizusprechen, wenn er bei Begehung derselben die zur Erkenntnis ihrer Strafbarkeit erforderliche Einsicht nicht besass.

In dem Urteile ist zu bestimmen, ob der Angeschuldigte seiner Familie überwiesen oder in eine Erziehungs- oder Besserungsanstalt gebracht werden soll. In der Anstalt ist er solange zu behalten, als die der Anstalt vorgesetzte Verwaltungsbehörde solches für erforderlich erachtet, jedoch nicht über das vollendete zwanzigste Lebensjahr.

§ 58. Ein Taubstummer, welcher die zur Erkenntnis der Strafbarkeit einer von ihm begangenen Handlung erforderliche Einsicht nicht besass, ist freizusprechen.

Selbstverstümmelung.

§ 142. Wer sich vorsätzlich durch Selbstverstümmelung oder auf andere Weise zur Erfüllung der Wehrpflicht untauglich macht oder durch einen Anderen untauglich machen lässt, wird mit Gefängnis nicht unter Einem Jahre bestraft; auch kann auf Verlust der bürgerlichen Ehrenrechte erkannt werden.

Dieselbe Strafe trifft denjenigen, welcher einen Anderen auf dessen Verlangen zur Erfüllung der Wehrpflicht untauglich macht.

§ 143. Wer in der Absicht, sich der Erfüllung der Wehrpflicht ganz oder teilweise zu entziehen, auf Täuschung berechnete Mittel anwendet, wird mit Gefängnis bestraft; auch kann auf Verlust der bürgerlichen Ehrenrechte erkannt werden.

Wegnahme einer Leiche.

§ 168. Wer unbefugt eine Leiche aus dem Gewahrsam der dazu berechtigten Person wegnimmt, ingleichen wer unbefugt ein Grab zerstört oder beschädigt, oder wer an einem Grabe beschimpfenden Unfug verübt, wird mit Gefängnis bis zu zwei Jahren bestraft; auch kann auf Verlust der bürgerlichen Ehrenrechte erkannt werden.

Sittlichkeitsverbrechen.

§ 174. Mit Zuchthaus bis zu fünf Jahren werden bestraft:

1. Vormünder, welche mit ihren Pflegebefohlenen, Adoptiv- und Pflegeeltern, welche mit ihren Kindern, Geistliche, Lehrer und Erzieher, welche mit ihren minderjährigen Schülern oder Zöglingen unzüchtige Handlungen vornehmen;

2. Beamte, die mit Personen, gegen welche sie eine Untersuchung zu führen haben oder welche ihrer Obhut anvertraut sind, unzüchtige Handlungen vornehmen;

3. Beamte, Aerzte oder andere Medizinalpersonen, welche in Gefängnissen oder in öffentlichen, zur Pflege von Kranken, Armen oder anderen Hilflosen bestimmten Anstalten beschäftigt oder angestellt sind, wenn sie mit den in das Gefängnis oder in die Anstalt aufgenommenen Personen unzüchtige Handlungen vornehmen.

Sind mildernde Umstände vorhanden, so tritt Gefängnisstrafe nicht unter sechs Monaten ein.

§ 175. Die widernatürliche Unzucht, welche zwischen Personen männlichen Geschlechts oder von Menschen mit Tieren begangen wird, ist mit Gefängnis zu bestrafen; auch kann auf Verlust der bürgerlichen Ehrenrechte erkannt werden.

§ 176. Mit Zuchthaus bis zu zehn Jahren wird bestraft, wer

1. mit Gewalt unzüchtige Handlungen an einer Frauensperson vornimmt oder dieselbe durch Drohung mit gegenwärtiger Gefahr für Leib und Leben zur Duldung unzüchtiger Handlungen nötigt;

2. eine in einem willenlosen oder bewusstlosen Zustande befindliche oder geisteskranke Frauensperson zum ausserehelichen Beischlaf missbraucht, oder

3. mit Personen unter vierzehn Jahren unzüchtige Handlungen vornimmt oder dieselben zur Verübung oder Duldung unzüchtiger Handlungen verleitet.

Sind mildernde Umstände vorhanden, so tritt Gefängnisstrafe nicht unter sechs Monaten ein.

§ 177. Mit Zuchthaus wird bestraft, wer durch Gewalt oder durch Drohung mit gegenwärtiger Gefahr für Leib und Leben eine Frauensperson zur Duldung des ausserehelichen Beischlafs nötigt, oder wer eine Frauensperson zum ausserehelichen Beischlaf missbraucht, nachdem er sie zu diesem Zweck in einen willenlosen oder bewusstlosen Zustand versetzt hat.

Sind mildernde Umstände vorhanden, so tritt Gefängnisstrafe nicht unter einem Jahre ein.

§ 178. Ist durch eine der in den §§ 176 und 177 bezeichneten Handlungen der Tod der verletzten Person verursacht worden, so tritt Zuchthausstrafe nicht unter zehn Jahren oder lebenslängliche Zuchthausstrafe ein.

§ 182. Wer ein unbescholtenes Mädchen, welches das sechszehnte Lebensjahr nicht vollendet hat, zum Beischlafe verführt, wird mit Gefängnis bis zu Einem Jahre bestraft.

Die Verfolgung tritt nur auf Antrag der Eltern oder des Vormundes der Verführten ein.

§ 183. Wer durch eine unzüchtige Handlung öffentlich ein Aergernis gibt, wird mit Gefängnis bis zu zwei Jahren oder mit Geldstrafe bis zu fünfhundert Mark bestraft.

Neben der Gefängnisstrafe kann auf Verlust der bürgerlichen Ehrenrechte erkannt werden.

Zweikampf.

§ 206. Wer einen Gegner im Zweikampf tötet, wird mit Festungshaft nicht unter zwei Jahren, und wenn der Zweikampf ein solcher war, welcher den Tod des einen von beiden herbeiführen sollte, mit Festungshaft nicht unter drei Jahren bestraft.

§ 207. Ist eine Tötung oder Körperverletzung mittels vorsätzlicher Uebertretung der vereinbarten oder hergebrachten Regeln des Zweikampfes bewirkt worden, so ist der Uebertreter, sofern nicht nach den vorhergehenden Bestimmungen eine härtere Strafe verwirkt ist, nach den allgemeinen Vorschriften über das Verbrechen der Tötung oder der Körperverletzung zu bestrafen.

Verbrechen wider das Leben.

§ 211. Wer vorsätzlich einen Menschen tötet, wird, wenn er die Tötung mit Ueberlegung ausgeführt hat, wegen Mordes mit dem Tode bestraft.

§ 212. Wer vorsätzlich einen Menschen tötet, wird, wenn er die Tötung nicht mit Ueberlegung ausgeführt hat, wegen Totschlages mit Zuchthaus nicht unter fünf Jahren bestraft.

§ 216. Ist Jemand durch das ausdrückliche und ernstliche Verlangen des Getöteten zur Tötung bestimmt worden, so ist auf Gefängnis nicht unter drei Jahren zu erkennen.

§ 217. Eine Mutter, welche ihr uneheliches Kind in oder gleich nach der Geburt tötet, wird mit Zuchthaus nicht unter drei Jahren bestraft.

Sind mildernde Umstände vorhanden, so tritt Gefängnisstrafe nicht unter zwei Jahren ein.

§ 218. Eine Schwangere, welche ihre Frucht vorsätzlich abtreibt oder im Mutterleibe tötet, wird mit Zuchthaus bis zu fünf Jahren bestraft.

Sind mildernde Umstände vorhanden, so tritt Gefängnisstrafe nicht unter sechs Monaten ein.

Dieselben Vorschriften finden auf denjenigen Anwendung, welcher mit Einwilligung der Schwangeren die Mittel zur Abtreibung oder Tötung bei ihr angewendet oder ihr beigebracht hat.

§ 219. Mit Zuchthaus bis zu zehn Jahren wird bestraft, wer einer Schwangeren, welche ihre Frucht abgetrieben oder getötet hat, gegen Entgelt die Mittel hierzu verschafft, bei ihr angewendet oder ihr beigebracht hat.

§ 220. Wer die Leibesfrucht einer Schwangeren ohne deren Wissen und Willen vorsätzlich abtreibt oder tötet, wird mit Zuchthaus nicht unter zwei Jahren bestraft.

Ist durch die Handlung der Tod der Schwangeren verursacht worden, so tritt Zuchthausstrafe nicht unter zehn Jahren oder lebenslängliche Zuchthausstrafe ein.

§ 221. Wer eine wegen jugendlichen Alters, Gebrechlichkeit oder Krankheit hilflose Person aussetzt, oder wer eine solche Person, wenn dieselbe unter seiner Obhut steht, oder wenn er für die Unterbringung, Fortschaffung oder Aufnahme derselben zu sorgen hat, in hilfloser Weise vorsätzlich verlässt, wird mit Gefängnis nicht unter drei Monaten bestraft.

Wird die Handlung von leiblichen Eltern gegen ihr Kind begangen, so tritt Gefängnisstrafe nicht unter sechs Monaten ein.

Ist durch die Handlung eine schwere Körperverletzung der ausgesetzten oder verlassenen Person verursacht worden, so tritt Zuchthausstrafe bis zu zehn Jahren und, wenn durch die Handlung der Tod verursacht worden ist, Zuchthausstrafe nicht unter drei Jahren ein.

§ 222. Wer durch Fahrlässigkeit den Tod eines Menschen verursacht, wird mit Gefängnis bis zu drei Jahren bestraft.

Wenn der Täter zu der Aufmerksamkeit, welche er aus den Augen setzte, vermöge seines Amtes, Berufes oder Gewerbes besonders verpflichtet war, so kann die Strafe bis zu fünf Jahren Gefängnis erhöht werden.

Körperverletzung.

§ 223. Wer vorsätzlich einen anderen körperlich misshandelt oder an der Gesundheit beschädigt, wird wegen Körperverletzung mit Gefängnis bis zu drei Jahren oder mit Geldstrafe bis zu eintausend Mark bestraft.

Ist die Handlung gegen Verwandte aufsteigender Linie begangen, so ist auf Gefängnis nicht unter Einem Monat zu erkennen.

§ 223a. Ist die Körperverletzung mittels einer Waffe, insbesondere eines Messers oder eines anderen gefährlichen Werkzeuges, oder mittels eines hinterlistigen Ueberfalls, oder von Mehreren gemeinschaftlich, oder mittels einer das Leben gefährdenden Behandlung begangen, so tritt Gefängnisstrafe nicht unter zwei Monaten ein.

§ 224. Hat die Körperverletzung zur Folge, dass der Verletzte ein wichtiges Glied des Körpers, das Sehvermögen auf einem oder beiden Augen, das Gehör, die Sprache oder die Zeugungsfähigkeit verliert, oder in erheblicher Weise dauernd entstellt wird, oder in Siechtum, Lähmung oder Geisteskrankheit verfällt, so ist auf Zuchthaus bis zu fünf Jahren oder Gefängnis nicht unter einem Jahre zu erkennen.

§ 229. Wer vorsätzlich einem anderen, um dessen Gesundheit zu beschädigen, Gift oder andere Stoffe beibringt, welche die Gesundheit zu zerstören geeignet sind, wird mit Zuchthaus bis zu zehn Jahren bestraft.

Ist durch die Handlung eine schwere Körperverletzung verursacht worden, so ist auf Zuchthaus nicht unter fünf Jahren und, wenn durch die Handlung der Tod verursacht worden, auf Zuchthaus nicht unter zehn Jahren oder auf lebenslängliches Zuchthaus zu erkennen.

§ 230. Wer durch Fahrlässigkeit die Körperverletzung eines anderen verursacht, wird mit Geldstrafe bis zu neunhundert Mark oder mit Gefängnis bis zu zwei Jahren bestraft.

War der Täter zu der Aufmerksamkeit, welche er aus den Augen setzte, vermöge seines Amtes, Berufes oder Gewerbes besonders verpflichtet, so kann die Strafe auf drei Jahre Gefängnis erhöht werden.

§ 231. In allen Fällen der Körperverletzung kann auf Verlangen des Verletzten neben der Strafe auf eine an denselben zu erlegende Busse bis zum Betrage von sechstausend Mark erkannt werden.

Eine erkannte Busse schliesst die Geltendmachung eines weiteren Entschädigungsanspruches aus.

Für diese Busse haften die zu derselben Verurteilten als Gesamtschuldner.

§ 232. Die Verfolgung leichter vorsätzlicher, sowie aller durch Fahrlässigkeit verursachter Körperverletzungen (§§ 223, 230) tritt nur auf Antrag ein, insofern nicht die Körperverletzung mit Uebertretung einer Amts-, Berufs- oder Gewerbspflicht begangen worden ist.

Ist das Vergehen gegen einen Angehörigen verübt, so ist die Zurücknahme des Antrages zulässig.

Die in den §§ 195, 196 und 198 enthaltenen Vorschriften finden auch hier Anwendung.

§ 233. Wenn leichte Körperverletzungen mit solchen, Beleidigungen mit leichten Körperverletzungen oder letztere mit ersteren auf der Stelle erwidert werden, so kann der Richter für beide Angeschuldigte, oder für einen derselben eine der Art oder dem Masse nach mildere oder überhaupt keine Strafe eintreten lassen.

§ 239, Absatz 2. Wenn die Freiheitsentziehung über eine Woche gedauert hat, oder wenn eine schwere Körperverletzung des der Freiheit Beraubten durch die Freiheitsentziehung oder die ihm während derselben widerfahrene Behandlung verursacht worden ist, so ist auf Zuchthaus bis zu zehn Jahren zu erkennen. Sind mildernde Umstände vorhanden, so tritt Gefängnisstrafe nicht unter einem Monat ein.

§ 251. Mit Zuchthaus nicht unter zehn Jahren oder lebenslänglichem Zuchthaus wird der Räuber bestraft, wenn bei dem Raube ein Mensch gemartert oder durch die gegen ihn verübte Gewalt eine schwere Körperverletzung oder der Tod desselben verursacht worden ist.

Urkundenfälschung.

§ 277. Wer unter der ihm nicht zustehenden Bezeichnung als Arzt oder als eine andere approbierte Medizinalperson oder unberechtigt unter dem Namen solcher Personen ein Zeugnis über seinen oder eines anderen Gesundheitszustand ausstellt oder ein derartiges echtes Zeugnis verfälscht, und davon zur Täuschung von Behörden oder Versicherungsgesellschaften Gebrauch macht, wird mit Gefängnis bis zu einem Jahre bestraft.

§ 278. Aerzte und andere approbierte Medizinalpersonen, welche ein unrichtiges Zeugnis über den Gesundheitszustand eines Menschen zum Gebrauche bei einer Behörde oder Versicherungsgesellschaft wider besseres Wissen ausstellen, werden mit Gefängnis von einem Monat bis zu zwei Jahren bestraft.

§ 279. Wer um eine Behörde oder eine Versicherungsgesellschaft über seinen oder eines anderen Gesundheitszustand zu täuschen, von einem Zeugnisse der in den §§ 277 und 278 bezeichneten Art Gebraucht macht, wird mit Gefängnis bis zu einem Jahre bestraft.

Berufsgeheimnis.

§ 300. Rechtsanwälte, Advokaten, Notare, Verteidiger in Strafsachen, Aerzte, Wundärzte, Hebammen, Apotheker, sowie die Gehilfen dieser Personen werden, wenn sie unbefugt Privatgeheimnisse offenbaren, die ihnen kraft ihres Amtes, Standes oder Gewerbes anvertraut sind, mit Geldstrafe bis zu eintausendfünfhundert Mark oder mit Gefängnis bis zu drei Monaten bestraft.

Die Verfolgung tritt nur auf Antrag ein.

Gemeingefährliche Verbrechen.

§ 315, Absatz 2[1]). Ist durch die Handlung eine schwere Körperverletzung verursacht worden, so tritt Zuchthausstrafe nicht unter fünf Jahren und, wenn der Tod eines Menschen verursacht worden ist, Zuchthausstrafe nicht unter zehn Jahren oder lebenslängliche Zuchthausstrafe ein.

§ 324. Wer vorsätzlich Brunnen- oder Wasserbehälter, welche zum Gebrauche anderer dienen, oder Gegenstände, welche zum öffentlichen Verkaufe oder Verbrauche bestimmt sind, vergiftet oder denselben Stoffe beimischt, von denen ihm bekannt ist, dass sie die menschliche Gesundheit zu zerstören geeignet sind, ingleichen wer solche vergiftete oder mit gefährlichen Stoffen vermischte Sachen wissentlich und mit Verschweigung dieser Eigenschaft verkauft, feilhält oder sonst in Verkehr bringt, wird mit Zuchthaus bis zu zehn Jahren und, wenn durch die Handlung der Tod eines Menschen verursacht worden ist, mit Zuchthaus nicht unter zehn Jahren oder mit lebenslänglichem Zuchthaus bestraft.

§ 327. Wer die Absperrungs- oder Aufsichtsmassregeln oder Einfuhrverbote, welche von der zuständigen Behörde zur Verhütung des Einführens oder Verbreitens einer ansteckenden Krankheit angeordnet worden sind, wissentlich verletzt, wird mit Gefängnis bis zu zwei Jahren bestraft.

Ist infolge dieser Verletzung ein Mensch von der ansteckenden Krankheit ergriffen worden, so tritt Gefängnisstrafe von drei Monaten bis zu drei Jahren ein.

§ 367. Mit Geldstrafe bis zu einhundertfünfzig Mark oder mit Haft wird bestraft:

    1. wer ohne Vorwissen der Behörde einen Leichnam beerdigt oder bei Seite schafft, oder wer unbefugt einen Teil

---

1) Gefährdung eines Eisenbahntransportes.

einer Leiche aus dem Gewahrsam der dazu berechtigten Personen wegnimmt;

2. wer ohne polizeiliche Erlaubnis Gift oder Arzeneien, soweit der Handel mit denselben nicht freigegeben ist, zubereitet, feilhält, verkauft oder sonst an andere überlässt.

2. Bürgerliches Gesetzbuch.

Personen.

§ 1. Die Rechtsfähigkeit des Menschen beginnt mit der Vollendung der Geburt.

§ 2. Die Volljährigkeit tritt mit der Vollendung des einundzwanzigsten Lebeusjahres ein.

§ 6. Entmündigt kann werden:

1. wer infolge von Geisteskrankheit oder von Geistesschwäche seine Angelegenheiten nicht zu besorgen vermag;

2. wer durch Verschwendung sich oder seine Familie der Gefahr des Notstandes aussetzt;

3. wer infolge von Trunksucht seine Angelegenheiten nicht zu besorgen vermag oder sich oder seine Familie der Gefahr des Notstandes aussetzt oder die Sicherheit anderer gefährdet.

Die Entmündigung ist wieder aufzuheben, wenn der Grund der Entmündigung wegfällt.

Geschäftsfähigkeit.

§ 104. Geschäftsunfähig ist:

1. wer nicht das siebente Lebensjahr vollendet hat;

2. wer sich in einem die freie Willensbestimmung ausschliessenden Zustande krankhafter Störung der Geistestätigkeit befindet, sofern nicht der Zustand seiner Natur nach ein vorübergehender ist;

3. wer wegen Geisteskrankheit entmündigt ist.

§ 105. Die Willenserklärung eines Geschäftsunfähigen ist nichtig. Nichtig ist auch eine Willenserklärung, die im Zustande der Bewusstlosigkeit oder vorübergehenden Störung der Geistestätigkeit abgegeben wird.

§ 106. Ein Minderjähriger, der das siebente Lebensjahr vollendet hat, ist nach Massgabe der §§ 107—113 in der Geschäftsfähigkeit beschränkt.

§ 107. Der Minderjährige bedarf zu einer Willenserklärung, durch die er nicht lediglich einen rechtlichen Vorteil erlangt, der Einwilligung seines gesetzlichen Vertreters.

§ 112. Ermächtigt der gesetzliche Vertreter mit Genehmigung des Vormundschaftsgerichts den Minderjährigen zum selbständigen Betriebe eines Erwerbsgeschäfts, so ist der Minderjährige für solche Rechtsgeschäfte unbeschränkt geschäftsfähig, welche der Geschäftsbetrieb mit sich bringt. Ausgenommen sind Rechtsgeschäfte, zu denen der Vertreter der Genehmigung des Vormundschaftsgerichts bedarf.

Die Ermächtigung kann von dem Vertreter nur mit Genehmigung des Vormundschaftsgerichts zurückgenommen werden.

§ 113. Ermächtigt der gesetzliche Vertreter den Minderjährigen, in Dienst oder in Arbeit zu treten, so ist der Minderjährige für solche

Rechtsgeschäfte unbeschränkt geschäftsfähig, welche die Eingehung oder Aufhebung eines Dienst- oder Arbeitsverhältnisses der gestatteten Art oder die Erfüllung der sich aus einem solchen Verhältnis ergebenden Verpflichtungen betreffen. Ausgenommen sind Verträge, zu denen der Vertreter der Genehmigung des Vormundschaftsgerichts bedarf.

Die Ermächtigung kann vom Vertreter zurückgenommen oder eingeschränkt werden.

Ist der gesetzliche Vertreter ein Vormund, so kann die Ermächtigung, wenn sie von ihm verweigert wird, auf Antrag des Minderjährigen durch das Vormundschaftsgericht ersetzt werden. Das Vormundschaftsgericht hat die Ermächtigung zu ersetzen, wenn sie im Interesse des Mündels liegt.

Die für einen einzelnen Fall erteilte Ermächtigung gilt im Zweifel als allgemeine Ermächtigung zur Eingehung von Verhältnissen derselben Art.

§ 114. Wer wegen Geistesschwäche, wegen Verschwendung oder wegen Trunksucht entmündigt oder wer nach § 1906 unter vorläufige Vormundschaft gestellt ist, steht in Ansehung der Geschäftsfähigkeit einem Minderjährigen gleich, der das siebente Lebensjahr vollendet hat.

Wohnung.

§ 544. Ist eine Wohnung oder ein anderer zum Aufenthalte von Menschen bestimmter Raum so beschaffen, dass die Benutzung mit einer erheblichen Gefährdung der Gesundheit verbunden ist, so kann der Mieter das Mietverhältnis ohne Einhaltung einer Kündigungsfrist kündigen, auch wenn er die gefahrbringende Beschaffenheit bei dem Abschlusse des Vertrages gekannt oder auf die Geltendmachung der ihm wegen dieser Beschaffenheit zustehenden Rechte verzichtet hat.

Unerlaubte Handlungen.

§ 823. Wer vorsätzlich oder fahrlässig das Leben, den Körper, die Gesundheit, die Freiheit, das Eigentum oder ein sonstiges Recht eines anderen widerrechtlich verletzt, ist dem anderen zum Ersatze des daraus entstehenden Schadens verpflichtet.

Die gleiche Verpflichtung trifft denjenigen, welcher gegen ein den Schutz eines anderen bezweckendes Gesetz verstösst. Ist nach dem Inhalte des Gesetzes ein Verstoss gegen dieses auch ohne Verschulden möglich, so tritt die Ersatzpflicht nur im Falle des Verschuldens ein.

§ 825. Wer eine Frauensperson durch Hinterlist, durch Drohung oder Missbrauch eines Abhängigkeitsverhältnisses zur Gestattung der ausserehelichen Beiwohnung bestimmt, ist ihr zum Ersatze des daraus entstehenden Schadens verpflichtet.

§ 827. Wer im Zustande der Bewusstlosigkeit oder in einem die freie Willensbestimmung ausschliessenden Zustande krankhafter Störung der Geistestätigkeit einem anderen Schaden zufügt, ist für den Schaden nicht verantwortlich. Hat er sich durch geistige Getränke oder ähnliche Mittel in einen vorübergehenden Zustand dieser Art versetzt, so ist er für einen Schaden, den er in diesem Zustande widerrichtlich verursacht, in gleicher Weise verantwortlich, wie wenn ihm Fahrlässigkeit zur Last fiele; die Verantwortlichkeit tritt nicht ein, wenn er ohne Verschulden in den Zustand geraten ist.

§ 828. Wer nicht das siebente Lebensjahr vollendet hat, ist für einen Schaden, den er einem anderen zufügt, nicht verantwortlich.

Wer das siebente, aber nicht das achtzehnte Lebensjahr vollendet hat, ist für einen Schaden, den er einem anderen zufügt, nicht verantwortlich, wenn er bei Begehung der schädigenden Handlung nicht die zur Erkenntnis der Verantwortlichkeit erforderliche Einsicht hat. Das Gleiche gilt von einem Taubstummen.

§ 832. Wer kraft Gesetzes zur Führung der Aufsicht über eine Person verpflichtet ist, die wegen Minderjährigkeit oder wegen ihres geistigen oder körperlichen Zustandes der Beaufsichtigung bedarf, ist zum Ersatze des Schadens verpflichtet, den diese Person einem Dritten widerrechtlich zufügt. Die Ersatzpflicht tritt nicht ein, wenn er seiner Aufsichtspflicht genügt oder wenn der Schaden auch bei gehöriger Aufsichtsführung entstanden sein würde.

Die gleiche Verantwortlichkeit trifft denjenigen, welcher die Führung der Aufsicht durch Vertrag übernimmt.

§ 1300. Hat eine unbescholtene Verlobte ihrem Bräutigam die Beiwohnung gestattet, so kann sie, wenn die Voraussetzungen des § 1298 oder des § 1299 vorliegen, auch wegen des Schadens, der nicht Vermögensschaden ist, eine billige Entschädigung in Geld verlangen.

Der Anspruch ist nicht übertragbar und geht nicht auf die Erben über, es sei denn, dass er durch Vertrag anerkannt oder dass er rechtshängig geworden ist.

Ehe.

§ 1313. Eine Frau darf erst zehn Monate nach der Auflösung oder Nichtigkeitserklärung ihrer früheren Ehe eine neue Ehe eingehen, es sei denn, dass sie inzwischen geboren hat.

Von dieser Vorschrift kann Befreiung bewilligt werden.

Nichtigkeit der Ehe.

§ 1325. Eine Ehe ist nichtig, wenn einer der Ehegatten zur Zeit der Eheschliessung geschäftsunfähig war oder sich im Zustande der Bewusstlosigkeit oder vorübergehender Störung der Geistestätigkeit befand.

§ 1333. Eine Ehe kann von dem Ehegatten angefochten werden, der sich bei der Eheschliessung in der Person des anderen Ehegatten oder über solche persönliche Eigenschaften des anderen Ehegatten geirrt hat, die ihn bei Kenntnis der Sachlage und bei verständiger Würdigung des Wesens der Ehe von der Eingehung der Ehe abgehalten haben würden.

§ 1569. Ein Ehegatte kann auf Scheidung klagen, wenn der andere Ehegatte in Geisteskrankheit verfallen ist, die Krankheit während der Ehe mindestens drei Jahre gedauert und einen solchen Grad erreicht hat, dass die geistige Gemeinschaft zwischen den Ehegatten aufgehoben, auch jede Aussicht auf Wiederherstellung dieser Gemeinschaft ausgeschlossen ist.

§ 1583. Ist die Ehe wegen Geisteskrankheit eines Ehegatten geschieden, so hat ihm der andere Ehegatte Unterhalt in gleicher Weise zu gewähren wie ein allein für schuldig erklärter Ehegatte.

Eheliche Abstammung.

§ 1591. Ein Kind, das nach der Eingehung der Ehe geboren wird, ist ehelich, wenn die Frau es vor oder während der Ehe empfangen und der Mann innerhalb der Empfängniszeit der Frau beigewohnt hat. Das Kind ist nicht ehelich, wenn es den Umständen nach offenbar unmöglich ist, dass die Frau das Kind von dem Manne empfangen hat.

§ 1592. Als Empfängniszeit gilt die Zeit von dem einhunderteinundachtzigsten bis zu dem dreihundertundzweiten Tage vor dem Tage der Geburt des Kindes, mit Einschluss sowohl des einhunderteinundachtzigsten als des dreihundertundzweiten Tages.

Steht fest, dass das Kind innerhalb eines Zeitraums empfangen worden ist, der weiter als dreihundertundzwei Tage vor dem Tage der Geburt zurückliegt, so gilt zugunsten der Ehelichkeit des Kindes dieser Zeitraum als Empfängniszeit.

§ 1593. Die Unehelichkeit eines Kindes, das während der Ehe oder innerhalb dreihundertundzwei Tagen nach der Auflösung der Ehe geboren ist, kann nur geltend gemacht werden, wenn der Mann die Ehelichkeit angefochten hat oder, ohne das Anfechtungsrecht verloren zu haben, gestorben ist.

§ 1600. Wird von einer Frau, die sich nach der Auflösung ihrer Ehe wieder verheiratet hat, ein Kind geboren, das nach den §§ 1591—1599 ein eheliches Kind sowohl des ersten als des zweiten Mannes sein würde, so gilt das Kind, wenn es innerhalb zweihundertundsiebzig Tagen nach der Auflösung der früheren Ehe geboren wird, als Kind des ersten Mannes, wenn es später geboren wird, als Kind des zweiten Mannes.

Vaterschaft.

§ 1676. Die elterliche Gewalt des Vaters ruht, wenn er geschäftsunfähig ist.

Das Gleiche gilt, wenn der Vater in der Geschäftsfähigkeit beschränkt ist oder wenn er nach § 1910 Abs. 1 einen Pfleger für seine Person und sein Vermögen erhalten hat. Die Sorge für die Person des Kindes steht ihm neben dem gesetzlichen Vertreter des Kindes zu; zur Vertretung des Kindes ist er nicht berechtigt. Bei einer Meinungsverschiedenheit zwischen dem Vater und dem gesetzlichen Vertreter geht die Meinung des gesetzlichen Vertreters vor.

§ 1717. Als Vater des unehelichen Kindes im Sinne der §§ 1708 bis 1716 gilt, wer der Mutter innerhalb der Empfängniszeit beigewohnt hat, es sei denn, dass auch ein anderer ihr innerhalb dieser Zeit beigewohnt hat. Eine Beiwohnung bleibt jedoch ausser Betracht, wenn es den Umständen nach offenbar unmöglich ist, dass die Mutter das Kind aus dieser Beiwohnung empfangen hat.

Als Empfängniszeit gilt die Zeit vom einhunderteinundachtzigsten bis zu dem dreihundertundzweiten Tage vor dem Tage der Geburt des Kindes, mit Einschluss sowohl des einhunderteinundachtzigsten als des dreihundertundzweiten Tages.

§ 1720. Der Ehemann der Mutter gilt als Vater des Kindes, wenn er ihr innerhalb der im § 1717 Abs. 2 bestimmten Empfängniszeit beigewohnt hat, es sei denn, dass es den Umständen nach offenbar unmöglich ist, dass die Mutter das Kind aus dieser Beiwohnung empfangen hat.

Erkennt der Ehemann seine Vaterschaft nach der Geburt des Kindes in einer öffentlichen Urkunde an, so wird vermutet, dass er der Mutter innerhalb der Empfängniszeit beigewohnt hat.

Vorläufige Vormundschaft und Pflegschaft.

§ 1906. Ein Volljähriger, dessen Entmündigung beantragt ist, kann unter vorläufige Vormundschaft gestellt werden, wenn das Vormundschaftsgericht es zur Abwendung einer erheblichen Gefährdung der Person oder des Vermögens des Volljährigen für erforderlich erachtet.

§ 1908. Die vorläufige Vormundschaft endigt mit der Rücknahme oder der rechtskräftigen Abweisung des Antrages auf Entmündigung.

Erfolgt die Entmündigung, so endigt die vorläufige Vormundschaft, wenn auf Grund der Entmündigung ein Vormund bestellt wird.

Die vorläufige Vormundschaft ist von dem Vormundschaftsgericht aufzuheben, wenn der Mündel des vorläufigen vormundschaftlichen Schutzes nicht mehr bedürftig ist.

§ 1910. Ein Volljähriger, der nicht unter Vormundschaft steht, kann einen Pfleger für seine Person und sein Vermögen erhalten, wenn er infolge körperlicher Gebrechen, insbesondere weil er taub, blind oder stumm ist, seine Angelegenheiten nicht zu besorgen vermag.

Vermag ein Volljähriger, der nicht unter Vormundschaft steht, infolge geistiger oder körperlicher Gebrechen einzelne seiner Angelegenheiten oder einen bestimmten Kreis seiner Angelegenheiten, insbesondere seine Vermögensangelegenheiten, nicht zu besorgen, so kann er für diese Angelegenheiten einen Pfleger erhalten.

Die Pflegschaft darf nur mit Einwilligung des Gebrechlichen angeordnet werden, es sei denn, dass eine Verständigung mit ihm nicht möglich ist.

§ 1919. Die Pflegschaft ist von dem Vormundschaftsgericht aufzuheben, wenn der Grund für die Anordnung der Pflegschaft weggefallen ist.

Erbfolge.

§ 1923. Erbe kann nur werden, wer zur Zeit des Erbfalls lebt.

Wer zur Zeit des Erbfalls noch nicht lebte, aber bereits erzeugt war, gilt als vor dem Erbfalle geboren.

Testamentserrichtung.

§ 2229. Wer in der Geschäftsfähigkeit beschränkt ist, bedarf zur Errichtung eines Testaments nicht der Zustimmung seines gesetzlichen Vertreters.

Ein Minderjähriger kann ein Testament erst errichten, wenn er das sechszehnte Lebensjahr vollendet hat.

Wer wegen Geistesschwäche, Verschwendung oder Trunksucht entmündigt ist, kann ein Testament nicht errichten. Die Unfähigkeit tritt schon mit der Stellung des Antrages ein, auf Grund dessen die Entmündigung erfolgt.

§ 2230. Hat ein Entmündigter ein Testament errichtet, bevor der die Entmündigung aussprechende Beschluss unanfechtbar geworden ist, so steht die Entmündigung der Errichtung des Testaments nicht entgegen, wenn der Entmündigte noch vor dem Eintritt der Unanfechtbarkeit stirbt.

§ 2231. Ein Testament kann in ordentlicher Form errichtet werden:

1. vor einem Richter oder vor einem Notar;

2. durch eine von dem Erblasser unter Angabe des Ortes und des Tages eigenhändig geschriebene und unterschriebene Erklärung.

§ 2238, Abs. 2. Wer minderjährig ist oder Geschriebenes nicht zu lesen vermag, kann das Testament nur durch mündliche Erklärung errichten.

§ 2247. Wer minderjährig ist oder Geschriebenes nicht zu lesen vermag, kann ein Testament nicht nach § 2231, No. 2 errichten.

3. Strafprozessordnung.

Zeugnisverweigerung.

§ 52. Zur Verweigerung des Zeugnisses sind ferner berechtigt:

1. Geistliche in Ansehung desjenigen, was ihnen bei Ausübung der Seelsorge anvertraut ist.

2. Verteidiger des Beschuldigten in Ansehung desjenigen, was ihnen in dieser Eigenschaft anvertraut ist.

3. Rechtsanwälte und Aerzte in Ansehung desjenigen, was ihnen bei Ausübung ihres Berufes anvertraut ist.

§ 56. Unbeeidigt sind zu vernehmen: Personen, welche zur Zeit der Vernehmung das sechszehnte Lebensjahr noch nicht vollendet oder wegen mangelnder Verstandesreife oder wegen Verstandesschwäche von dem Wesen und der Bedeutung des Eides keine genügende Vorstellung haben.

Sachverständige.

§ 72. Auf Sachverständige finden die Vorschriften des sechsten Abschnitts über Zeugen entsprechende Anwendung, insoweit nicht in den nachfolgenden Paragraphen abweichende Bestimmungen getroffen sind.

§ 73. Die Auswahl der zuzuziehenden Sachverständigen und die Bestimmung ihrer Anzahl erfolgt durch den Richter.

Sind für gewisse Arten von Gutachten Sachverständige öffentlich bestellt, so sollen andere Personen nur dann gewählt werden, wenn besondere Umstände es erfordern.

§ 74. Ein Sachverständiger kann aus denselben Gründen, welche zur Ablehnung eines Richters berechtigen[1]), abgelehnt werden. Ein

---

1) § 22. Ein Richter ist von der Ausübung des Richteramts kraft Gesetzes ausgeschlossen:

1. wenn er selbst durch die strafbare Handlung verletzt ist;

2. wenn er Ehemann oder Vormund der beschuldigten oder verletzten Person ist oder gewesen ist;

3. wenn er mit dem Beschuldigten oder Verletzten in gerader Linie verwandt, verschwägert oder durch Adoption verbunden, in der Seitenlinie bis zum dritten Grade verwandt oder bis zum zweiten Grade verschwägert ist, auch wenn die Ehe, durch welche die Schwägerschaft begründet ist, nicht mehr besteht;

4. wenn er in der Sache als Beamter der Staatsanwalt-

Ablehnungsgrund kann jedoch nicht daraus entnommen werden, dass der Sachverständige als Zeuge vernommen wird.

Das Ablehnungsrecht steht der Staatsanwaltschaft, dem Privatkläger und dem Beschuldigten zu. Die ernannten Sachverständigen sind den zur Ablehnung Berechtigten namhaft zu machen, wenn nicht besondere Umstände entgegenstehen.

Der Ablehnungsgrund ist glaubhaft zu machen; der Eid ist als Mittel der Glaubhaftmachung ausgeschlossen.

§ 75. Der zum Sachverständigen Ernannte hat der Ernennung Folge zu leisten, wenn er zur Erstattung von Gutachten der erforderten Art öffentlich bestellt ist, oder wenn er die Wissenschaft, die Kunst oder das Gewerbe, deren Kenntnis Voraussetzung der Begutachtung ist, öffentlich zum Gewerbe ausübt, oder wenn er zur Ausübung derselben öffentlich bestellt oder ermächtigt ist.

Zur Erstattung des Gutachtens ist auch derjenige verpflichtet, welcher sich zu derselben vor Gericht bereit erklärt hat.

§ 76. Dieselben Gründe, welche einen Zeugen berechtigen, das Zeugnis zu verweigern, berechtigen einen Sachverständigen zur Verweigerung des Gutachtens. Auch aus anderen Gründen kann ein Sachverständiger von der Verpflichtung zur Erstattung des Gutachtens entbunden werden.

Die Vernehmung eines öffentlichen Beamten als Sachverständigen findet nicht statt, wenn die vorgesetzte Behörde des Beamten erklärt, dass die Vernehmung den dienstlichen Interessen Nachteil bereiten würde.

§ 77. Im Falle des Nichterscheinens oder der Weigerung eines zur Erstattung des Gutachtens verpflichteten Sachverständigen wird dieser zum Ersatze der Kosten und zu einer Geldstrafe bis zu dreihundert Mark verurteilt. Im Falle wiederholten Ungehorsams kann noch einmal eine Geldstrafe bis zu sechshundert Mark erkannt werden.

Die Festsetzung und die Vollstreckung der Strafe gegen eine dem aktiven Heere oder der aktiven Marine angehörende Militärperson erfolgt auf Ersuchen durch das Militärgericht.

§ 78. Der Richter hat, soweit ihm dies erforderlich erscheint, die Tätigkeit der Sachverständigen zu leiten.

§ 79. Der Sachverständige hat vor Erstattung des Gutachtens einen Eid dahin zu leisten:

dass er das von ihm erforderte Gutachten unparteiisch und nach bestem Wissen und Gewissen erstatten werde.

Ist der Sachverständige für die Erstattung von Gutachten der betreffenden Art im Allgemeinen beeidigt, so genügt die Berufung auf den geleisteten Eid.

------

schaft, als Polizeibeamter, als Anwalt des Verletzten oder als Verteidiger tätig gewesen ist;

5. wenn er in der Sache als Zeuge oder Sachverständiger vernommen ist.

§ 24, 1 u. 2. Ein Richter kann sowohl in den Fällen, in denen er von der Ausübung des Richteramtes kraft Gesetzes ausgeschlossen ist, als auch wegen der Besorgnis der Befangenheit abgelehnt werden.

Wegen Besorgnis der Befangenheit findet die Ablehnung statt, wenn ein Grund vorliegt, welcher geeignet ist, Misstrauen gegen die Unparteilichkeit eines Richters zu rechtfertigen.

§ 80. Dem Sachverständigen kann auf sein Verlangen zur Vorbereitung des Gutachtens durch Vernehmung von Zeugen oder des Beschuldigten weitere Aufklärung verschafft werden.

Zu demselben Zwecke kann ihm gestattet werden, die Akten einzusehen, der Vernehmung von Zeugen oder des Beschuldigten beizuwohnen und an dieselben unmittelbare Fragen zu stellen.

Beobachtung des Geisteszustandes.

§ 81. Zur Vorbereitung eines Gutachtens über den Geisteszustand des Angeschuldigten kann das Gericht auf Antrag eines Sachverständigen nach Anhörung des Verteidigers anordnen, dass der Angeschuldigte in eine öffentliche Irrenanstalt gebracht und dort beobachtet werde.

Dem Angeschuldigten, welcher einen Verteidiger nicht hat, ist ein solcher zu bestellen.

Gegen den Beschluss findet sofortige Beschwerde statt. Dieselbe hat aufschiebende Wirkung.

Die Verwahrung in der Anstalt darf die Dauer von sechs Wochen nicht übersteigen.

§ 82. Im Vorverfahren hängt es von der Anordnung des Richters ab, ob die Sachverständigen ihr Gutachten schriftlich oder mündlich zu erstatten haben.

§ 83. Der Richter kann eine neue Begutachtung durch einen anderen Sachverständigen anordnen, wenn ein Sachverständiger nach Erstattung des Gutachtens mit Erfolg abgelehnt ist.

In wichtigeren Fällen kann das Gutachten einer Fachbehörde eingeholt werden.

§ 84. Der Sachverständige hat nach Massgabe der Gebührenordnung Anspruch auf Entschädigung für Zeitversäumnis, auf Erstattung der ihm verursachten Kosten und ausserdem auf angemessene Vergütung für seine Mühewaltung.

§ 85. Insoweit zum Beweise vergangener Tatsachen oder Zustände, zu deren Wahrnehmung eine besondere Sachkunde erforderlich war, sachkundige Personen zu vernehmen sind, kommen die Vorschriften über den Zeugenbeweis zur Anwendung.

Augenschein.

§ 86. Findet die Einnahme eines richterlichen Augenscheins statt, so ist im Protokolle der vorgefundene Sachbestand festzustellen und darüber Auskunft zu geben, welche Spuren oder Merkmale, deren Vorhandensein nach der besonderen Beschaffenheit des Falles vermutet werden konnte, gefehlt haben.

Leichenschau und Leichenöffnung.

§ 87. Die richterliche Leichenschau wird unter Zuziehung eines Arztes, die Leichenöffnung im Beisein des Richters von zwei Aerzten, unter welchen sich ein Gerichtsarzt befinden muss, vorgenommen. Demjenigen Arzte, welcher den Verstorbenen in der dem Tode unmittelbar vorausgegangenen Krankheit behandelt hat, ist die Leichenöffnung nicht zu übertragen. Derselbe kann jedoch aufgefordert werden, der Leichenöffnung anzuwohnen, um aus der Krankheitsgeschichte Aufschlüsse zu geben.

Die Zuziehung eines Arztes kann bei der Leichenschau unterbleiben, wenn sie nach dem Ermessen des Richters entbehrlich ist.

Behufs der Besichtigung oder Oeffnung einer schon beerdigten Leiche ist ihre Ausgrabung statthaft.

§ 88. Vor der Leichenöffnung ist, wenn nicht besondere Hindernisse entgegenstehen, die Persönlichkeit des Verstorbenen, insbesondere durch Befragung von Personen, welche den Verstorbenen gekannt haben, festzustellen. Ist ein Beschuldigter vorhanden, so ist ihm die Leiche zur Anerkennung vorzuzeigen.

§ 89. Die Leichenöffnung muss sich, soweit der Zustand der Leiche dies gestattet, stets auf die Oeffnung der Kopf-, Brust- und Bauchhöhle erstrecken.

§ 90. Bei Oeffnung der Leiche eines neugeborenen Kindes ist die Untersuchung insbesondere auch darauf zu richten, ob dasselbe nach oder während der Geburt gelebt habe, und ob es reif oder wenigstens fähig gewesen sei, das Leben ausserhalb des Mutterleibes fortzusetzen.

§ 91. Liegt der Verdacht einer Vergiftung vor, so ist die Untersuchung der in der Leiche oder sonst gefundenen verdächtigen Stoffe durch einen Chemiker oder durch eine für solche Untersuchungen bestehende Fachbehörde vorzunehmen.

Der Richter kann anordnen, dass diese Untersuchung unter Mitwirkung oder Leitung eines Arztes stattzufinden habe.

Beschlagnahme einer Leiche.

§ 157. Sind Anhaltspunkte dafür vorhanden, dass jemand nicht eines natürlichen Todes gestorben ist, so sind die Polizei- und Gemeindebehörden zur sofortigen Anzeige an die Staatsanwaltschaft oder an den Amtsrichter verpflichtet. Die Beerdigung darf nur auf Grund einer schriftlichen Genehmigung der Staatsanwaltschaft oder des Amtsrichters erfolgen.

Voruntersuchung.

§ 193. Findet die Einnahme eines Augenscheins unter Zuziehung von Sachverständigen statt, so kann der Angeschuldigte beantragen, dass die von ihm für die Hauptverhandlung in Vorschlag zu bringenden Sachverständigen zu dem Termine geladen werden und, wenn der Richter den Antrag ablehnt, sie selbst laden lassen.

Den von dem Angeschuldigten benannten Sachverständigen ist die Teilnahme am Augenschein und an den erforderlichen Untersuchungen insoweit zu gestatten, als dadurch die Tätigkeit der vom Richter bestellten Sachverständigen nicht behindert wird.

Einstellung des Verfahrens.

§ 203. Vorläufige Einstellung des Verfahrens kann beschlossen werden, wenn dem weiteren Verfahren Abwesenheit des Angeschuldigten oder der Umstand entgegensteht, dass derselbe nach der Tat in Geisteskrankheit verfallen ist.

Vorbereitung der Hauptverhandlung.

§ 219. Lehnt der Vorsitzende den Antrag auf Ladung einer Person ab, so kann der Angeklagte die letztere unmittelbar laden lassen. Hierzu ist er auch ohne vorgängigen Antrag befugt.

Eine unmittelbar geladene Person ist nur dann zum Erscheinen verpflichtet, wenn ihr bei der Ladung die gesetzliche Entschädigung für Reisekosten und Versäumnis bar dargeboten oder deren Hinterlegung bei dem Gerichtsschreiber nachgewiesen wird.

Ergibt sich in der Hauptverhandlung, dass die Vernehmung einer unmittelbar geladenen Person zur Aufklärung der Sache dienlich war, so hat das Gericht auf Antrag anzuordnen, dass derselben die gesetzliche Entschädigung aus der Staatskasse zu gewähren sei.

§ 220. Der Vorsitzende des Gerichts kann auch von Amtswegen die Ladung von Zeugen und Sachverständigen, sowie die Herbeischaffung anderer Beweismittel anordnen.

§ 221. Der Angeklagte hat die von ihm unmittelbar geladenen oder zur Hauptverhandlung zu stellenden Zeugen und Sachverständigen rechtzeitig der Staatsanwaltschaft namhaft zu machen und ihren Wohn- oder Aufenthaltsort anzugeben.

Dieselbe Verpflichtung hat die Staatsanwaltschaft gegenüber dem Angeklagten, wenn sie ausser den in der Anklageschrift benannten oder auf Antrag des Angeklagten geladenen Zeugen oder Sachverständigen die Ladung noch anderer Personen, sei es auf Anordnung des Vorsitzenden oder aus eigener Entschliessung bewirkt.

§ 222. Wenn dem Erscheinen eines Zeugen oder Sachverständigen in der Hauptverhandlung für eine längere oder ungewisse Zeit Krankheit oder Gebrechlichkeit oder andere nicht zu beseitigende Hindernisse entgegenstehen, so kann das Gericht die Vernehmung desselben durch einen beauftragten oder ersuchten Richter anordnen. Die Vernehmung erfolgt, soweit die Beeidigung zulässig ist, eidlich.

Dasselbe gilt, wenn ein Zeuge oder Sachverständiger vernommen werden soll, dessen Erscheinen wegen grosser Entfernung besonders erschwert sein wird.

<h3 style="text-align:center">Hauptverhandlung.</h3>

§ 238. Die Vernehmung der von der Staatsanwaltschaft und dem Angeklagten benannten Zeugen und Sachverständigen ist der Staatsanwaltschaft und dem Verteidiger auf deren übereinstimmenden Antrag von dem Vorsitzenden zu überlassen.

Bei den von der Staatsanwaltschaft benannten Zeugen und Sachverständigen hat diese, bei den von dem Angeklagten benannten der Verteidiger in erster Reihe das Recht zur Vernehmung.

Der Vorsitzende hat auch nach dieser Vernehmung die ihm zur weiteren Aufklärung der Sache erforderlich scheinenden Fragen an die Zeugen und Sachverständigen zu richten.

§ 239. Der Vorsitzende hat den beisitzenden Richtern auf Verlangen zu gestatten, Fragen an die Zeugen und Sachverständigen zu stellen.

Dasselbe hat der Vorsitzende der Staatsanwaltschaft, dem Angeklagten und dem Verteidiger, sowie den Geschworenen und den Schöffen zu gestatten.

§ 243. Nach der Vernehmung des Angeklagten folgt die Beweisaufnahme.

Es bedarf eines Gerichtsbeschlusses, wenn ein Antrag abgelehnt werden soll, oder wenn die Vornahme einer Beweishandlung eine Aussetzung der Hauptverhandlung erforderlich macht.

Das Gericht kann auf Antrag und von Amtswegen die Ladung von Zeugen und Sachverständigen sowie die Herbeischaffung anderer Beweismittel anordnen.

§ 244, 1. Die Beweisaufnahme ist auf die sämtlichen vorgeladenen Zeugen und Sachverständigen sowie auf die anderen herbeigeschafften Beweismittel zu erstrecken. Von der Erhebung einzelner Beweise kann jedoch abgesehen werden, wenn die Staatsanwaltschaft und der Angeklagte hiermit einverstanden sind.

§ 245. Eine Beweiserhebung darf nicht deshalb abgelehnt werden, weil das Beweismittel oder die zu beweisende Tatsache zu spät vorgebracht worden sei.

Ist jedoch ein zu vernehmender Zeuge oder Sachverständiger dem Gegner des Antragstellers so spät namhaft gemacht oder eine zu beweisende Tatsache so spät vorgebracht worden, dass es dem Gegner an der zur Einziehung von Erkundigungen erforderlichen Zeit gefehlt hat, so kann derselbe bis zum Schlusse der Beweisaufnahme die Aussetzung der Hauptverhandlung zum Zwecke der Erkundigung beantragen.

Dieselbe Befugnis haben die Staatsanwaltschaft und der Angeklagte in Betreff der auf Anordnung des Vorsitzenden oder des Gerichts geladenen Zeugen oder Sachverständigen.

Ueber die Anträge entscheidet das Gericht nach freiem Ermessen.

§ 247. Die vernommenen Zeugen und Sachverständigen dürfen sich nur mit Genehmigung oder auf Anweisung des Vorsitzenden von der Gerichtsstelle entfernen. Die Staatsanwaltschaft und der Angeklagte sind vorher zu hören.

§ 250, 1. Ist ein Zeuge, Sachverständiger oder Mitbeschuldigter verstorben oder in Geisteskrankheit verfallen, oder ist sein Aufenthalt nicht zu ermitteln gewesen, so kann das Protokoll über seine frühere richterliche Vernehmung verlesen werden. Dasselbe gilt von dem bereits verurteilten Mitschuldigen.

§ 252. Erklärt ein Zeuge oder Sachverständiger, dass er sich einer Tatsache nicht mehr erinnert, so kann der hierauf bezügliche Teil des Protokolls über seine frühere Vernehmung zur Unterstützung seines Gedächtnisses verlesen werden.

Dasselbe kann geschehen, wenn ein in der Vernehmung hervortretender Widerspruch mit der früheren Aussage nicht auf andere Weise ohne Unterbrechung der Hauptverhandlung festgestellt oder gehoben werden kann.

§ 255. Die ein Zeugnis oder ein Gutachten enthaltenden Erklärungen öftentlicher Behörden, mit Ausschluss von Leumundszeugnissen, desgleichen ärztliche Atteste über Körperverletzungen, welche nicht zu den schweren gehören, können verlesen werden.

Ist das Gutachten einer kollegialen Fachbehörde eingeholt worden, so kann das Gericht die Behörde ersuchen, eines ihrer Mitglieder mit der Vertretung des Gutachtens in der Hauptverhandlung zu beauftragen und dem Gerichte zu bezeichnen.

Schwurgericht.

§ 298. Hatte ein Angeklagter zur Zeit der Tat noch nicht das achtzehnte Jahr vollendet, so muss die Nebenfrage gestellt werden, ob er bei Begehung der Tat die zur Kenntnis ihrer Strafbarkeit erforderliche Einsicht besessen habe.

Dasselbe gilt, wenn ein Angeklagter taubstumm ist.

Strafvollstreckung.

§ 485, 2. An schwangeren oder geisteskranken Personen darf ein Todesurteil nicht vollstreckt werden.

Haftfähigkeit.

§ 487. Die Vollstreckung einer Freiheitsstrafe ist aufzuschieben, wenn der Verurteilte in Geisteskrankheit verfällt.

Dasselbe gilt bei anderen Krankheiten, wenn von der Vollstreckung eine nahe Lebensgefahr für den Verurteilten zu besorgen steht.

Die Strafvollstreckung kann auch dann aufgeschoben werden, wenn sich der Verurteilte in einem körperlichen Zustande befindet, bei welchem eine sofortige Vollstreckung mit der Einrichtung der Strafanstalt unverträglich ist.

§ 493. Ist der Verurteilte nach Beginn der Strafvollstreckung wegen Krankheit in eine von der Strafanstalt getrennte Krankenanstalt gebracht worden, so ist die Dauer des Aufenthalts in der Krankenanstalt in die Strafzeit einzurechnen, wenn nicht der Verurteilte mit der Absicht, die Strafvollstreckung zu unterbrechen, die Krankheit herbeigeführt hat.

Die Staatsanwaltschaft hat im letzteren Falle eine Entscheidung des Gerichts herbeizuführen.

4. Zivilprozessordnung.

§ 144. Das Gericht kann die Einnahme des Augenscheins, sowie die Begutachtung durch Sachverständige anordnen.

Das Verfahren richtet sich nach den Vorschriften, welche eine auf Antrag angeordnete Einnahme des Augenscheins oder Begutachtung durch Sachverständige zum Gegenstande haben.

Augenschein.

§ 372. Das Prozessgericht kann anordnen, dass bei der Einnahme des Augenscheins ein oder mehrere Sachverständige zuzuziehen seien.

Es kann einem Mitgliede des Prozessgerichts oder einem anderen Gerichte die Einnahme des Augenscheins übertragen, auch die Ernennung der zuzuziehenden Sachverständigen überlassen.

Beweis durch Sachverständige.

§ 404. Die Auswahl der zuzuziehenden Sachverständigen und die Bestimmung ihrer Auswahl erfolgt durch das Prozessgericht. Dasselbe kann sich auf die Ernennung eines einzigen Sachverständigen beschränken. Es kann an Stelle der zuerst ernannten Sachverständigen andere ernennen.

Sind für gewisse Arten von Gutachten Sachverständige öffentlich bestellt, so sollen andere Personen nur dann gewählt werden, wenn besondere Umstände es erfordern.

Das Gericht kann die Parteien auffordern, Personen zu bezeichnen, welche geeignet sind, als Sachverständige vernommen zu werden.

Einigen sich die Parteien über bestimmte Personen als Sachverständige, so hat das Gericht dieser Einigung Folge zu geben; das Gericht kann jedoch die Wahl der Parteien auf eine bestimmte Anzahl beschränken.

§ 405. Das Prozessgericht kann den mit der Beweisaufnahme betrauten Richter zur Ernennung der Sachverständigen ermächtigen. Derselbe hat in diesem Falle die in dem vorstehenden Paragraphen dem Prozessgerichte beigelegten Befugnisse auszuüben.

§ 406. Ein Sachverständiger kann aus denselben Gründen, welche zur Ablehnung eines Richters berechtigen, abgelehnt werden. Ein Ablehnungsgrund kann jedoch nicht daraus entnommen werden, dass der Sachverständige als Zeuge vernommen ist.

Das Ablehnungsgesuch ist bei demjenigen Gericht oder Richter, von welchem die Ernennung des Sachverständigen erfolgt ist, vor der Vernehmung desselben, bei schriftlicher Begutachtung vor erfolgter Einreichung des Gutachtens anzubringen. Nach diesem Zeitpunkt ist die Ablehnung nur zulässig, wenn glaubhaft gemacht wird, dass der Ablehnungsgrund vorher nicht geltend gemacht werden konnte. Das Ablehnungsgesuch kann vor dem Gerichtsschreiber zu Protokoll erklärt werden.

Der Ablehnungsgrund ist glaubhaft zu machen; zur Versicherung an Eidesstatt darf die Partei nicht zugelassen werden.

Die Entscheidung erfolgt von dem im zweiten Absatze bezeichneten Gericht oder Richter; eine vorgängige mündliche Verhandlung der Beteiligten ist nicht erforderlich.

Gegen den Beschluss, durch welchen die Ablehnung für begründet erklärt wird, findet kein Rechtsmittel; gegen den Beschluss, durch welchen dieselbe für unbegründet erklärt wird, findet sofortige Beschwerde statt.

§ 407. Der zum Sachverständigen Ernannte hat der Ernennung Folge zu leisten, wenn er zur Erstattung von Gutachten der erforderten Art öffentlich bestellt ist oder wenn er die Wissenschaft, die Kunst oder das Gewerbe, deren Kenntnis Voraussetzung der Begutachtung ist, öffentlich zum Erwerbe ausübt oder wenn er zur Ausübung derselben öffentlich bestellt oder ermächtigt ist.

Zur Erstattung des Gutachtens ist auch derjenige verpflichtet, welcher sich zu derselben vor Gericht bereit erklärt hat.

§ 408. Dieselben Gründe, welche einen Zeugen berechtigen, das Zeugnis zu verweigern, berechtigen einen Sachverständigen zur Verweigerung des Gutachtens. Das Gericht kann auch aus anderen Gründen einen Sachverständigen von der Verpflichtung zur Erstattung des Gutachtens entbinden.

Die Vernehmung eines öffentlichen Beamten als Sachverständigen findet nicht statt, wenn die vorgesetzte Behörde des Beamten erklärt, dass die Vernehmung den dienstlichen Interessen Nachteile bereiten würde.

§ 409. Im Falle des Nichterscheinens oder der Weigerung eines zur Erstattung des Gutachtens verpflichteten Sachverständigen wird dieser zum Ersatze der Kosten und zu einer Geldstrafe bis zu dreihundert Mark verurteilt. Im Falle wiederholten Ungehorsams kann nocb einmal eine Geldstrafe bis zu sechshundert Mark erkannt werden.

Gegen den Beschluss findet Beschwerde statt.

Die Festsetzung und die Vollstreckung der Strafe gegen eine dem aktiven Heere oder der aktiven Marine angehörende Militärperson erfolgt auf Ersuchen durch das Militärgericht.

§ 410. Der Sachverständige hat, wenn nicht beide Parteien auf seine Beeidigung verzichten, vor Erstattung des Gutachtens einen Eid dahin zu leisten:

dass er das von ihm geforderte Gutachten unparteiisch und nach bestem Wissen und Gewissen erstatten werde.

Ist der Sachverständige für die Erstattung von Gutachten der betreffenden Art im allgemeinen beeidigt, so genügt die Berufung auf den geleisteten Eid.

§ 411. Wird schriftliche Begutachtung angeordnet, so hat der Sachverständige das von ihm unterschriebene Gutachten auf der Gerichtsschreiberei niederzulegen.

Das Gericht kann das Erscheinen des Sachverständigen anordnen, damit derselbe das schriftliche Gutachten erläutere.

§ 412. Das Gericht kann eine neue Begutachtung durch dieselben oder durch andere Sachverständige anordnen, wenn es das Gutachten für ungenügend erachtet.

Das Gericht kann die Begutachtung durch einen anderen Sachverständigen anordnen, wenn ein Sachverständiger nach Erstattung des Gutachtens mit Erfolg abgelehnt ist.

§ 413. Der Sachverständige hat nach Massgabe der Gebührenordnung auf Entschädigung für Zeitversäumnis, auf Erstattung der ihm verursachten Kosten und ausserdem auf angemessene Vergütung seiner Mühewaltung Anspruch.

§ 414. Insoweit zum Beweise vergangener Tatsachen oder Zustände, zu deren Wahrnehmung eine besondere Sachkunde erforderlich war, sachkundige Personen zu vernehmen sind, kommen die Vorschriften über den Zeugenbeweis zur Anwendung.

Eid.

§ 473, 2. Minderjährigen, welche das sechszehnte Lebensjahr vollendet haben, sowie Volljährigen, welche wegen Geistesschwäche, Verschwendung oder Trunksucht entmündigt sind, kann über Tatsachen, die in Handlungen derselben bestehen oder Gegenstand ihrer Wahrnehmung gewesen sind, der Eid zugeschoben oder zurückgeschoben werden, sofern dies von dem Gericht auf Antrag des Gegners nach den Umständen des Falles für zulässig erklärt wird. Das Gleiche gilt von einer prozessfähigen Partei, die in dem Rechtsstreite durch einen Pfleger vertreten wird.

Sicherung des Beweises.

§ 485. Die Einnahme des Augenscheins und die Vernehmung von Zeugen und Sachverständigen kann zur Sicherung des Beweises erfolgen, wenn zu besorgen ist, dass das Beweismittel verloren oder die Benutzung desselben erschwert werde.

Entmündigung.

§ 645. Die Entmündigung wegen Geisteskrankheit oder wegen Geistesschwäche erfolgt durch Beschluss des Amtsgerichts.

Der Beschluss wird nur auf Antrag erlassen.

§ 646. Der Antrag kann von dem Ehegatten, einem Verwandten oder demjenigen gesetzlichen Vertreter des zu Entmündigenden gestellt werden, welchem die Sorge für die Person zusteht. Gegen eine Person, die unter elterlicher Gewalt oder unter Vormundschaft steht, kann der Antrag von einem Verwandten nicht gestellt werden. Gegen eine Ehefrau kann der Antrag von einem Verwandten nur gestellt werden, wenn auf Aufhebung der ehelichen Gemeinschaft erkannt ist oder wenn der Ehemann die Ehefrau verlassen hat, oder wenn der Ehemann zur Stellung des Antrages dauernd ausserstande oder sein Aufenthalt dauernd unbekannt ist.

In allen Fällen ist auch der Staatsanwalt bei dem vorgesetzten Landgerichte zur Stellung des Antrages befugt.

§ 647. Der Antrag kann bei dem Gerichte schriftlich eingereicht oder zum Protokolle des Gerichtsschreibers angebracht werden. Er soll eine Angabe der ihn begründenden Tatsachen und die Bezeichnung der Beweismittel enthalten.

§ 648. Für die Einleitung des Verfahrens ist das Amtsgericht, bei welchem der zu Entmündigende seinen allgemeinen Gerichtsstand hat, ausschliesslich zuständig.

Gegen einen Deutschen, welcher im Auslande keinen allgemeinen Gerichtsstand hat, kann der Antrag bei dem Amtsgerichte gestellt werden, in dessen Bezirke der zu Entmündigende den letzten Wohnsitz im Inlande hatte; in Ermangelung eines solchen Wohnsitzes finden die Vorschriften des § 15, Abs. 1, Satz 2, 3[1]) entsprechende Anwendung.

§ 649. Das Gericht kann vor der Einleitung des Verfahrens die Beibringung eines ärztlichen Zeugnisses anordnen.

§ 650. Das Gericht kann nach der Einleitung des Verfahrens, wenn es mit Rücksicht auf die Verhältnisse des zu Entmündigenden erforderlich erscheint, die Verhandlung und Entscheidung dem Amtsgericht übertragen, in dessen Bezirke der zu Entmündigende sich aufhält.

Die Ueberweisung ist nicht mehr zulässig, wenn das Gericht den zu Entmündigenden übernommen hat.

Wird die Uebernahme abgelehnt, so entscheidet das im Instanzenzuge zunächst höhere Gericht.

§ 651. Wenn nach der Uebernahme des Verfahrens durch das Gericht, an welches die Ueberweisung erfolgt ist, ein Wechsel im Aufenthaltsorte des zu Entmündigenden eintritt, so ist dieses Gericht zu einer weiteren Ueberweisung befugt.

Die Vorschriften des § 650 finden entsprechende Anwendung.

---

1) In Ermangelung eines solchen Wohnsitzes gilt die Hauptstadt des Heimatsstaates als ihr Wohnsitz; ist die Hauptstadt in mehrere Gerichtsbezirke geteilt, so wird der als Wohnsitz geltende Bezirk von der Landesjustizverwaltung durch allgemeine Anordnung bestimmt. Gehört ein Deutscher einem Bundesstaate nicht an, so gilt als sein Wohnsitz die Stadt Berlin. Ist die Stadt Berlin in mehrere Gerichtsbezirke geteilt, so wird der als Wohnsitz geltende Bezirk von dem Reichskanzler durch allgemeine Anordnung bestimmt.

§ 652. Der Staatsanwalt kann in allen Fällen das Verfahren durch Stellung von Anträgen betreiben und den Terminen beiwohnen. Er ist von der Einleitung des Verfahrens, sowie von einer nach den §§ 650, 651 erfolgten Ueberweisung und von allen Terminen in Kenntnis zu setzen.

§ 653. Das Gericht hat unter Benutzung der in dem Antrag angegebenen Tatsachen und Beweismittel von Amtswegen die zur Feststellung des Geisteszustandes erforderlichen Ermittelungen zu veranstalten und die erheblich erscheinenden Beweise aufzunehmen. Zuvor ist dem zu Entmündigenden Gelegenheit zur Bezeichnung von Beweismitteln zu geben, desgleichen demjenigen gesetzlichen Vertreter des zu Entmündigenden, welchem die Sorge für die Person zusteht, sofern er nicht die Entmündigung beantragt hat.

§ 654. Der zu Entmündigende ist persönlich unter Zuziehung eines oder mehrerer Sachverständiger zu vernehmen. Zu diesem Zwecke kann die Vorführung des zu Entmündigenden angeordnet werden. Die Vernehmung kann auch durch einen ersuchten Richter erfolgen.

Die Vernehmung darf nur unterbleiben, wenn sie mit besonderen Schwierigkeiten verbunden oder nicht ohne Nachteil für den Gesundheitszustand des zu Entmündigenden ausführbar ist.

§ 655. Die Entmündigung darf nicht ausgesprochen werden, bevor das Gericht einen oder mehrere Sachverständige über den Geisteszustand des zu Entmündigenden gehört hat.

§ 656. Mit Zustimmung des Antragstellers kann das Gericht anordnen, dass der zu Entmündigende auf die Dauer von höchstens sechs Wochen in eine Heilanstalt gebracht werde, wenn dies nach ärztlichem Gutachten zur Feststellung des Geisteszustandes geboten erscheint und ohne Nachteil für den Gesundheitszustand des zu Entmündigenden ausführbar ist. Vor der Entscheidung sind die im § 646 bezeichneten Personen soweit als tunlich zu hören.

Gegen den Beschluss, durch welchen die Unterbringung angeordnet wird, steht dem zu Entmündigenden, dem Staatsanwalt und binnen der für den zu Entmündigenden laufenden Frist den sonstigen m § 646 bezeichneten Personen die sofortige Beschwerde zu.

§ 660. Der die Entmündigung aussprechende Beschluss ist von Amtswegen der Vormundschaftsbehörde mitzuteilen und, wenn der Entmündigte unter elterlicher Gewalt oder Vormundschaft steht, auch demjenigen gesetzlichen Vertreter zuzustellen, welchem die Sorge für die Person des Entmündigten zusteht. Im Falle der Entmündigung wegen Geistesschwäche ist der Beschluss ausserdem dem Entmündigten selbst zuzustellen.

§ 661. Die Entmündigung wegen Geisteskrankheit tritt, wenn der Entmündigte unter elterlicher Gewalt oder unter Vormundschaft steht, mit der Zustellung des Beschlusses an denjenigen gesetzlichen Vertreter, welchem die Sorge für die Person zusteht, anderenfalls mit der Bestellung des Vormundes in Wirksamkeit.

Die Entmündigung wegen Geistesschwäche tritt mit der Zustellung des Beschlusses an den Entmündigten in Wirksamkeit.

§ 662. Der die Entmündigung ablehnende Beschluss ist von Amtswegen auch demjenigen zuzustellen, dessen Entmündigung beantragt war.

663. Gegen den Beschluss, durch welchen die Entmündigung abgelehnt wird, steht dem Antragsteller und dem Staatsanwalte die sofortige Beschwerde zu.

In dem Verfahren vor dem Beschwerdegerichte finden die Vorschriften der §§ 652, 653, 3 entsprechende Anwendung.

§ 671. Die Bestimmungen der §§ 654, 655, 1 finden in dem Verfahren über die Anfechtungsklage entsprechende Anwendung.

Von der Vernehmung Sachverständiger darf das Gericht Abstand nehmen, wenn es das vor dem Amtsgericht abgegebene Gutachten für genügend erachtet.

§ 675. Die Wiederaufhebung der Entmündigung erfolgt auf Antrag des Entmündigten oder desjenigen gesetzlichen Vertreters des Entmündigten, welchem die Sorge für die Person zusteht, oder des Staatsanwalts durch Beschluss des Amtsgerichts.

§ 676. Für die Wiederaufhebung der Entmündigung ist das Amtsgericht ausschliesslich zuständig, bei welchem der Entmündigte seinen allgemeinen Gerichtsstand hat.

Ist der Entmündigte ein Deutscher und hat er im Auslande keinen allgemeinen Gerichtsstand, so kann der Antrag bei dem Amtsgericht gestellt werden, welches über die Entmündigung entschieden hat. Das gleiche gilt, wenn ein Ausländer, welcher im Inland entmündigt worden ist, im Inlande keinen allgemeinen Gerichtsstand hat.

Die Bestimmungen des § 647 und der §§ 649—655 finden entsprechende Anwendung.

§ 677. Die Kosten des Verfahrens sind von dem Entmündigten, wenn das Verfahren von dem Staatsanwalt ohne Erfolg beantragt ist, von der Staatskasse zu tragen.

§ 678. Der über die Wiederaufhebung der Entmündigung zu erlassende Beschluss ist dem Antragsteller und im Falle der Wiederaufhebung dem Entmündigten sowie dem Staatsanwalte von Amtswegen zuzustellen.

Gegen den Beschluss, durch welchen die Entmündigung aufgehoben wird, steht dem Staatsanwalte die sofortige Beschwerde zu.

Die rechtskräftig erfolgte Wiederaufhebung ist der Vormundschaftsbehörde mitzuteilen.

§ 679. Wird der Antrag auf Wiederaufhebung von dem Amtsgericht abgelehnt, so kann dieselbe im Wege der Klage beantragt werden.

Zur Erhebung der Klage ist derjenige gesetzliche Vertreter des Entmündigtem, welchem die Sorge für die Person zusteht, und der Staatsanwalt befugt.

Will der gesetzliche Vertreter die Klage nicht erheben, so kann der Vorsitzende des Prozessgerichtes dem Entmündigten einen Rechtsanwalt als Vertreter beiordnen.

§ 680. Die Entmündigung wegen Verschwendung oder wegen Trunksucht erfolgt durch Beschluss des Amtsgerichts.

Der Beschluss wird nur auf Antrag erlassen.

Auf das Verfahren finden die Vorschriften des § 646 Abs. 1 und der §§ 647, 648, 653, 657, 663, 3 entsprechende Anwendung.

Eine Mitwirkung der Staatsanwaltschaft findet nicht statt.

Die landesgesetzlichen Vorschriften, nach welchen eine Gemeinde oder ein der Gemeinde gleichstehender Verband oder ein Armenverband berechtigt ist, die Entmündigung wegen Verschwendung oder wegen Trunksucht zu beantragen, bleiben unberührt.

Schuldhaft.

§ 901. Gegen den Schuldner, welcher in dem zur Leistung des Offenbarungseides bestimmten Termine nicht erscheint oder die Leistung des Eides ohne Grund verweigert, hat das Gericht zur Erzwingung der Eidesleistung auf Antrag die Haft anzuordnen.

§ 906. Gegen einen Schuldner, dessen Gesundheit durch die Vollstreckung der Haft einer nahen oder erheblichen Gefahr ausgesetzt wird, darf, so lange dieser Zustand dauert, die Haft nicht vollstreckt werden.

§ 907. Die Haft wird in einem Raume vollstreckt, in welchem nicht zugleich Untersuchungs- oder Strafgefangene sich befinden.

II. Rundverfügung des Preussischen Ministers der p. Medizinal-Angelegenheiten vom 20. Januar 1853.

Mittels Erlasses vom 9. Januar v. J. habe ich die Königlichen Regierungen und das Königliche Polizei-Präsidium hierselbst veranlasst, sich gutachtlich über Massregeln zu äussern, durch welche eine grössere Zuverlässigkeit ärztlicher Atteste zu erzielen sein möchte. Nach genauer Erwägung des Inhalts dieser, sowie der über denselben Gegenstand von dem Herrn Justiz-Minister eingeforderten Berichte der Appellationsgerichte, des Kammergerichts und des General-Prokurators zu Cöln, erachte ich im Einverständnis mit dem Herrn Justiz-Minister für notwendig, für die ärztlichen Atteste der Medizinalbeamten eine Form vorzuschreiben, durch welche der Aussteller einerseits genötigt wird, sich über die tatsächlichen Unterlagen des abzugebenden sachverständigen Urteils klar zu werden und letzteres mit Sorgfalt zu begründen, andererseits aber jedesmal an seine Amtspflicht und an seine Verantwortlichkeit für die Wahrheit und Zuverlässigkeit des Attestes erinnert wird. Zu diesem Zwecke bestimme ich hierdurch, dass fortan die amtlichen Atteste und Gutachten der Medizinalbeamten jedesmal enthalten sollen:

1. Die bestimmte Angabe der Veranlassung zur Ausstellung des Attestes, des Zweckes, zu welchem dasselbe gebraucht, und der Behörde, welcher es vorgelegt werden soll;

2. die etwaigen Angaben des Kranken oder der Angehörigen über seinen Zustand;

3. bestimmt gesondert von den Angaben zu 2 die eigenen, tatsächlichen Wahrnehmungen des Beamten über den Zustand des Kranken;

4. die aufgefundenen wirklichen Krankheitserscheinungen;

5. das tatsächliche und wissenschaftlich motivierte Urteil über die Krankheit, über die Zulässigkeit eines Transportes oder einer Haft, oder über die sonst gestellten Fragen;

6. die diensteidliche Versicherung, dass die Mitteilungen
des Kranken oder seiner Angehörigen (ad 2) richtig in das
Attest aufgenommen sind, dass die eigenen Wahrnehmungen
des Ausstellers (ad 3 u. 4) überall der Wahrheit gemäss sind
und dass das Gutachten auf Grund der eigenen Wahrnehmungen
des Ausstellers nach dessen bestem Wissen abgegeben ist.

Ausserdem müssen die Atteste mit vollständigem Datum, vollständiger Namensunterschrift, insbesondere mit dem Amtscharakter
des Ausstellers und mit einem Abdruck des Dienstsiegels versehen
sein. Die Königliche Regierung hat dies sämtlichen Medizinalbeamten
in ihrem Bezirk zur Nachachtung bekannt zu machen, diese Bekannt-
machung jährlich zu wiederholen und ihrerseits mit Strenge und
Nachdruck darauf zu halten, dass der Vorschrift vollständig genügt
werde. Um die Königlichen Regierungen hierzu in den Stand zu
setzen, wird der Herr Justiz-Minister die Gerichtsbehörden anweisen,
von allen denjenigen bei ihnen eingehenden ärztlichen Attesten, gegen
welche von der Gegenpartei Ausstellungen gemacht werden, oder in
welchen die Gerichte bzw. die Staatsanwaltschaften Unvollständigkeit
oder Oberflächlichkeit wahrnehmen oder einen der vorstehend angegebenen Punkte vermissen oder endlich Unrichtigkeiten vermuten,
der betreffenden Königlichen Regierung bzw. dem Königlichen Polizei-
Präsidium hierselbst beglaubigte Abschrift mitzuteilen. Die Königliche Regierung hat alsdann diese, sowie die auf anderem Wege bei
ihr eingehenden ärztlichen Atteste sorgfältig zu prüfen, jeden Verstoss gegen die vorstehend getroffene Anordnung im Disziplinarwege
ernstlich zu rügen, nach Befinden der Umstände ein Gutachten des
Medizinalkollegiums der Provinz zu extrahieren bzw. wegen Einleitung
der Disziplinaruntersuchung an mich zu berichten.

Da über die Unzuverlässigkeit ärztlicher Atteste vorzugsweise
in solchen Fällen geklagt worden, in welchen es auf die ärztliche
Prüfung der Statthaftigkeit der Vollstreckung einer Freiheitsstrafe oder
einer Schuldhaft ankam, und auch ich mehrfach wahrgenommen habe,
dass in solchen Fällen die betreffenden Medizinalbeamten sich von
einem unzulässigen Mitleid leiten lassen oder sich auf den Standpunkt
eines Hausarztes stellen, welcher seinem in Freiheit befindlichen Pa-
tienten die angemessenste Lebensordnung vorzuschreiben hat, so ver-
anlasse ich die Königliche Regierung, bei dieser Gelegenheit die Med-
zinalbeamten in ihrem Bezirk vor dergleichen Missgriffen zu warnen.
Nicht selten ist in solchen Fällen von dem Medizinalbeamten ange-
nommen worden, dass schon die Wahrscheinlichkeit einer Ver-
schlimmerung des Zustandes eines Arrestanten bei sofortiger Ent-
ziehung der Freiheit ein genügender Grund sei, die einstweilige Aussetzung der Strafvollstreckung oder der Schuldhaft als notwendig zu
bezeichnen. Dies ist eine ganz unrichtige Annahme. Eine Freiheitsstrafe wird fast in allen Fällen einen deprimierenden Eindruck auf
die Gemütsstimmung und bei nicht besonders kräftiger und nicht
vollkommen gesunder Körperbeschaffenheit auch auf das leibliche
Befinden des Bestraften ausüben, mithin schon vorhandene Krankheitszustände fast jedesmal verschlimmern. Deshalb kann aber die Vollstreckung einer Freiheitsstrafe oder Schuldhaft, während welcher
ohnehin es dem Gefangenen an ärztlicher Fürsorge niemals fehlt,
nicht ausgesetzt bzw. nicht für unstatthaft erklärt werden. Der
Medizinalbeamte kann die Aussetzung usw. vielmehr nur beantragen,

wenn er sich nach gewissenhafter Untersuchung des Zustandes eines zu Inhaftierenden für überzeugt hält, dass von der Haftvollstreckung eine nahe, bedeutende und nicht wieder gut zu machende Gefahr für Leben und Gesundheit des zur Haft zu Bringenden zu besorgen ist, und wenn er diese Ueberzeugung durch die von ihm selbst wahrgenommenen Krankheitserscheinungen und nach den Grundsätzen der Wissenschaft zu motivieren imstande ist. Eine andere Auffassung der Aufgabe des Medizinalbeamten gefährdet den Ernst der Strafe und lähmt den Arm der Gerechtigkeit und ist daher nicht zu rechtfertigen. Dies ist den Medizinalbeamten zur Beherzigung dringend zu empfehlen.

Berlin, den 20. Januar 1853.

Der Minister der geistlichen, Unterrichts- u. Medizinalangelegenheiten.

gez. v. Raumer.

An sämtliche Königliche Regierungen.

In der Rundverfügung desselben Ministers vom 11. Februar 1856 wird, unter Aufrechterhaltung der vorstehenden Vorschriften, ferner bestimmt: „dass die gedachten Atteste in Zukunft jedesmal ausser dem vollständigen Datum der Ausstellung auch den Ort und den Tag der stattgefundenen ärztlichen Untersuchungen enthalten müssen, und dass (obige) Verfügung vom 20. Januar 1853 auch auf diejenigen Atteste der Medizinalbeamten Anwendung findet, welche von ihnen in ihrer Eigenschaft als praktische Aerzte zum Gebrauch vor Gerichtsbehörden ausgestellt werden.“

Dienstanweisung für die (preussischen) Kreisärzte vom 23. März 1901.

§ 41. Bei der Ausstellung amtlicher Zeugnisse (Gutachten, Befundattest, Befundschein) hat sich der Kreisarzt streng an die durch die Ministerialerlasse vom 20. Januar 1853 vorgeschriebene Form und innerhalb der daselbst festgesetzten Grenzen zu halten. Die Zeugnisse müssen unter tunlichster Vermeidung von Fremdwörtern in leserlicher Schrift abgefasst und mit deutlicher Namensunterschrift versehen sein.

Der Ausstellung von Bescheinungen zum Gebrauch für Personen, welche nicht in seinem Amtsbezirke wohnen, hat sich der Kreisarzt, von dringenden Ausnahmefällen abgesehen, zu enthalten.

§ 43, Abs. 1. Der Kreisarzt ist als öffentlich bestellter, gerichtsärztlicher Sachverständiger verpflichtet, die ihm von den gerichtlichen Behörden aufgetragenen Gutachten in gerichtsärztlichen Angelegenheiten unter Beachtung der bestehenden Vorschriften zu erstatten.

III. Vorschriften für das Verfahren der Gerichtsärzte bei den gerichtlichen Untersuchungen menschlicher Leichen.

1. Allgemeine Bestimmungen.

§ 1. Gesetzliche Bestimmungen.

Die gerichtliche Leichenöffnung (Obduktion) wird nach den bestehenden Vorschriften von zwei Aerzten, unter denen sich ein Gerichtsarzt befinden muss, im Beisein eines Richters vorgenommen. Die Obduzenten haben die Pflichten gerichtlicher Sachverständiger. (Ueber Leichenschau s. § 30.)

Weitere Bestimmungen sind enthalten in der Strafprozessordnung § 87 ff. (Reichsgesetzblatt 1877, S. 268 ff.) und in dem Erlasse des Justizministers vom 25. Januar 1902 (Min.-Blatt für Medizinal- und medizinische Unterrichts-Angelegenheiten, S. 60).

§ 2. Die obduzierenden Aerzte.

Als Gerichtsarzt im Sinne des Gesetzes gilt dort, wo ein besonderer Gerichtsarzt angestellt ist, dieser, sonst der zugleich als Gerichtsarzt tätige Kreisarzt. Der zuständige Gerichtsarzt (Kreisarzt) fungiert als erster Obduzent, er entscheidet, wenn über die technische Ausführung der Leichenöffnung Zweifel entstehen, vorbehaltlich der Befugnis des zweiten Obduzenten, seine abweichende Ansicht zu Protokoll zu geben.

§ 3. Zeit der Leichenöffnung.

Leichenöffnungen sollen in der Regel nicht vor Ablauf von 12 Stunden nach dem Tode vorgenommen werden, ausnahmsweise und aus besonderen Gründen kann die Oeffnung in dringenden Fällen auch früher erfolgen; indessen ist dann erforderlich, 1. dass die besonderen Gründe im Protokoll vermerkt werden, und 2. dass dieses auch genauen Aufschluss darüber gibt, in welcher Weise der Tod festgestellt worden ist.

§ 4. Behandlung von Leichen, welche in Fäulnis übergegangen sind.

Wegen vorhandener Fäulnis dürfen Leichenöffnungen von den Gerichtsärzten nicht abgelehnt werden. Denn selbst bei einem hohen Grade der Fäulnis können Abnormitäten und Verletzungen der Knochen noch ermittelt, manche die noch zweifelhaft gebliebene Identität der Leiche betreffende Befunde, z. B. Farbe und Beschaffenheit der Haare, Mangel von Gliedmassen usw. festgestellt, eingedrungene fremde Körper aufgefunden, Schwangerschaften entdeckt und Vergiftungen noch nachgewiesen werden. Es haben deshalb auch die Aerzte, wenn es sich zur Ermittelung derartiger Tatsachen um die Wiederausgrabung einer Leiche handelt, für dieselbe zu stimmen, ohne Rücksicht auf die seit dem Tode verstrichene Zeit.

Gerichtlichen Ausgrabungen hat mindestens einer der Aerzte beizuwohnen, welche später die Besichtigung oder Untersuchung der Leiche vornehmen. Derselbe hat im Einvernehmen mit dem Richter dafür zu sorgen, dass die Blosslegung und Erhebung des Sarges, sowic dessen spätere Eröffnung mit möglichster Vorsicht geschehe. Liegt der Verdacht einer Vergiftung vor, so ist das Mittelstück der unteren Seite des Sarges herauszunehmen und aufzubewahren. Von der unterhalb desselben gelegenen Erde sowie auch zur Kontrolle von dem gewachsenen Boden der Seitenwände des Grabes oder in einiger Entfernung von demselben sind Proben in einem reinen Glas- oder Porzellangefäss zur chemischen Untersuchung mitzunehmen.

§ 5. Instrumente.

Die Gerichtsärzte haben dafür zu sorgen, dass zur Verrichtung der ihnen obliegenden Leichenöffnung folgende Sektions-Instrumente in guter Beschaffenheit zur Stelle sind:

4 bis 6 Skalpelle,
1 Schermesser,
2 starke Knorpelmesser,
3 Pinzetten,
2 Doppelhaken,
2 Scheren, eine stärkere, deren einer Arm stumpf, der andere spitzig ist, und eine feinere, deren einer Arm geknöpft, der andere spitzig ist,
1 Darmschere,
1 Tubulus mit drehbarem Verschluss,
1 neusilberner Katheter,
1 grobe und 2 feine Sonden,
1 Bogensäge und 1 Stichsäge,
1 Meissel und 1 Schlägel,
1 Knochenschere,
1 Schraubstock,
6 krumme Nadeln von verschiedener Grösse,
1 Tasterzirkel,
1 Meterstab und 1 metallenes Bandmass mit Einteilung in Zentimeter und Millimeter,
1 Messgefäss mit Einteilung in 100, 50, 25 Kubikzentimeter,
1 Wage mit Gewichtstücken bis zu 5 Kilogramm,
1 gute Lupe,
blaues oder rotes Reagenzpapier,
1 in jeder Beziehung leistungsfähiges Mikroskop.

Die zur Herstellung frischer mikroskopischer Präparate erforderlichen Instrumente, Gläser und Reagentien (vergl. § 11 u. a.), sowie einige reine Glas- oder Porzellangefässe zur Aufbewahrung von Leichenteilen, welche mikroskopisch oder chemisch untersucht werden sollen. Die schneidenden Instrumente müssen vollständig scharf sein.

§ 6. Sektionsraum und dessen Beleuchtung.

Für die Leichenöffnung ist ein hinreichend geräumiger und heller Raum zu beschaffen, auch muss für angemessene Lagerung der Leiche und Entfernung störender Umgebungen gesorgt werden. Leichenöffnungen bvi künstlichem Licht sind, einzelne keinen Aufschub gestattende Fälle ausgenommen, unzulässig. Eine solche Ausnahme ist im Protokoll (§ 26) unter Anführung der Gründe ausdrücklich zu erwähnen.

§ 7. Gefrorene Leichen.

Ist die Leiche gefroren, so ist sie in einen mässig geheizten Raum zu bringen; mit der Leichenöffnung ist zu warten, bis die Leiche genügend aufgetaut ist. Die Anwendung von warmem Wasser oder von anderen warmen Gegenständen zur Beschleunigung des Auftauens ist unzulässig.

§ 8. Fortschaffung der Leichen von einer Stelle zur anderen.

Bei allen mit der Leiche vorzunehmenden Bewegungen, namentlich bei dem Ueberführen derselben von einer Stelle zur anderen, ist sorgfältig darauf zu achten, dass kein zu starker Druck auf einzelne Teile ausgeübt und dass die Horizontallage der grösseren Höhlen und die durch die Leichenstarre bedingte Stellung der Gliedmassen nicht erheblich verändert werde.

2. Verfahren bei der Leichenöffnung.

§ 9. Richterlicher Zweck der Leichenöffnung.

Beim Erheben der Leichenbefunde müssen die Gerichtsärzte im wesentlichen ebenso verfahren, wie wenn die Sektion aus rein ärztlichem Interesse unternommen würde, nur haben sie überall den richterlichen Zweck der Leichenuntersuchung im Auge zu behalten und alles, was diesem Zwecke dient, mit besonderer Genauigkeit und Vollständigkeit zu untersuchen. Die folgenden technischen Vorschriften über den Gang der Untersuchung sollen nicht schablonenhaft angewendet, sondern nur als allgemeiner Leitfaden betrachtet werden, von dem je nach der Eigentümlichkeit des Falles auch abgewichen werden kann. Wesentliche Abweichungen müssen jedoch im Protokoll (§ 26) begründet werden.

Alle erheblichen Befunde sind dem Richter von den Gerichtsärzten vorzuzeigen, bevor sie in das Protokoll aufgenommen werden.

§ 10. Pflichten der Gerichtsärzte in bezug auf die Ermittelung besonderer Umstände des Falles.

Die Gerichtsärzte sind verpflichtet, in den Fällen, in denen ihnen dies erforderlich erscheint, den Richter rechtzeitig zu ersuchen, dass vor der Leichenöffnung der Ort, wo die Leiche gefunden wurde, in Augenschein genommen, die Lage, in welcher sie sich befand, ermittelt und dass ihnen Gelegenheit gegeben werde, die Kleidungsstücke, welche der Verstorbene bei seinem Auffinden getragen hat, zu besichtigen.

In der Regel wird es indes genügen, dass sie ein hierauf gerichtetes Ersuchen des Richters abwarten.

Sie sind verpflichtet, auch über andere, für die Leichenöffnung und das abzugebende Gutachten erhebliche, etwa schon ermittelte Umstände sich vor dem Richter Aufschluss zu erbitten.

§ 11. Mikroskopische Untersuchungen.

In allen Fällen, in denen es zur schnellen und sicheren Entscheidung eines zweifelhaften Befundes, z. B. zur Unterscheidung von Blut und von nur blutfarbstoffhaltigen Flüssigkeiten, erforderlich ist, eine mikroskopische Untersuchung vorzunehmen, ist diese sofort bei der Leichenöffnung zu veranstalten.

Wenn die äusseren Umstände dies unmöglich machen, oder schwierige mikroskopische Untersuchungen, z. B. von Gewebsteilen der Leiche, nötig sind, welche sich nicht sofort ausführen lassen, so sind die betreffenden Teile so schnell als möglich einer nachträglichen Untersuchung zu unterwerfen.

In dem über die Untersuchung zu erstattenden Bericht ist die Zeit, zu welcher diese nachträgliche Untersuchung vorgenommen wurde, und die angewandte Untersuchungsmethode stets genau anzugeben.

Die Leichenöffnung zerfällt in zwei Hauptteile:

A. Aeussere Besichtigung.

B. Innere Besichtigung (Sektion).

§ 12. Aeussere Besichtigung.

Bei der äusseren Besichtigung ist die äussere Beschaffenheit des Körpers im allgemeinen und die seiner einzelnen Abschnitte zu untersuchen.

Demgemäss sind, soweit die Besichtigung solches ermöglicht, zu ermitteln und anzugeben:

1. Alter, Geschlecht, Grösse, Körperbau, allgemeiner Ernährungszustand, etwa vorhandene krankhafte Veränderungen und Abnormitäten (z. B. sogen. Fussgeschwüre, Narben, Mäler, Tätowierungen, Ueberzahl oder Mangel an Gliedmassen),
2. die Zeichen des Todes und diejenigen der etwa schon eingetretenen Verwesung.

Zu diesem Zwecke sind zunächst etwa vorhandene Besudelungen der Leiche mit Blut, Kot, Eiter, Schmutz und dergleichen zu beschreiben und gegebenen Falles mit der Lupe oder dem Mikroskop zu untersuchen und darauf durch Abwaschen zu beseitigen. Dann wird die An- oder Abwesenheit der Muskelstarre, die allgemeine Hautfarbe der Leiche, die Art und der Grad der etwaigen Färbungen und Verfärbungen einzelner Teile durch die Verwesung, sowie die Farbe, Art, Lage und Ausdehnung der Totenflecke festgestellt, die Totenflecke sind einzuschneiden, wo eine Verwechslung mit Blutaustretungen möglich wäre.

Für die einzelnen Teile ist folgendes festzustellen:

1. Bei Leichen unbekannter Personen die Farbe und sonstige Beschaffenheit der Haare (Kopf und Bart), sowie die Farbe der Augen.
2. das Vorhandensein von fremden Gegenständen in den natürlichen Oeffnungen des Kopfes, die Beschaffenheit der Zahnreihen und die Beschaffenheit und Lage der Zunge.

   Ergiesst sich Flüssigkeit aus Mund oder Nase, so ist deren Farbe und Geruch anzugeben, bei Verdacht einer Vergiftung auch die Reaktion zu prüfen.
3. Demnächst sind zu untersuchen:
   der Hals, dann die Brust, der Unterleib, die Rückenfläche, der After, die äusseren Geschlechtsteile und endlich die Glieder.

Findet sich an irgend einem Teile eine Verletzung, so ist ihre Gestalt, ihre Lage und Richtung mit Beziehung auf feste Punkte des Körpers, ferner ihre Länge und Breite in Metermass anzugeben. Das

Sondieren von Trennungen des Zusammenhanges ist bei der äusseren Besichtigung in der Regel zu vermeiden, da sich deren Tiefe bei der weiteren Untersuchung der verletzten Stellen ergibt. Halten die Gerichtsärzte die Einführung der Sonde für erforderlich, so ist dieselbe mit Vorsicht zu bewirken; die Gründe für ihr Verfahren sind im Protokoll (§ 26) besonders zu erwähnen.

Bei Wunden ist ferner die Beschaffenheit ihrer Ränder und deren Umgebung festzustellen. Die verwundeten Stellen der Haut sollen im unveränderten Teil umschnitten, ihre Umgebung unter Schonung der Hautwunde durch Flachschnitte in einzelne wie die Blätter eines Buches übereinanderliegende Schichten getrennt werden, damit man den Umfang und die Art der Verwundung der Weichteile feststellen kann, ohne das Aussehen der Hauptwunde zu verändern.

Bei Schusswunden ist besonders auf Pulvereinsprengungen und Versengung von Härchen zu achten und im Zweifelfall eine mikroskopische Untersuchung der Härchen vorzunehmen. Dieses gilt auch von Fällen, in welchen zwischen Verbrühung und Verbrennung durch die Flamme zu unterscheiden ist.

In besonders wichtigen Fällen ist es empfehlenswert, die etwa vorhandenen Verletzungen oder andere bedeutungsvolle Befunde photographisch aufzunehmen oder durch eine Zeichnung wiederzugeben.

Bei Verletzungen und Beschädigungen der Leiche, die unzweifelhaft einen nicht mit dem Tode in Zusammenhang stehenden Ursprung haben, z. B. bei Merkmalen von Rettungsversuchen, Zernagung durch Tiere und dergleichen, genügt eine summarische Beschreibung dieser Befunde.

§ 13.   Innere Besichtigung.   Allgemeine Bestimmungen.

Behufs der inneren Besichtigung sind die drei Haupthöhlen des Körpers: Kopf-, Brust- und Bauchhöhle zu öffnen.

In allen Fällen, in welchen von der Oeffnung des Wirbelkanales oder einzelner Gelenkhöhlen irgend erhebliche Befunde erwartet werden können, ist dieselbe nicht zu unterlassen.

Besteht ein bestimmter Verdacht in bezug auf die Ursache des Todes, so ist mit derjenigen Höhle zu beginnen, in welcher sich die hauptsächlichen Veränderungen vermuten lassen; andernfalls ist zuerst die Kopf-, dann die Brust- und zuletzt die Bauchhöhle zu untersuchen[1]).

Zuerst ist die Lage der in jeder der bezeichneten Höhlen befindlichen Organe, sodann die Farbe und Beschaffenheit der Oberflächen und ferner anzugeben, ob sich ein ungehöriger Inhalt vorfindet, namentlich fremde Körper, Gas, Flüssigkeiten oder Gerinnsel; die beiden letzterwähnten Befunde sind nach Mass oder Gewicht zu bestimmen. Endlich ist jedes einzelne Organ äusserlich und innerlich zu untersuchen. Bei anscheinenden Grössenabweichungen der Organe hat ebenfalls eine Bestimmung derselben durch Messung oder Wägung zu geschehen.

§ 14.   Kopfhöhle.

Die Oeffnung der Kopfhöhle geschieht, wenn nicht etwa Verletzungen, die soviel als möglich mit dem Messer umgangen werden

---

1) Wegen der Neugeborenen s. §§ 22 u. 23.

müssen, ein anderes Verfahren gebieten, mittels eines von einem Ohr zum andern mitten über den Scheitel hin geführten Schnittes, worauf zunächst die weichen Kopfbedeckungen nach vorn und hinten abgezogen werden.

Nachdem alsdann die Beschaffenheit der Weichteile mit Einschluss der Beinhaut und nach Entfernung der Beinhaut die Oberfläche der knöchernen Schädeldecke geprüft worden ist, wird diese durch einen Sägen-Kreisschnitt getrennt, abgenommen und sowohl die Schnittfläche und die Innenfläche untersucht, als auch die sonstige Beschaffenheit des Schädeldaches festgestellt.

Hierauf wird die äussere Oberfläche der harten Hirnhaut untersucht, der obere lange Blutleiter geöffnet und sein Inhalt bestimmt, sodann die harte Hirnhaut zuerst auf einer Seite getrennt, zurückgeschlagen und sowohl die innere Oberfläche derselben, als auch die Beschaffenheit der vorliegenden Abschnitte der weichen Hirnhaut untersucht.

Nachdem dasselbe auch auf der anderen Seite geschehen und der Sichelfortsatz an seiner vorderen Ansatzstelle abgetrennt worden ist, wird die harte Hirnhaut nach hinten zurückgeschlagen, wobei das Verhalten der in den Längsblutleiter einmündenden Blutadern vor ihrer Durchtrennung zu beachten ist. Nunmehr wird das Gehirn kunstgerecht herausgenommen, wobei sofort auf die Anwesenheit eines ungehörigen Inhalts am Schädelgrunde zu achten ist. Es wird nun zunächst die Beschaffenheit der weichen Hirnhaut am Grunde und den Seitenteilen, insbesondere auch in den Seitenspalten (Sylvischen Spalten oder Gruben) ermittelt, auch das Verhalten der grösseren Schlagadern, welche aufzuschneiden sind, sowie der Nerven festgestellt.

Nunmehr wird die Grösse und Gestalt des Gehirns im ganzen wie seiner einzelnen Abschnitte und Windungen betrachtet und durch eine Reihe geordneter Schnitte die Untersuchung der einzelnen Hirnteile, namentlich der Grosshirnhemisphären, der grossen Ganglien (Seh- und Streifenhügel nebst Linsenkern), der Vierhügel, des Kleinhirns, der Brücke und des verlängerten Markes vorgenommen, wobei namentlich die Farbe, die Füllung der Gefässe, die Konsistenz und die Struktur festzustellen sind.

Die Ausdehnung und der Inhalt der einzelnen Hirnhöhlen, sowie die Beschaffenheit und Gefässfüllung der oberen Gefässplatte sowie der verschiedenen Adergeflechte sind bei den einzelnen Abschnitten besonders ins Auge zu fassen, auch das Vorhandensein etwaiger Blutgerinnsel ausserhalb der Gefässe zu ermitteln.

Den Schluss macht die Untersuchung der harten Hirnhaut des Schädelgrundes, die Eröffnung und Untersuchung der queren, und falls ein Grund dazu vorliegt, der übrigen Blutleiter und ihres Inhalts und endlich nach Entfernung der harten Hirnhaut die Untersuchung der Knochen des Grundes und der Seitenteile des Schädels.

§ 15. Gesicht, Ohrspeicheldrüse, Gehörgang, Nasen-Rachenhöhle und Augen.

Wo es nötig wird, die Oeffnung der inneren Teile des Gesichtes, die Untersuchung der Ohrspeicheldrüse, des Gehörorgans und der Nasen-Rachenhöhle vorzunehmen, ist in der Regel der über den Kopf geführte Schnitt jederseits hinter dem Ohre in einem nach hinten gewölbten Bogen bis zum oberen Rande des Brustbeins zu verlängern und von hier aus die Haut nach vorne und oben hin abzupräparieren. Der spätere Eröffnungsschnitt für Brust- und Bauchhöhle (§ 17) beginnt dann nicht am Kinn, sondern an der Vereinigungsstelle beider Halsschnitte am oberen Rande des Brustbeins.

Die Untersuchung des inneren Ohres, insbesondere der Paukenhöhle, geschieht am einfachsten, indem man mit einigen Meisselschlägen die seitliche Hälfte der Kuppe des Felsenbeins entfernt; man kann aber auch das ganze Felsenbein mit einem Teil der Schläfenschuppe heraussägen und die Paukenhöhle durch einen von dem hinteren Rande des äusseren nach dem vorderen (inneren) Rande des inneren Gehörganges gerichteten senkrechten Sägeschnitt eröffnen.

Die Nasenhöhle mit ihren Nebenhöhlen kann am einfachsten der Untersuchung zugängig gemacht werden, indem man die knöcherne Schädelgrundfläche im Pfeildurchmesser durchsägt und dann die beiden Hälften auseinander biegt, es kann aber auch ein Stück der Schädelgrundfläche mit der Nasenscheidewand, den Muscheln usw. kunstgerecht herausgesägt werden.

Kommt die innere Untersuchung eines Auges in Frage, so kann man den Augapfel im ganzen aus der Augenhöhle von vorn her entfernen und durch einen Aequatorialschnitt eröffnen; doch genügt es in der Regel, von der Schädelhöhle her nach Entfernung der knöchernen Augenhöhlendecke nur die hintere Hälfte des Augapfels zu entfernen.

§ 16. Wirbelkanal und Rückenmark.

Die Oeffnung des Wirbelkanals (§ 13 Abs. 2), welche sowohl vor wie nach der Untersuchung der Schädelhöhle vorgenommen werden kann, erfolgt in der Regel von der Rückseite her. Es wird zunächst die Haut und das Unterhautfett gerade über den Dornfortsätzen durchschnitten; sodann wird zu den Seiten der letzteren und der Bogenstücke die Muskulatur abpräpariert. Dabei ist auf Blutaustretungen, Zerreissungen und sonstige Veränderungen, namentlich auf Brüche der Knochen, sorgfältig zu achten.

Sodann wird mittels des Meissels oder mit einer Wirbelsäge (Rhachiotom) der Länge nach aus allen Wirbeln der Dornfortsatz mit dem nächstanstossenden Teile des Bogenstücks abgetrennt und herausgenommen. Nachdem die äussere Fläche der nun vorliegenden harten Haut geprüft ist, wird der Sack derselben durch einen Längsschnitt vorsichtig geöffnet und dabei sofort ein ungehöriger Inhalt, namentlich Flüssigkeit oder ausgetretenes Blut, festgestellt, auch Farbe, Aussehen und sonstige Beschaffenheit des hinteren Abschnittes der weichen Haut und des Rückenmarkes sowie durch sanftes Herübergleiten des Fingers über das Rückenmark der Grad des Widerstandes desselben ermittelt.

Nunmehr fasst man die harte Rückenmarkshaut unterhalb des Rückenmarksendes, schneidet sie quer durch und hebt sie mitsamt dem Rückenmark aus dem Wirbelkanal heraus, indem man die abgehenden Nerven an der äusseren Seite der harten Haut durchschneidet; dabei ist darauf zu achten, ob zwischen harter Haut und Wirbelsäule Blutergüsse oder sonstige fremde Körper vorhanden sind. In der Nähe des grossen Hinterhauptloches wird die harte Haut wieder quer durchtrennt und, falls die Sektion des Gehirns schon vorgenommen worden war, das obere Ende des Rückenmarkes aus dem grossen Hinterhaupt-

loche hervorgezogen, im anderen Falle das Rückenmark selbst mit
der harten Haut quer durchschnitten.

Bei allen diesen Tätigkeiten ist besonders darauf zu achten,
dass das Rückenmark weder gedrückt noch geknickt wird. Ist es
herausgenommen, so wird zunächst die Beschaffenheit der äusseren
und, nach ihrer Durchtrennung in der Längsrichtung, diejenige der
inneren Seite der harten Haut an der Vorderseite, desgleichen diejenige der weichen Haut geprüft, nächstdem die Grösse und Farbe
des Rückenmarks nach der äusseren Erscheinung angegeben und
endlich durch eine grössere Reihe von Querschnitten, die mit einem
ganz scharfen und dünnen Messer zu führen sind, die innere Beschaffenheit des Rückenmarkes und zwar sowohl der weissen Stränge
als der grauen Substanz dargelegt. Schliesslich wird die Wandung
des Wirbelkanals daraufhin besichtigt, ob Verletzungen oder krankhafte Veränderungen an den Knochen, besonders den Wirbelkörpern
oder an den Zwischenwirbelscheiben vorhanden sind. Finden sich
solche, so ist der betreffende Teil der Wirbelsäule nach der Sektion
der Brust- und Bauchhöhle herauszunehmen und in der Regel in der
Richtung des Pfeildurchmessers zu durchsägen, um die Knochen-
veränderungen nach Art, Ausdehnung usw. genauer untersuchen zu
können.

§ 17.   Hals-, Brust- und Bauchhöhle.   Allgemeine
Bestimmungen.

Die Oeffnung des Halses, der Brust- und Bauchhöhle wird,
wenn nicht nach der im § 15, Abs. 1 angegebenen Methode verfahren
wurde, was für alle Fälle zulässig ist, in der Regel eingeleitet durch
einen einzigen langen, vom Kinn bis zur Schambeinfuge und zwar
links vom Nabel geführten Schnitt. Dieser Schnitt darf am Unter-
leibe nicht sogleich bis in die Bauchhöhle geführt werden, sondern
soll nur in das Unterhautgewebe eindringen, dessen Bau und Dicke
zu beachten ist. Man kann nun entweder die Bauchhaut im Unterhautgewebe nach den Seiten sowie nach oben bis zum Rippenrand
ablösen und am Brustkorbe die Ablösung mit Einschluss der Brustmuskeln bis über die Knochenknorpelgrenze der Rippen hinaus fort-
setzen, um dann erst die übrigen Bauchwandungen durch einen
Kreuzschnitt zu zertrennen, wodurch man eine sehr breite Eröffnung
der Bauchhöhle erreicht, oder man lässt die Bauchhaut mit den
Muskeln im Zusammenhange, eröffnet die Bauchhöhle nur durch einen
dem Hautschnitt entsprechenden Längsschnitt und löst dann ebenfalls
die weichen Bedeckungen des Brustkorbes ab, nachdem man die
Bauchmuskeln längs des Rippenrandes bis auf die Rippen durchtrennt
hat. Am besten löst man dabei auch schon die Haut des Halses
samt dem Hautmuskel bis an den Kieferwinkel ab.

Die Eröffnung der Bauchhöhle geschieht am besten in der Art,
dass zuerst nur ein ganz kleiner Einschnitt in das Bauchfell gemacht
wird. Bei dem Einschneiden ist darauf zu achten, ob Gas oder
Flüssigkeit austritt. Es wird dann zuerst ein, sodann noch ein Finger
eingeführt, vermittels derselben die Bauchdecke von den Eingeweiden
abgezogen und zwischen beiden Fingern der Schnitt durch das Bauchfell fortgesetzt.

Nach der vollständigen Eröffnung der Bauchhöhle ist sofort die
Lage, die Farbe und das sonstige Aussehen der vorliegenden Ein-

geweide, sowie ein etwa vorhandener ungehöriger Inhalt anzugeben, auch durch Zufühlen mit der Hand der Stand wie das sonstige Verhalten des Zwerchfelles zu bestimmen.

Die Untersuchung der Organe der Bauchhöhle wird nur dann sofort angeschlossen, wenn die Vermutung besteht, es sei die Todesursache an den Organen der Bauchhöhle zu finden (§ 13, Abs. 3). Für gewöhnlich hat die Untersuchung der Brusthöhle der weiteren Erforschung der Bauchhöhle voraufzugehen.

§ 18. Brusthöhle.

Bei dem Ablösen der Weichteile der Brust (s. § 17) ist auf das Verhalten der Muskeln und bei Frauen auf dasjenige der Milchdrüse, welche von hintenher eingeschnitten wird, zu achten.

Zur Eröffnung der Brusthöhle werden die Rippenknorpel um wenige Millimeter nach innen von ihren Ansatzstellen an die Rippen mit einem starken Knorpelmesser durchschnitten. Dasselbe ist so zu führen, dass das Eindringen der Spitze in die Lunge oder das Herz vermieden wird.

Bei Verknöcherung der Knorpel ist es vorzuziehen, die Rippen selbst etwas nach aussen von den Ansatzstellen der Knorpel mit einer Säge oder einer Knochenschere zu durchtrennen.

In jedem Falle wird dabei jederseits die Brustfellhöhle eröffnet, deren Zustand (ob leer oder verwachsen, ob mit abnormem Inhalt und welchem versehen) bereits jetzt für die vorderen Abschnitte festgestellt werden sollte.

Wenn die Möglichkeit einer Gas-(Luft-)Anhäufung in dem Brustfellsack vorliegt, insbesondere wenn die Weichteile der Zwischenrippenräume vorgewölbt erscheinen, ist zunächst, bevor die Rippen durchschnitten werden, nur ein kleiner Einschnitt in das Brustfell, oder es sind nacheinander in verschiedenen Zwischenrippenräumen mehrere kleine Einschnitte zu machen, wobei auf etwa herausströmendes Gas besonders zu achten ist.

Sodann wird jederseits das Schlüsselbein vom Handgriffe des Brustbeins durch halbmondförmig geführte vertikale Schnitte im Gelenk getrennt und die erste Rippe, sei es im Knorpel, sei es im Knochen, mit Messer oder Knochenschere durchschnitten, wobei die grösste Vorsicht anzuwenden ist, dass nicht die dicht darunter liegenden Gefässe verletzt werden. Alsdann wird das Zwerchfell, soweit es zwischen den Endpunkten der genannten Schnittlinien angeheftet ist, dicht an den Rippenknorpeln und dem Schwertfortsatz abgetrennt, das Brustbein nach zufwärts geschlagen und das Mittelfell mit sorgsamer Vermeidung jeder Verletzung des Herzbeutels und der grossen Gefässe durchschnitten.

Nachdem das Brustbein entfernt ist, wird zunächst der Zustand der Brustfellsäcke, namentlich ein ungehöriger Inhalt derselben nach Menge und nach Beschaffenheit, sowie der Ausdehnungszustand und das Aussehen der vorliegenden Lungenteile festgestellt. Hat bei der Entfernung des Brustbeins eine Verletzung von Gefässen stattgefunden, so ist sofort eine Unterbindung oder wenigstens ein Abschluss derselben durch einen Schwamm vorzunehmen, damit das ausfliessende Blut nicht in die Brustfellsäcke trete und später das Urteil störe. Die Zustände des Mittelfelles, insbesondere das Verhalten der darin vorhandenen Brust- und Thymusdrüse werden schon hier ermittelt.

Nächstdem wird der Herzbeutel geöffnet und untersucht und das Herz selbst geprüft. Bei letzterem ist Grösse, Gestalt, Füllung der Kranzgefässe und der einzelnen Abschnitte (Vorhöfe und Kammern), Farbe und Konsistenz (Leichenstarre) zu bestimmen, bevor irgend ein Schnitt in das Herz gemacht oder gar dasselbe aus dem Körper entfernt wird. Sodann ist, während das Herz noch in seinem natürlichen Zusammenhange sich befindet, jede Kammer und jeder Vorhof einzeln zu öffnen und der Inhalt jedes einzelnen Abschnittes nach Menge, Gerinnungszustand und Aussehen zu bestimmen, auch die Weite der Vorhofskammeröffnung durch vorsichtige Einführung zweier Finger vom Vorhof aus zu erproben. Bei Vergrösserung, besonders einseitiger, des Herzens kann zuerst ein horizontaler Schnitt durch die Mitte beider Herzkammern gelegt werden, der bis an das Herzfell der Rückseite reicht.

Nunmehr kann man entweder das Herz herausschneiden und weiter untersuchen,. darauf die Lungen und endlich die Halsorgane nebst Speiseröhre und Brustschlagader vornehmen, oder man beginnt in der später anzugebenden Weise mit der Untersuchung der Halsorgane, nimmt dann diese im Zusammenhange mit sämtlichen Brustorganen heraus und trennt nun erst je nach Bedürfnis die einzelnen Organe ab, um sie weiter zu untersuchen, oder man nimmt die weitere Untersuchung vor, ohne den Zusammenhang der Teile aufzuheben.

Hat man das Herz abgetrennt, so kann man die Schlussfähigkeit der Schlagaderklappen durch Aufgiessen von Wasser prüfen, doch muss man dabei sehr vorsichtig zu Werke gehen, um nicht Täuschungen zu unterliegen. In jedem Falle müssen die Schlagadermündungen aufgeschnitten und der Zustand ihrer Klappen ebenso wie derjenige der Vorhofkammerklappen geprüft werden. Es folgt die Feststellung der Beschaffenheit des Herzfleisches nach Grösse (Dicke), Farbe und Aussehen; entsteht dabei die Vermutung, dass Veränderungen des Muskelgewebes, z. B. Fettentartung desselben, in grösserer Ausdehnung vorhanden seien, so ist jedesmal eine mikroskopische Untersuchung zu veranstalten.

Besondere Aufmerksamkeit ist den Kranzgefässen zu schenken, welche zu eröffnen und in bezug auf Lichtung und Wandbeschaffenheit zu untersuchen sind.

An die Untersuchung des Herzens schliesst sich die der grösseren Gefässe, mit einziger Ausnahme der absteigenden Aorta, welche erst nach den Lungen zu prüfen ist.

Bei plötzlichen Todesfällen empfiehlt es sich, vor der Herausnahme des Herzens die Lungenschlagader von der rechten·Kammer aus zu eröffnen, um auf etwaige Verstopfungen derselben (durch Embolie) zu fahnden.

Die genauere Untersuchung der Lungen setzt ihre Herausnahme aus der Brusthöhle voraus. Dabei ist jedoch mit grosser Vorsicht zu verfahren und jede Zerreissung oder Zerdrückung des Gewebes zu vermeiden. Sind ausgedehntere, namentlich ältere Verwachsungen vorhanden, so sind dieselben nicht zu trennen, sondern es ist an dieser Stelle das Rippenbrustfell mit zu entfernen. Nachdem die Lungen herausgenommen sind, wird noch einmal sorgsam ihre Oberfläche betrachtet, um namentlich frischere Veränderungen, z. B. die Anfänge entzündlicher Ausschwitzung nicht zu übersehen. Sodann werden Luftgehalt, Farbe und Konsistenz der einzelnen Lungenabschnitte angegeben, endlich grosse glatte Einschnitte gemacht und die Beschaffenheit der Schnittflächen, der Luft-, Blut- und Flüssigkeitsgehalt, der etwaige feste Inhalt der Lungenbläschen, der Zustand der Bronchien und Lungenarterien, letzterer namentlich mit Rücksicht auf eingetretene Verstopfungen usw. festgestellt. Zu diesem Zwecke sind die Luftwege und die grösseren Lungengefässe mit der Schere aufzuschneiden und bis in ihre feinsten Verästelungen zu verfolgen.

Wo der Verdacht vorliegt, dass fremde Massen in die Luftwege hineingelangt sind, und wo Stoffe in den Luftwegen gefunden werden, deren Natur durch ihre groben Merkmale nicht sicher angezeigt wird, ist eine mikroskopische Untersuchung zu veranstalten. Ebenso sind, wo der Verdacht einer Fettembolie vorliegt, alsbald Schnitte des Lungengewebes daraufhin mikroskopisch zu durchmustern, um ein Urteil über das Vorhandensein und gegebenen Falles den Umfang der Embolie zu gewinnen.

§ 19.

Die Untersuchung des Halses kann, wie erwähnt, je nach der Eigentümlichkeit des Falles nach derjenigen der Brustorgane oder in Verbindung mit derselben vorgenommen werden. In der Regel empfiehlt es sich, die grossen Gefässe und die Nervenstämme in ihrer natürlichen Lage zu untersuchen, was insbesondere bei Erhängten oder bei dem Verdacht des Erwürgungstodes geboten ist, um zu ermitteln, ob die inneren Häute der Halsschlagadern verletzt sind oder nicht. In diesen Fällen sind vorher etwaige Veränderungen an den vorderen Halsmuskeln festzustellen, auch ist dabei die Ablösung der Haut des Halses in besonders vorsichtiger Weise zu bewirken, damit eine Verwechselung zwischen den während des Lebens entstandenen Rissen in den Halsmuskeln und den bei der Sektion etwa bewirkten Verletzungen derselben ausgeschlossen werden kann.

Wenn, wie bei Ertrunkenen, auf den Inhalt der Luftwege besonderer Wert zu legen ist, werden stets der Kehlkopf und die Luftröhre vor Herausnahme der Lungen in ihrer natürlichen Lage durch einen Schnitt von vornher eröffnet, welcher in die grösseren Luftröhrenäste fortzusetzen ist. Dabei ist zugleich ein vorsichtiger Druck auf die Lungen auszuüben, um zu sehen, ob und welche Flüssigkeiten usw. dabei in die Luftröhre aufsteigen. Für gewöhnlich, insbesondere in Fällen, wo Verletzungen des Kehlkopfs und der Luftröhre stattgefunden haben oder wichtige Veränderungen ihres Gewebes vermutet werden, findet die Oeffnung der Luftwege erst nach ihrer Herausnahme von der hinteren Seite her statt.

Die Luftwege werden im Zusammenhange mit der Zunge, dem weichen Gaumen, dem Schlunde, der Speiseröhre und der Hauptschlagader herausgenommen; die schleimhäutigen Kanäle werden von hinten her aufgeschnitten und namentlich auf die Zustände ihrer Schleimhäute untersucht, doch müssen auch die übrigen Bestandteile der Wand, insbesondere die Knorpel des Kehlkopfes ebenso wie das Zungenbein, besonders etwa vorhandene Verletzungen beachtet werden.

Die Mandeln und Speicheldrüsen, die Schilddrüse sowie die Lymphdrüsen des Halses sind zu betrachten und einzuschneiden. Die Hauptschlagader wird an ihrer vorderen Seite aufgeschnitten.

Wenn Herz und Lungen schon vor der Untersuchung der Halsorgane entfernt worden waren, ist besonders darauf zu achten, dass von den Luftröhren und der Speiseröhre nichts in der Brusthöhle zurückbleibt.

Erscheint es wünschenswert, den Zusammenhang von Speiseröhre und Magen oder von Brust- und Bauchschlagader nicht zu zerstören, so löst man diese Teile, soweit sie oberhalb des Zwerchfells liegen, nur von der Wirbelsäule los, trennt sie aber über dem Zwerchfell nicht ab, sondern legt sie nach vorgenommener Untersuchung in die Brusthöhle zurück, bis die entsprechenden Bauchhöhlenorgane zur Sektion gelangen.

Falls der Zustand des Rachens von wesentlicher Bedeutung ist, wie bei der Erstickung durch Fremdkörper, ist es ratsam, statt des einen Mittelschnittes durch die Halshaut die vorher (§ 15) angegebenen Seitenschnitte auszuführen; nach Abtrennung der Weichteile, besonders der Zunge, vom Unterkiefer wird dadurch in der Regel eine genügende Uebersicht des Schlundes und Kehlkopfeinganges zu gewinnen sein; eine noch freiere Uebersicht erhält man, wenn man den Unterkiefer aus seinen Gelenken löst und mitsamt den Hautlappen nach oben (auf das Gesicht) zurückschlägt.

Es ist auch zulässig, den Hautschnitt über das Kinn durch die Unterlippe nach oben zu verlängern, die Haut beiderseits bis zu den Kieferwinkeln abzulösen, diese zu durchsägen und das losgelöste Mittelstück des Unterkiefers als Handhabe zu benutzen, um leichter und freier den Schlund übersehen und entfernen zu können.

Wenn eine Verengerung der Luftröhre durch Druck seitens benachbarter Teile, z. B. einer übergrossen Thymusdrüse anzunehmen ist, empfiehlt es sich, schon vor der Eröffnung der Brusthöhle oder doch sofort nach Entfernung des Brustbeins die Luftröhre in ihrer natürlichen Lage quer zu durchschneiden, um durch Einblick in die Lichtung nach oben und unten eine etwa vorhandene Verengerung sicherer zu erkennen.

Nach Entfernung der Hals- und Brustorgane ist zum Schluss der Zustand der tiefen Halsmuskulatur sowie der Hals- und Brustwirbelsäule zu berücksichtigen. Veränderte Abschnitte der Wirbelsäule werden am besten erst nach Beendigung der Bauchsektion herausgenommen und nach § 16 Schlussatz weiter behandelt.

§ 20. Bauchhöhle.

Die weitere Untersuchung der Bauchhöhle und ihrer Organe (§ 17) geschieht stets in einer solchen Reihenfolge, dass durch die Herausnahme des einen Organs die genauere Erforschung seiner Verbindungen mit einem anderen nicht beeinträchtigt wird. So hat die Untersuchung des Zwölffingerdarms und des Gallenganges der Herausnahme der Leber voranzugehen. In der Regel empfiehlt sich nachstehende Reihenfolge: 1. Bauchfell der Bauchwand und Netz, 2. Milz, 3. Nieren und Nebennieren, 4. Harnblase, 5. Geschlechtsteile (beim Manne Vorsteherdrüse und Samenbläschen, Hoden, Rute mit der Harnröhre; beim Weibe Eierstöcke, Trompeten, Gebärmutter und Scheide), 6. Mastdarm, 7. Zwölffingerdarm und Magen, 8. Gallengang, 9. Leber, 10. Bauchspeicheldrüse, 11. Gekröse, 12. Dünndarm, 13. Dickdarm, 14. die grossen Blutgefässe vor der Wirbelsäule nebst den sie begleitenden Lymphdrüsen, 15. die Muskeln und Knochen der Wirbelsäule und des Beckens.

Doch kann auch mitunter, um Raum zu gewinnen, alsbald nach der Milz Dünn- und Dickdarm von dem vorher zu untersuchenden Gekröse abgelöst und herausgenommen werden. In diesem Falle ist eine Unterbindung des Darmes oben und unten zweckmässig.

Wenn besondere Gründe dazu vorliegen, ist es gestattet, sämtliche Organe der Bauchhöhle oder einen Teil derselben im Zusammenhang herauszunehmen und erst dann die einzelnen Teile in ihrem natürlichen Zusammenhang oder nach ihrer Entfernung weiter zu untersuchen.

Milz.

Die Milz wird jedesmal in bezug auf Länge, Breite und Dicke und zwar in liegender Stellung (nicht in der Hand) und ohne dass der Masstab angedrückt wird, gemessen, sodann der Länge nach und falls sich veränderte Stellen zeigen, in mehreren Richtungen durchschnitten. Jedesmal ist eine Beschreibung ihres Blutgehaltes zu geben.

Nieren und Nebennieren.

Nieren und Nebennieren werden in der Art herausgenommen, dass ein vertikaler Längsschnitt durch das Bauchfell nach aussen von dem auf- oder absteigenden Dickdarm gemacht, letzterer zurückgeschoben und die Niere nebst Nebenniere ausgelöst wird. Dabei ist auf das Verhalten des Harnleiters zu achten, welcher, wenn er nichts abweichendes zeigt, zu durchschneiden, aber im Zusammenhange mit den Beckenorganen zu lassen ist, sobald an ihm eine Veränderung wahrgenommen wird. Die weitere Sektion der Niere kann dann verbleiben, bis die Beckenorgane herausgenommen worden sind, sie kann aber auch sofort wie bei der frei herausgeschnittenen Niere vorgenommen werden. Die Nebennieren werden auf einen mitten über ihre Flachseite geführten Schnitt untersucht, bei den Nieren wird zunächst durch einen über den konvexen Rand geführten Längsschnitt die Kapsel eingeschnitten und vorsichtig abgezogen, worauf die freigelegte Oberfläche in bezug auf Grösse, Gestalt, Farbe, Blutgehalt, krankhafte Zustände beschrieben wird. Dann wird ein Längsschnitt durch die ganze Niere bis zum Becken geführt, die Schnittfläche in Wasser abgespült und beschrieben, wobei Mark und Rindensubstanz, Gefässe und Parenchym zu berücksichtigen sind. Vom Nierenbecken aus wird der Harnleiter bei erhaltenem Zusammenhange bis zu seiner Eintrittsstelle in die Blasenwand mit einer Schere aufgeschlitzt.

Beckenorgane.

Die Beckenorgane (Harnblase, Mastdarm und die damit im Zusammenhange stehenden Geschlechtsteile) werden, nachdem die Harnblase in ihrer natürlichen Lage geöffnet und ihr Inhalt bestimmt ist, auch die Lage, die Grösse, sowie die gegenseitigen Beziehungen der übrigen Beckenorgane beachtet worden sind, am besten im Zusammenhange herausgeschnitten und dann erst der weiteren Untersuchung unterzogen, bei welcher die Geschlechtsteile zuletzt zur Betrachtung und Oeffnung gelangen. Dabei hat die Untersuchung der Eierstöcke, vor allem wegen der Wichtigkeit etwa vorhandener gelber Körper, derjenigen der übrigen weiblichen Geschlechtsteile, die Oeffnung der Scheide derjenigen der Gebärmutter vorherzugehen. Bei Wöchnerinnen ist den venösen und lymphatischen Gefässen sowohl an der inneren Oberfläche der Gebärmutter, als auch in der Wand und in den An-

hängen besondere Aufmerksamkeit zu schenken, namentlich ist ihre
Weite und ihr Inhalt festzustellen. Die Hoden werden am besten an
dem Samenstrang durch den Leistenkanal in die Bauchhöhle gezogen
und nach Eröffnung der Scheidenhöhle vom freien Rande gegen den
Nebenhoden hin durchgeschnitten; der Schnitt wird sofort durch den
Nebenhoden hindurchgeführt.

Magen und Zwölffingerdarm.

Magen und Zwölffingerdarm werden, nachdem ihr Zustand
äusserlich ermittelt worden ist, in ihrer natürlichen Lage, und zwar
der Zwölffingerdarm an seiner vorderen Seite, der Magen an der grossen
Krümmung mit einer Schere aufgeschnitten und zunächst einer genauen Prüfung ihres Inhalts unterzogen. Hierauf wird die Beschaffenheit der Schleimhaut des Zwölffingerdarms sowie die Durchgängigkeit
und der Inhalt des Mündungsteiles des Gallenganges untersucht, der
Gallengang bis zur Leberpforte aufgeschlitzt, die Pfortader freigelegt
und auf ihren Inhalt geprüft, und nun erst der Magen behufs weiterer
Untersuchung herausgeschnitten.

Leber.

Die Leber wird zuerst äusserlich in ihrer natürlichen Lage beschrieben und dann herausgeschnitten. Durch einen oder nach Bedürfnis mehrere lange, quer durch das Organ (gleichzeitig durch den
linken und rechten Lappen) gelegte glatte Schnitte wird der Blutgehalt und das Verhalten des Gewebes festgestellt. Bei der Beschreibung ist stets eine kurze Mitteilung über das allgemeine Verhalten der Leberläppchen, namentlich über das Verhalten der inneren
und äusseren Abschnitte derselben zu geben. Den Beschluss der
Leberuntersuchung macht die Eröffnung und Untersuchung der Gallenblase.

Bauchspeicheldrüse.

Die Bauchspeicheldrüse kann in ihrer natürlichen Lage belassen
und nur durch einen Längsschnitt gespalten werden, von welchem
aus ihr Ausführungsgang eröffnet werden kann; sind wesentliche Veränderungen von aussen zu bemerken, so wird sie mitsamt dem absteigenden Teil des Zwölffingerdarms herausgeschnitten und dann erst
genauer untersucht.

Gekröse, Dünn- und Dickdarm.

Der Untersuchung des Darmkanals hat stets diejenige des Gekröses mit seinen Lymphdrüsen, Lymph- (Chylus-) und Blutgefässen
vorauszugehen. Wo sich Veränderungen an Lymphdrüsen oder -Ge-
fässen finden, da ist stets der entsprechende Teil des Darmes zunächst äusserlich, bei vorhandenen Veränderungen auch sofort (nach
Eröffnung dieses Teils) der Zustand der Schleimhaut genau zu untersuchen. Die gewöhnliche Untersuchung des Darmkanals beginnt mit
der äusseren Betrachtung seiner einzelnen Abschnitte in bezug auf
Ausdehnung, Farbe und sonstige Beschaffenheit und kann weiterhin
in verschiedener Weise vorgenommen werden. Entweder wird der
Darm im Zusammenhange mit dem Gekröse gelassen und am Dünndarm längs der Ansatzstelle des Gekröses, am Dickdarm im Verlauf
eines Längsbandes aufgeschnitten, oder er wird, was reinlicher ist,
uneröffnet hart am Gekröse abgeschnitten, so dass er in gerader Linie

ausgestreckt werden kann, und nun ebenfalls an den oben angegebenen
Stellen mit der Darmschere aufgeschnitten. Schon während des Auf-
schlitzens wird der Inhalt der einzelnen Abschnitte betrachtet und
bestimmt. Sodann wird das Ganze gereinigt und der Zustand der
einzelnen Abschnitte und zwar im Dünndarm mit besonderer Rücksicht auf die Peyerschen Drüsenhaufen, die Einzelknötchen, die Zotten
und Falten bestimmt.

Mindestens in jedem Falle von Bauchfellentzündung ist der Wurm-
fortsatz genau zu untersuchen.

Nachdem die grossen Gefässe und die sie begleitenden Lymphdrüsen untersucht worden sind, macht die Betrachtung der Bauch-
und Beckenmuskulatur sowie die Untersuchung der Wirbelsäule und
Beckenknochen den Beschluss der Bauchhöhlensektion. Veränderte
Knochenabschnitte können jetzt herausgenommen und an Sägeschnitten
weiter untersucht werden (vergl. § 16 Schluss).

§ 21.

Bei Verdacht einer Vergiftung vom Munde aus beginnt die innere
Besichtigung mit der Bauchhöhle, wenn nicht ein bestimmtei Verdacht auf Vergiftung mit Blausäure oder deren Verbindungen es
empfehlenswert macht, die Oeffnung der Kopfhöhle vorauszuschicken,
bei der der charakteristische Geruch in grösserer Reinheit hervortritt.
In der Bauchhöhle ist vor jedem weiteren Eingriff die äussere Beschaffenheit der oberen Baucheingeweide, ihre Lage und Ausdehnung,
die Füllung der Gefässe und der Geruch zu ermitteln. Hier wie bei
anderen wichtigen Organen ist stets festzustellen, ob auch die kleineren
Verzweigungen der Schlag- und Blutadern oder nur Stämme und
Stämmchen bis zu einer gewissen Grösse gefüllt sind und ob die Ausdehnung der Gefässlichtung eine beträchtliche ist oder nicht.

Besonders genau ist der Magen zu besichtigen und festzustellen,
ob dessen Wand unversehrt ist oder ob sie zu zerreissen droht oder
gar schon zerrissen ist.

Im ersten Falle findet die Sektion der Brusthöhle in der üblichen
Weise statt, jedoch wird das Blut des Herzens samt dem aus den
grossen Gefässen entnommenen in ein reines Gefäss von Porzellan
oder Glas (A) gebracht; in ein zweites Gefäss (B) legt man Stücke
der Lunge und des Herzens. Endlich werden die Halsorgane in der
§ 19 Absatz 6 beschriebenen Weise nur frei gemacht, jedoch nicht
durchtrennt; die Speiseröhre aber wird, um ein Ausfliessen des Mageninhaltes zu verhindern, oberhalb des Zwerchfells unterbunden.

Dann wird in der allgemein üblichen Weise Netz und Milz untersucht, und von dieser ein Stück ebenfalls in das Gefäss B gebracht.
Nach Ablösung und Zurücklegung des Querdarms und doppelter Unterbindung des Zwölffingerdarms im oberen Drittel wird dieser zwischen
beiden Unterbindungen durchschnitten und der Magen im Zusammenhange mit den Halsorganen unter Durchtrennung der Aorta oberhalb
des Zwerchfells sowie des Zwerchfells selbst herausgenommen. Magen
und Halsteile werden auf einer passenden Unterlage ausgebreitet, der
Magen an der grossen Krümmung bis in die Speiseröhre und diese in
ihrem ganzen Verlauf durchtrennt. Es wird jetzt der Inhalt des
Magens nach Menge, Farbe, Zusammensetzung, Reaktion und Geruch
bestimmt und in ein drittes Gefäss (C) gegeben und nunmehr die
Schleimhaut von Zunge, Rachen, Speiseröhre und Magen auf Dicke,

Farbe, Oberfläche und Zusammenhang untersucht. Bei dieser Untersuchung ist sowohl dem Zustande der Blutgefässe als auch dem Gefüge der Schleimhaut selbst besondere Aufmerksamkeit zuzuwenden, namentlich ist festzustellen, ob das vorhandene Blut in Gefässen enthalten oder aus den Gefässen ausgetreten ist, ob es frisch oder durch Fäulnis oder Erweichung verändert und in diesem Zustande in benachbarte Gewebe eingedrungen ist. Ist Blut ausgetreten, so ist festzustellen, ob es auf der Oberfläche oder im Gewebe liegt, ob es geronnen ist oder nicht. Endlich ist besondere Sorgfalt zu verwenden auf die Untersuchung des Zusammenhangs der Oberfläche namentlich darauf, ob Substanzverluste, Abschürfungen, Geschwüre vorhanden sind. Die Frage, ob gewisse Veränderungen möglicherweise durch den natürlichen Gang der Zersetzung nach dem Tode namentlich unter Einwinkung gärenden Mageninhalts zustande gekommen sind, ist stets im Auge zu behalten. Ergibt die Betrachtung mit blossem Auge, dass die Magenschleimhaut durch besondere Trübung und Schwellung ausgezeichnet ist, so ist jedesmal und zwar möglichst bald eine mikroskopische Untersuchung der Schleimhaut, namentlich mit Bezug auf das Verhalten der Labdrüsen zu veranstalten. Im Mageninhalt gefundene verdächtige Körper, z. B. Bestandteile von Blättern oder sonstige Pflanzenteile oder Reste von tierischer Nahrung sind einer mikroskopischen Untersuchung zu unterwerfen.

Nachdem nun noch die übrigen Halsorgane in der erforderlichen Weise untersucht und dann abgetrennt worden sind, werden der Magen und die Speiseröhre in das Gefäss (C) zu dem Mageninhalt gelegt.

Hat sich bei der äusseren Betrachtung der Bauchhöhle ergeben, dass die Magenwand sehr erweicht ist, so dass sie zu zerreissen droht, so ist der Inhalt des Magens und des Zwölffingerdarms aus einem Einschnitt an der grossen Krümmung aufzufangen und in gleicher Weise zu untersuchen und zu verwahren; es wird dann der Zwölffingerdarm ebenfalls in seinem oberen Drittel unterbunden und danach mit der Sektion fortgefahren wie in den oben erwähnten, die Regel bildenden Fällen.

Ist der Mageninhalt infolge Durchlöcherung des Magens ganz oder zum Teil schon in die Bauchhöhle geflossen, so ist er aus dieser und dem Magen sorgfältig auszuschöpfen, in der angegebenen Weise zu untersuchen und zu verwahren, worauf die Unterbindung des Zwölffingerdarmes und die weitere Sektion in der eben geschilderten Weise erfolgt.

Danach wird der Dickdarm an seinem unteren Ende doppelt unterbunden, zwischen beiden Fäden durchschnitten und dann Dickdarm, Dünndarm sowie Zwölffingerdarm herausgenommen. Die Därme werden gleichfalls auf einer passenden Unterlage ausgebreitet, aufgeschnitten und untersucht, Därme und Darminhalt kommen dann ebenfalls in das Gefäss C; nur bei Vorhandensein sehr reichlicher Kotmassen ist die Aufbewahrung des Dickdarms samt Inhalt in einem eigenen Gefäss (C 2) geboten.

Dann folgt die Untersuchung der Nieren, die in ein besonderes Gefäss (D) zu geben sind, nachdem erforderlichenfalls von ihnen ebenso wie von anderen Organen Stücke zur sofortigen oder späteren mikroskopischen Untersuchung zurückbehalten worden sind. Falls Verdacht auf eine nach dem Tode erfolgte Gifteinfuhr vorliegt, sind linke und rechte Niere in besonderen Gefässen D 1 und D 2 aufzubewahren. Weiter folgt die Untersuchung der Beckenorgane, wobei der Harn am besten mittels Katheters in ein besonderes Gefäss (E) entleert wird; in ein ferneres (F) gelangt die Leber mit der Gallenblase. In das Gefäss B kommen später noch Teile des Gehirns.

Bei Vergiftung durch narkotische Substanzen (Morphium, Strychnin, Alkohol, Chloroform u. a.) ist es jedoch geboten, das ganze Gehirn in einem besonderen Gefäss aufzubewahren.

Jedes dieser Gefässe wird verschlossen, versiegelt und inhaltsgemäss bezeichnet.

Ist die Vergiftung durch Einatmung geschehen, so kann die Sektion in der allgemein üblichen Weise vorgenommen werden; auch hier sind jedoch Blut, Harn, Magendarmkanal nebst Inhalt, ansehnliche Teile der übrigen Organe geeignetenfalls auch das ganze Gehirn gesondert in je einem Glasgefäss zurückzustellen.

Die Unterlage, auf welcher die Organe bei Verdacht auf Vergiftung aufgeschnitten werden, muss nach der Durchforschung eines jeden einzelnen sorgfältig gereinigt werden; jedes Organ ist nach seiner Betrachtung sofort in das betreffende Glas zu legen, so dass eine Berührung mit anderen Teilen ausgeschlossen ist. Die Organe dürfen im Waschgefäss nicht abgespült werden; überhaupt ist es für die Zwecke der chemischen Analyse vorteilhaft, die Anwendung von Wasser bei der Sektion möglichst zu beschränken.

Bei Verdacht einer Erkrankung durch Trichinen hat sich die mikroskopische Untersuchung zunächst mit dem Inhalt des Magens und des oberen Dünndarms zu beschäftigen, jedoch ist zugleich ein Teil der Muskulatur (Zwerchfell, Hals- und Brustmuskeln) zur weiteren Prüfung zurückzulegen.

§ 22. Neugeborene. Ermittelung der Reife- und Entwickelungszeit.

Bei den Leichenöffnungen Neugeborener sind ausser den oben angeführten allgemeinen Vorschriften noch folgende besondere Punkte zu beachten:

Es müssen erstens die Zeichen ermittelt werden, aus welchen auf die Reife und die Entwickelungsfähigkeit des Kindes geschlossen werden kann.

Dahin gehören: Länge und Gewicht des Kindes, Beschaffenheit der allgemeinen Bedeckungen (Wollhaare, Käseschmiere) und der Nabelschnur, Länge und Beschaffenheit der Kopfhaare, Grösse der Fontanellen, Umfang (grösster horizontaler). Längs-, Quer- und Schrägdurchmesser des Kopfes, Beschaffenkeit der Augen (Pupillarmembran), der Nasen- und Ohrknorpel. Länge und Beschaffenheit der Nägel, Querdurchmesser der Schultern und Hüften, bei Knaben die Beschaffenheit des Hodensackes und die Lage der Hoden, bei Mädchen die Beschaffenheit der äusseren Geschlechtsteile.

Endlich ist noch zu ermitteln, ob und in welcher Ausdehnung in der unteren Epiphyse des Oberschenkels ein Knochenkern vorhanden ist. Zu diesem Behufe wird das Kniegelenk durch einen unterhalb der Kniescheibe verlaufenden Querschnitt geöffnet, die Extremität im Gelenke stark gebeugt und die Kniescheibe durch seitliche Längsschnitte abpräpariert und nach oben hin zurückgeschlagen. Alsdann werden dünne Knorpelschichten von der Gelenkfläche des Oberschenkels aus schaftwärts so lange abgetragen, bis man an den

Schaft gelangt; der grösste Durchmesser des Knochenkerns wird nach Millimetern gemessen.

Ergibt sich aus der Beschaffenheit der Frucht, dass sie vor Vollendung der dreissigsten Woche geboren ist, so kann von der Leichenöffnung Abstand genommen werden, wenn sie nicht von dem Richter ausdrücklich gefordert wird.

§ 23. Ermittelung stattgehabter Atmung.

Ist anzunehmen, dass das Kind nach der dreissigsten Woche geboren worden ist, so muss zweitens untersucht werden, ob es in oder nach der Geburt geatmet hat. Es ist deshalb die Atemprobe in nachstehender Reihenfolge anzustellen:

a) Schon nach Oeffnung der Bauchhöhle ist der Stand des Zwerchfells zu ermitteln; deshalb ist bei Neugeborenen stets die Bauchhöhle zuerst und für sich, und dann erst die Brust- und Kopfhöhle zu öffnen[1]).

b) Vor Oeffnung der Brusthöhle ist die Luftröhre oberhalb des Brustbeins einfach zu unterbinden.

c) Demnächst ist die Brusthöhle zu öffnen und die Ausdehnung und die von derselben abhängige Lage der Lungen (letztere namentlich in Beziehung zum Herzbeutel), sowie die Farbe und Konsistenz der Lungen zu ermitteln.

d) Der Herzbeutel ist zu öffnen und sowohl sein Zustand, als die äussere Beschaffenheit des Herzens festzustellen.

e) Die einzelnen Abschnitte des Herzens sind zu öffnen, ihr Inhalt ist zu bestimmen.

f) Der Kehlkopf und der Teil der Luftröhre oberhalb der Unterbindung ist durch einen Längsschnitt zu öffnen und sein Inhalt, sowie die Beschaffenheit seiner Wandungen festzustellen.

g) Die Luftröhre ist oberhalb der Unterbindung zu durchschneiden und in Verbindung mit den gesamten Brustorganen herauszunehmen.

h) Nachdem die Lungenschlagader und nötigenfalls die grosse Körperschlagader (von hinten her) aufgeschnitten worden ist, wird die Durchgängigkeit des Botallischen Ganges geprüft, darauf das Herz entfernt und in der üblichen Weise untersucht; es folgt die Entfernung und Untersuchung der Thymusdrüse, und nunmehr ist die Lunge in einem geräumigen, mit reinem kalten Wasser gefüllten Gefäss auf ihre Schwimmfähigkeit zu prüfen.

i) Der untere Teil der Luftröhre und ihre Verzweigungen sind zu öffnen und namentlich auf ihren Inhalt zu untersuchen.

k) In beide Lungen sind Einschnitte zu machen, wobei auf knisterndes Geräusch, auf Menge und Beschaffenheit des bei gelindem Druck auf diese Schnittflächen hervorquellenden Blutes, sowie auf die Beschaffenheit des Gewebes, wie bei jeder anderen Leichenöffnung (§ 18) zu achten ist.

l) Die Lungen sind auch unterhalb des Wasserspiegels einzuschneiden, um zu beobachten, ob Luftbläschen aus den Schnittflächen emporsteigen.

---

1) Jedoch soll keineswegs die Sektion der Organe der Bauchhöhle vor der Oeffnung und Untersuchung der Brusthöhle veranstaltet werden.

m) Beide Lungen sind zunächst in ihre einzelnen Lappen, sodann noch in einzelne Stückchen zu zerschneiden und alle insgesamt auf ihre Schwimmfähigkeit zu prüfen.

n) Die Halsorgane sind in der (§ 19) beschriebenen Weise aus der Leiche zu entfernen und zu untersuchen; besonders ist der Schlund zu öffnen und sein Zustand festzustellen.

o) Ergibt sich der Verdacht, dass die Lunge wegen Anfüllung ihrer Räume mit krankhaften Stoffen (Hepatisation) oder fremden Bestandteilen (Kindsschleim, Kindspech) Luft aufzunehmen nicht imstande war, so ist eine mikroskopische Untersuchung vorzunehmen.

p) Bei negativem oder zweifelhaftem Resultat der Lungenprobe kann die Magendarmprobe ergänzend herangezogen werden. Zu ihrer Ausführung ist bei der Herausnahme der Halsorgane die Speiseröhre am unteren Ende einfach, vor Herausnahme des Magens der Zwölffingerdarm im oberen Abschnitte doppelt zu unterbinden. Der herausgenommene Magen ist wie die Lungen auf Schwimmfähigkeit zu prüfen und darauf unter Wasser zu eröffnen. Ebenso wird nachher der gesamte Darm, nachdem er oberhalb des Mastdarms nochmals unterbunden und dann in der üblichen Weise herausgenommen worden ist, auf Wasser gelegt und festgestellt, ob und welche Teile schwimmfähig sind.

Bei der Oeffnung der Kopfhöhle von Neugeborenen darf die äussere Beinhaut nicht sofort mit den übrigen weichen Bedeckungen abgezogen werden, damit eine etwa vorhandene Kopfblutgeschwulst nicht übersehen wird. Vor der Durchtrennung der Schädelkapsel muss die Verschieblichkeit der Kopfknochen geprüft werden. Die Durchtrennung der Kopfknochen geschieht mittels einer starken Schere im grössten Umfange des Schädels, entweder sofort oder nachdem der Längsblutleiter von aussen her eröffnet und durch Durchschneiden der Nähte und Auseinanderbiegen der Knochen ein Einblick in die Schädelhöhle genommen wurde.

§ 24. Sonstige Untersuchungen.

Schliesslich wird den Gerichtsärzten zur Pflicht gemacht, auch alle in dem Vorhergehenden nicht namentlich angeführten Organe wie die grossen Gefässe, die Gelenke und Knochen der Glieder, falls an denselben Verletzungen oder sonstige Regelwidrigkeiten erwartet werden können, zu untersuchen, erforderlichenfalls durch Freilegen und Aufsägen der Knochen in verschiedenen Richtungen.

Besonders ist auch, wo es sich um eine unbekannte Leiche handelt, die Beschaffenheit des Skeletts (Länge der Knochen, Naht- und Knorpelverknöcherung) zu berücksichtigen, um so Anhaltspunkte für das Alter und die Grösse und damit für die Identität der unbekannten Person zu gewinnen.

Dies gilt auch von zerstückelten Leichen. Im übrigen ist in solchen Fällen die Untersuchung der einzelnen Stücke der Reihe nach und möglichst im Anschluss an die allgemeine Untersuchungsmethode vorzunehmen.

3. Abfassung des Protokolls über die Leichenöffnung und des Gutachtens.

§ 25. Aufnahme des Protokolls.

Ueber alles die Leichenöffnung betreffende wird an Ort und Stelle von dem Richter ein Protokoll aufgenommen.

Der erste Gerichtsarzt hat dafür zu sorgen, dass der technische Befund in allen seinen Teilen, wie er von den Gerichtsärzten festgestellt worden ist, wörtlich in das Protokoll aufgenommen werde.

Der Richter ist zu ersuchen, dies so geschehen zu lassen, dass die Beschreibung und der Befund jedes einzelnen Organs aufgezeichnet ist, bevor zur Untersuchung eines folgenden geschritten wird.

§ 26. Einrichtung und Fassung des Protokolls.

Der den technischen Befund ergebende Teil des Protokolls muss von dem Gerichtsarzt deutlich, bestimmt und auch dem Nichtarzt verständlich angegeben werden. Zu letzterem Zwecke sind namentlich bei der Bezeichnung der einzelnen Befunde fremde Kunstausdrücke, soweit es unbeschadet der Deutlichkeit möglich ist, zu vermeiden.

Die beiden Hauptabteilungen — die äussere und die innere Besichtigung — sind mit grossen Buchstaben (A und B), die Abschnitte über die Oeffnungen der Höhlen in der Reihenfolge, in welcher dieselben stattgefunden, mit römischen Zahlen (I. II.), die der Brust- und Bauchhöhle aber unter einer Nummer zu bezeichnen. In dem Abschnitte, welcher die Brust- und Bauchhöhle umfasst, sind zunächst die allgemeinen, in dem vorletzten Absatze des § 17 erwähnten Befunde, sodann unter a und b die Befunde an den Organen der Brusthöhle, beziehungsweise an denen der Bauchhöhle darzulegen.

Wird der Wirbelkanal vor oder unmittelbar nach der Schädelhöhle eröffnet, so werden die Befunde in beiden Höhlen unter I a und b eingetragen; findet die Eröffnung der Wirbelhöhle am Schlusse der Sektion statt, so wird der Befund unter III niedergeschrieben.

Das Ergebnis der Untersuchung jedes einzelnen Teiles ist in einem besonderen, mit arabischer Zahl zu bezeichnenden Absatz niederzulegen. Die Zahlen laufen von Anfang bis zum Schluss des Protokolls fort.

Die Befunde müssen überall in genauen Angaben des tatsächlich Beobachteten, nicht in der Form von blossen Urteilen (z. B. „entzündet", „brandig", „gesund", „normal", „Wunde", „Geschwür" und dergleichen) zu Protokoll gegeben werden. Jedoch steht es den Gerichtsärzten frei, falls es ihnen zur Deutlichkeit notwendig erscheint, der Angabe des tatsächlich Beobachteten derartige Bezeichnungen in Klammern beizufügen.

So notwendig für den Zweck der Leichenöffnung die genaue und bestimmte Wiedergabe der wichtigen Befunde ist, so wenig erforderlich erscheint die umständliche Wiedergabe der Befunde, welche für den Richter ohne Bedeutung sind. Für solche Befunde genügt eine kurze zusammenfassende Bemerkung.

Ueber die technische Ausführung der Leichenöffnung in ihren einzelnen Teilen sind nur dann Angaben zu machen, wenn und soweit dieselbe aus bestimmten Gründen von der vorgeschriebenen Form abweicht.

In jedem Falle muss eine Angabe über den Blutgehalt jedes einzelnen wichtigen Teiles und zwar auch hier eine kurze Beschreibung und nicht bloss ein Urteil (z. B. „stark“, „mässig“, „ziemlich“, „sehr gerötet“, „blutreich“, „blutarm“) gegeben werden. Bei der Beschreibung sind der Reihe nach die Grösse, das Gewicht, die Gestalt, die Farbe, ungewöhnlicher Geruch und die Konsistenz der betreffenden Teile anzugeben, bevor dieselben zerschnitten werden.

Alle Angaben über Grössen- und Gewichtsverhältnisse müssen, wo ihnen grössere Wichtigkeit zukommt, in Zahlen nach Grammen und Zentimetern gemacht werden.

§ 27. Vorläufiges Gutachten.

Am Schlusse der Leichenöffnung haben die Gerichtsärzte ihr vorläufiges Gutachten über den Fall zusammengefasst und ohne Angabe der Gründe zu Protokoll zu geben.

Sind ihnen aus den Akten oder sonst besondere, den Fall betreffende Tatsachen bekannt, welche auf das abgegebene Gutachten Einfluss ausüben, so müssen auch diese kurz erwähnt werden.

Legt ihnen der Richter besondere Fragen vor, so ist in dem Protokoll ersichtlich zu machen, dass die Beantwortung auf Befragen des Richters erfolgt.

Auf jeden Fall ist das Gutachten zuerst auf die Todesursache, und zwar nach Massgabe desjenigen, was sich aus dem objektiven Befunde ergibt, nächstdem aber auf die Frage der verbrecherischen Veranlassung zu richten.

Ist die Todesursache nicht aufgefunden worden, so muss dies ausdrücklich angegeben werden. Niemals genügt es zu sagen, der Tod sei aus innerer Ursache oder aus Krankheit erfolgt, es ist vielmehr die letztere zu benennen.

In Fällen, wo weitere technische Untersuchungen nötig sind oder wo zweifelhafte Verhältnisse vorliegen, ist ein besonderes Gutachten mit Begründung ausdrücklich vorzubehalten.

§ 28. Zusätzliche Erklärungen über Werkzeuge.

Zeigen sich an der Leiche Verletzungen, welche mutmasslich die Ursache des Todes gewesen sind, und ist der Verdacht vorhanden, dass ein vorgefundenes Werkzeug bei Zufügung der Verletzungen benutzt worden ist, so haben die Gerichtsärzte auf Erfordern des Richters beide zu vergleichen und sich darüber zu äussern, ob und welche Verletzungen mit dem Werkzeuge bewirkt werden konnten und ob und welche Schlüsse (aus der Lage und der Beschaffenheit der Verletzung) auf die Art, wie der Täter, und auf die Kraft, mit der er verfahren ist, zu ziehen seien.

Werden bestimmte Werkzeuge nicht vorgelegt, so haben sich die Gerichtsärzte, soweit dies dem Befunde nach möglich ist, über die Art der Entstehung der Verletzungen, und über die Beschaffenheit der dabei in Anwendung gekommenen Werkzeuge zu äussern.

§ 29. Begründetes Gutachten.

Wird von den Gerichtsärzten ein begründetes Gutachten erfordert, so ist dasselbe in folgender Form zu erstatten:

Es wird, unter Fernhaltung unnützer Formalien, mit einer gedrängten, aber genauen Geschichtserzählung des Falles, wenn und soweit sie auf Grund einer Kenntnisnahme der einzusehenden Verhandlungen möglich ist, unter Angabe der Aktenblätter begonnen. Sodann wird das Protokoll über die Leichenöffnung jedoch nur insoweit, als sein Inhalt für die Beurteilung der Sache wesentlich ist, wörtlich und mit den Nummern des Protokolls aufgenommen; dabei ist auf Abweichungen von demselben ausdrücklich aufmerksam zu machen.

Die Fassung des begründeten Gutachtens muss bündig und deutlich sein und die Begründung desselben so entwickelt werden, dass sie auch für den Nichtarzt verständlich und überzeugend ist. Es haben sich die Gerichtsärzte daher möglichst deutscher Ausdrücke und allgemein fasslicher Wendungen zu bedienen. Besondere Beziehungen auf literarische Quellen sind in der Regel zu unterlassen.

Vom Richter zur Begutachtung vorgelegte bestimmte Fragen haben die Gerichtsärzte vollständig und möglichst wörtlich zu beantworten oder die Gründe anzuführen, aus welchen dies nicht möglich gewesen ist.

Das begründete Gutachten muss von beiden Gerichtsärzten unterschrieben und wenn ein beamteter Arzt die Leichenöffnung mit vorgenommen hat, mit dessen Amtssiegel versehen werden.

Jedes erforderte Gutachten muss von den Gerichtsärzten spätestens innerhalb vier Wochen eingereicht werden.

4. Verfahren bei der Leichenschau.

§ 30.

Wird ein Gerichtsarzt zu einer Leichenschau zugezogen, so hat er nach Massgabe des § 12 zu verfahren; die dort vorgesehenen Einschnitte können unterlassen werden.

Auf die Abfassung des Protokolls und des Gutachtens finden die Vorschriften der §§ 26 u. 27 Anwendung.

In einfachen Fällen kann, wenn Richter und Arzt einverstanden sind, von den im § 12 vorgeschriebenen Feststellungen, soweit sie nach Lage der Sache entbehrlich erscheinen, abgesehen werden.

Berlin, den 17. Oktober 1904.

Königliche Wissenschaftliche Deputation für das Medizinalwesen.

Die vorstehenden Vorschriften werden hierdurch unter Aufhebung des Regulativs vom $\frac{\text{6. Januar}}{\text{13. Februar}}$ 1875 genehmigt und treten am 1. März 1905 in Kraft.

Berlin, den 4. Januar 1905.

Der Minister der geistlichen, Unterrichts- und Medizinalangelegenheiten.

Studt.

IV. Muster zu einer durch das Preussische Feuerbestattungsgesetz vom 14. September 1911 vorgeschriebenen amtsärztlichen Bescheinigung.

Der Gerichtsarzt   N. N., den 20. Mai 1919.
des Kreises N. N.

Tagebuch-Nummer: 538. 19.
Stempelfreies Vorattest.

Heute habe ich in Ixhausen, Breitestr. 88, gemäss dem Gesetz vom 14. September 1911 die Leiche des am 11. Oktober 1865 geborenen, am 18. Mai 1919 gestorbenen Kaufmanns Ferdinand Müller besichtigt.

Die Leiche wurde von der Ehefrau des Verstorbenen rekognosziert. Nach dem Berichte des behandelnden Arztes Dr. Schneider, der der Leichenschau beiwohnte, erkrankte Müller am 9. Mai d. J. mit Schüttelfrösten und Atembeschwerden. Dr. Schneider stellte eine Lungenentzündung des rechten Unterlappens fest. Die Entzündung griff zunächst auf den rechten und sodann auf den linken Oberlappen über. Schon am 11. Mai war der Puls unregelmässig und sehr weich. Trotz reichlicher Kampfer- und Digalengaben trat schliesslich der Tod unter den Erscheinungen der Herzschwäche ein.

Die Leichenschau ergibt an der 165 cm langen männlichen Leiche als Zeichen des Todes ausgedehnte blaurote Totenflecke am Rücken. Leichenstarre ist an allen Gliedmassen vorhanden. An beiden Vorderarmen mehrere punktförmige, braunrote, harte Stellen (Einstichstellen von medikamentösen Einspritzungen). Spuren äusserer Gewalteinwirkung sind im übrigen an der Leiche nicht festzustellen.

Angesichts des Ergebnisses der Ermittlungen und der Leichenschau komme ich zu dem Schluss, dass ein Verdacht, der Tod sei durch eine strafbare Handlung herbeigeführt worden, sich nicht ergeben hat.

Mit der vorgeschriebenen amtseidlichen Versicherung.

Der Gerichtsarzt
des Kreises N. N.

(Dienst-Stempel.)

(Unterschrift.)

Sachregister.